国際医療福祉大学教授 **丸山仁司** 編集

理学療法
リスク管理・
ビューポイント

文光堂

□編集

| 丸山仁司 | 国際医療福祉大学保健医療学部教授・理学療法学科長 |

□執筆 (執筆順)

丸山仁司	国際医療福祉大学保健医療学部教授・理学療法学科長
泉　泰子	損保ジャパン・リスクマネジメント医療リスクマネジメント事業部主任コンサルタント
齋藤里果	国際医療福祉大学保健医療学部理学療法学科
山田道廣	白石共立病院リハビリテーション部技師長
武田弘志	国際医療福祉大学薬学部教授・学部長
辻　稔	国際医療福祉大学薬学部講師
秋山純和	国際医療福祉大学保健医療学部理学療法学科教授
藤田博曉	埼玉医科大学保健医療学部理学療法学科准教授
西田裕介	聖隷クリストファー大学リハビリテーション学部講師
指方　梢	国際医療福祉大学保健医療学部理学療法学科
金子純一朗	国際医療福祉大学保健医療学部理学療法学科講師
横山美佐子	北里大学医療衛生学部リハビリテーション学科専任講師 国際医療福祉大学大学院医療福祉学研究科保健医療学専攻
大橋幸子	日本医療科学大学保健医療学部リハビリテーション学科講師
倉本アフジャ亜美	国際医療福祉大学保健医療学部理学療法学科
佐々木秀明	西那須野マロニエ訪問看護ステーション
佐藤　仁	国際医療福祉大学小田原保健医療学部理学療法学科講師
伊藤芳保	城西医療技術専門学校理学療法学科副学科長
藍原隆史	城西医療技術専門学校理学療法学科専任講師
塚田　勇	城西医療技術専門学校理学療法学科学科長
加藤真由美	日本医療科学大学保健医療学部リハビリテーション学科
工藤昌弘	日本医療科学大学保健医療学部リハビリテーション学科講師
本橋みどり	日本医療科学大学保健医療学部リハビリテーション学科講師
渡部由紀	城西医療技術専門学校理学療法学科専任講師
石井博之	国際医療福祉大学保健医療学部理学療法学科講師
霍　明	国際医療福祉大学保健医療学部理学療法学科
昇　寛	国際医療福祉大学小田原保健医療学部理学療法学科准教授
加辺憲人	初台リハビリテーション病院リハ・ケア部サブマネジャー
上村さと美	国際医療福祉大学小田原保健医療学部理学療法学科
前田淳一	国際医療福祉大学熱海病院リハビリテーション室室長
渡邉観世子	国際医療福祉大学小田原保健医療学部理学療法学科
増本正太郎	茨城県立医療大学保健医療学部理学療法学科准教授
高尾敏文	筑波記念病院リハビリテーション部副主任
豊田　輝	JR東京総合病院リハビリテーションセンター主任
金子　操	自治医科大学附属病院リハビリテーションセンター室長
井上　悟	大阪大学医学部附属病院リハビリテーション部技師長
野谷　優	ガラシア病院リハビリテーション科係長
佐藤睦美	大阪大学医学部附属病院リハビリテーション部
田畑　稔	東京都済生会中央病院リハビリテーション技術科係長理学療法士
佐野裕子	Respiratory Advisement Ys' 代表

出版にあたって

　保健，医療，福祉の分野では，チームワークの大切さが重要である．このチームワークのよさが，リスク管理にも影響を及ぼしている．よりよい連携をもって事故を未然に防ぐことが重要である．最近，ニュースなどで医療事故が報告されている．初歩的なミスから事故が生じていることも多くみられる．事故に繋がるような情報はお互いに共有し，事故を防ぐ．理学療法士においても，複雑な疾患，合併症をもった高齢者などが多くなり，リスク管理には注意する必要がある．そのためにも，リスクは具体的に理解しなければ役に立たない．今回は，より理解しやすく，また，重要度および対策など具体的なことについて述べた．

　本書の特徴と内容は，より具体的な事例を重視したことから，事故の代表例などのエピソードを中心に，リスクの重要度，考えられるリスク，対応策について言及していることである．

　第1章は総論として，リスクマネジメント，事故報告書，事故対策，そして，疾患に関係する要因を，感染，褥瘡，薬物，臨床検査値，心電図，心拍数，呼吸などについて述べている．第2章では，理学療法実施場所におけるリスクとして，病院PT室，ベッドサイド，ICU，CCU，老人保健施設，在宅でのリスクを詳述している．第3章では，運動療法，物理療法による個別のリスク，第4章では，疾患編として，脳血管障害，頭部外傷，脳性麻痺，失調症，パーキンソン病，神経筋障害，骨折，脊髄損傷などのリスクについて具体的に述べている．

　今回の「理学療法リスク管理・ビューポイント」は，事例でわかりやすく，重要なチェックポイントおよび対策を簡潔に示していることから，多くの臨床場面で大いに役立つものと信じている．この書籍により，事故などが少なくなることを期待したい．

　最後に，本書の企画・出版するに当たり協力いただいた方々に深謝する．

2007年 12月

丸山　仁司

目　次

I　総論 …… 1

1. リスクとは …… 2
2. リスクマネジメントについて …… 5
3. 事故報告書の書き方 ―インシデント，ヒヤリ・ハットなど …… 10
4. 事故の対策 …… 14
5. 感染症対策 …… 18
6. 褥瘡対策 …… 26
7. 薬物のリスク …… 34
8. 臨床検査値とリスク …… 40
9. 心電図とリスク …… 43
10. 心拍数と血圧のリスク …… 49
11. 呼吸のリスク …… 56
12. ベッドサイド装置のリスク …… 59

II　PT実施場所におけるリスク管理 …… 65

1. 病院PT室でのリスク …… 66
2. ベッドサイドでのリスク …… 68
3. ICU，CCUでのリスク …… 70
4. NICUでのリスク …… 72
5. 老人保健施設でのリスク …… 74
6. 重症心身障害児施設でのリスク …… 76
7. 訪問リハビリテーションでのリスク …… 78

III　理学療法治療におけるリスク管理 …… 81

A　運動療法におけるリスク管理 …… 81

1. 関節可動域運動（ROM-ex） …… 82
2. 伸張運動（ストレッチ） …… 84
3. 徒手抵抗 ―筋力強化 …… 86

4. 重錘 —筋力強化 ……………………………… 88
　　5. 機械 —筋力強化 ……………………………… 90
　　6. 協調性 ………………………………………… 92
　　7. バランス ……………………………………… 94
　　8. 全身持久力 …………………………………… 96
　　9. マット運動 …………………………………… 98
　 10. 車いす練習 …………………………………… 100
　 11. 平行棒，歩行器 —歩行練習 ………………… 102
　 12. 杖，独歩 —歩行練習 ………………………… 104
　 13. 階段昇降 ……………………………………… 106

B　物理療法におけるリスク管理 ……………… 109
　　1. 電気療法 ……………………………………… 110
　　2. 水治療法 ……………………………………… 112
　　3. 温熱療法 ……………………………………… 114
　　4. 寒冷療法 ……………………………………… 116
　　5. 光線療法 ……………………………………… 118
　　6. 牽引療法 ……………………………………… 120

Ⅳ　疾患における理学療法リスク管理 ………… 123

　　1. 脳血管障害 —急性期 ………………………… 124
　　2. 脳血管障害 —回復期 ………………………… 126
　　3. 脳血管障害 —維持期 ………………………… 128
　　4. 頭部外傷 ……………………………………… 130
　　5. 脳性麻痺 ……………………………………… 132
　　6. 失調症 ………………………………………… 134
　　7. パーキンソン病 ……………………………… 136
　　8. 筋ジストロフィー …………………………… 138
　　9. 多発性硬化症 ………………………………… 140
　 10. ALS：Amyotrophic Lateral Sclerosis ……… 142
　 11. 大腿骨頸部骨折 ……………………………… 144
　 12. 人工関節 —股関節 …………………………… 146
　 13. 人工関節 —膝関節 …………………………… 148

14．下腿・足骨の骨折 ……………………………………………… 150
15．脊椎の骨折 ……………………………………………………… 152
16．上肢の骨折 ……………………………………………………… 154
17．脊髄損傷 ………………………………………………………… 156
18．切　断 …………………………………………………………… 158
19．腰　痛 …………………………………………………………… 160
20．関節リウマチ（Rheumatoid Arthritis：RA）………………… 162
21．変形性関節症 …………………………………………………… 164
22．スポーツ外傷 ―膝靱帯損傷 …………………………………… 166
23．骨粗鬆症 ………………………………………………………… 168
24．急性期心筋梗塞 ―心疾患 ……………………………………… 170
25．心不全 ―心疾患 ………………………………………………… 172
26．閉塞性肺疾患 ―呼吸器疾患 …………………………………… 174
27．術直後 ―呼吸管理 ……………………………………………… 176
28．糖尿病 ―代謝疾患 ……………………………………………… 178

索引 …………………………………………………………………… 181

I 総論

I. 総論

1. リスクとは

ビューポイント
- [ ] 医療事故は非常に増加しており，リスク管理が必要である．
- [ ] 患者に対するリスク，治療者に対するリスクなど区別して，リスク対策が重要である．

1 リスクが増加，重要視

　リスクとは，未来において予想される危険である．現在，リスクは，高齢社会，疾病構造の変化，医療・医学の発展，権利意識の変化などにより，より重要および複雑になってきた．

　医療施設では，医療事故なども増加していることから，リスクに対する意識も高くなっている．そのために，リスクマネジメントが重要となってきた．リスクマネジメントの目的は，病院の利益を守ることであり，その1つとして病院内事故を予防していこうとするものである．そのプロセスは，①リスクの把握（現状把握），②リスクの分析（原因分析）③リスクへの対応（対策立案）④対応の評価（有効な対策の確認）である．重大な災害や事故になっていてもおかしくないミスやエラーが，幸いにして事故にはならなかった場合や，または被害が少ないミスやエラーなどは臨床場面では多くみられる．これらをヒヤリ・ハットという．これら，医療事故，ヒヤリ・ハットなどを予防・対応するリスクマネージャー（安全管理者）を病院では設置しなければならない法律が制定された．このことは病院としてリスクを組織的に取り組まなければならないことを意味している．

2 理学療法実施上のリスク

　リスクを考える場合，患者に対するリスク，治療者に対するスクに分けられる．患者に対するリスクは，評価，治療に関するリスクである．

　理学療法分野においても，疾患，治療に関するリスクが多く取り上げられてきた．最近の理学療法では，超急性期への関与や，より効率化した治療が求められている．その積極的な治療，および対象疾患の増加などにより生じるリスクは，ますます多くなり，種類も多くなっている．その内容としては

1）全身的な問題
　　バイタルサインのチェック，臨床検査値，画像，医療情報，薬物，心電図，合併症
2）疾患，治療の特有なリスク
　　疾患別リスク
　　治療別リスク：物理療法，運動療法
　　機材・用具のリスク：義肢装具，補装具

以上が考えられる．

　例えば，脳血管障害に対する運動療法では，血圧，心拍数などのチェックを行ない，脳血管障害の再発防止，過負荷にならないように運動を実施することが必要である．しかし，急性期では意識

障害の問題，増悪化への配慮も必要だが，寝たきりによるリスクとしては，廃用症候群であり，これらを早期から予防することも重要なことである．高齢者，脳血管障害では，寝たきりにさせることによる拘縮，褥瘡などの発生は，医療ミスと考えられる．

　心臓疾患では，再発を予防し，心不全，不整脈のチェックなどが重要である．人工股関節では，脱臼が重要なリスクである．これは他動運動時にみられるが，日常生活において，靴下および靴を履く場合などに，適切な指導を実施しない場合に，股関節の脱臼が生じることもある．説明責任が治療者側にある．いままでは治療者が介入したときのリスクが問題であったが，介入しない場合のリスク，説明不足などによる事故も増加してきた．

　物理療法でのリスクは，感電と火傷である．常識では考えられない事故が起きる場合がある．火傷は，ホットパックの治療時に生じることが最も多い．患者は熱いと感じない内に火傷を生じてしまう場合が多い．温熱刺激が徐々に加わると，火傷しても熱いと感じない場合がある．感覚の鈍麻が火傷を発生させる．また，温熱便座（暖房便座）に座り，寝てしまった人に尻の回りが火傷を生じたケースもみられる（低温火傷）．患者の訴えではなく，必ず，観察することが必要である．

　感染に関するリスクも検討しなければならない．医療職で感染などの問題が多く生じやすいのは，血清肝炎，疥癬，結核などである．PT室のベッドのシーツは患者ごとに交換しているか否か，ほかの患者を治療する場合，治療者は常に手洗いを実施しているか否か，プラットホームは患者ごとに消毒および清潔にしているか否かなど多くの疑問が生じることが多い．患者を腹臥位にして運動を行う場合，プラットフォームに，皮膚の角質層が散らばっていることも多く見受けられる．このような状態では感染の問題のみではなく，患者のモチベーションも低下してしまう．

3 治療者に対するリスク

　治療者に対するリスクの主なものは感染である．代表的な例として結核，疥癬などである．これらはほかの患者にも伝染させる恐れもあり，常に消毒などを徹底する必要がある．

　また，医療福祉従事者の職業病とされている腰痛は非常に多く発生している．これらは予防が重要であり，また予防が可能である．適切な介助，からだの動かし方などにより腰痛を発生させないことも可能である．腰痛発生者の業務の内容およびその方法の検討，動作の観察などから，腰痛発生の予測が可能であり，それに対して予防することが重要と考える．

4 リスク対策は

　リスクの対策は，危険の予測を行うこと，そしてリスクに関して組織的な対策を実施することが必要である．「人間はミスを犯す者である」を前提に，組織全体の問題としてとらえ，組織的，系統的に対策を講じる．

　理学療法実施上のリスクは，疾患，障害特有の問題点などを把握することが重要であることは多くの人が知っている．しかし，事故は常に起きている．これは，予測の理解が不十分であることが1つの原因である．例えば，新人理学療法士に歩行の監視を依頼したときに，あまり考えずに患者のそばでみている場合が多い．転倒などの急なできごとには対応できなく，転倒が生じてしまうこともある．患者がいつ，どのようなときに，どのように，どの方向に転倒するかを観察，予測しながら，また，そのときに対応が速やかにできるように構えておくことが必要ではないかと思う．

　病院施設では，リスク委員会の設置，インシデント，ヒヤリ・ハット事故などの報告書を提出し，検討（分析，情報交流）することが重要である．

5 事故後の対応は

事故は予防することが重要であるが，常に事故は生じる．もし，何らかの事故が生じた場合には以下のことが必要となる．

1．緊急処置
事故など（ヒヤリ・ハット含む）が生じたときには，すぐ行わなければならないことは，適切な応急処置である．

2．連絡
応急処置後は，必要な部署への連絡を行う．小さなことでも報告することが大切である．

3．報告書の作成
事故などが起きてしまったときは，事故時の状況，対応，反省点，今後の問題点などを記載する．

4．今後の対策
未然防止，再発防止などの安全管理対策には，それらの事故・ヒヤリ・ハットの報告書を蓄積し，分析し，情報交換（共通に認識）することで，今後の事故を予防することができる．

〈丸山仁司〉

I. 総論

2. リスクマネジメントについて

ビューポイント

- □ ヒヤリ・ハットデータから日常のリスクアセスメントを行い，予防対策を講じる．
- □ 個別患者ごとにリスクアセスメントを行い，レベルに合わせた対応策を実施する．
- □ 事故発生に備えた，対応フローの策定と教育・周知を行う．

1 安全を管理するということ

　従来，安全を守るために，職員個々の経験や注意力に頼った「気をつけましょう」「確認を十分にしましょう」というような個人への危機意識付けが重要とされていた．しかし，現在では，個々の能力に頼らない安全の構築，「安全は管理すべきもの」＝リスクマネジメントすることが重要になってきている．

1．安全管理の要素Ⅰ：安全のための組織づくり

　医療機関は，医師部門，看護部門，理学療法部門というような職種別の業務マニュアルや指示・命令系統を築いていることが多い．今日の医療はさまざまな職種がかかわり，さまざまなものを介してのシステムで成り立っている．そこには部門をこえた連携が要求され，そこにリスクがあると

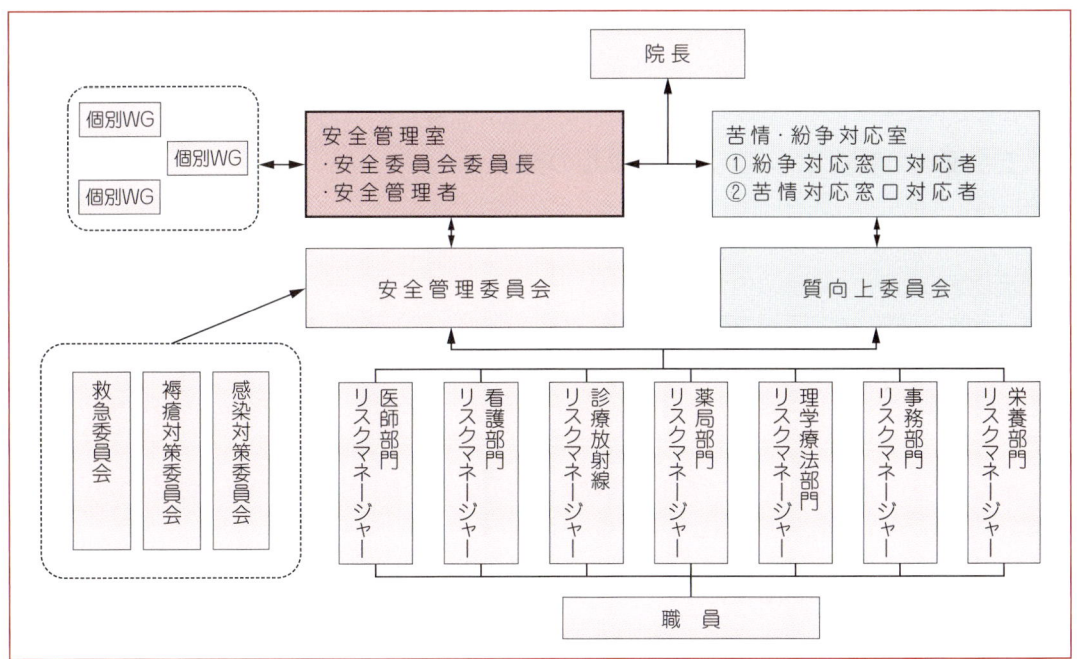

図1　安全管理体制組織図例

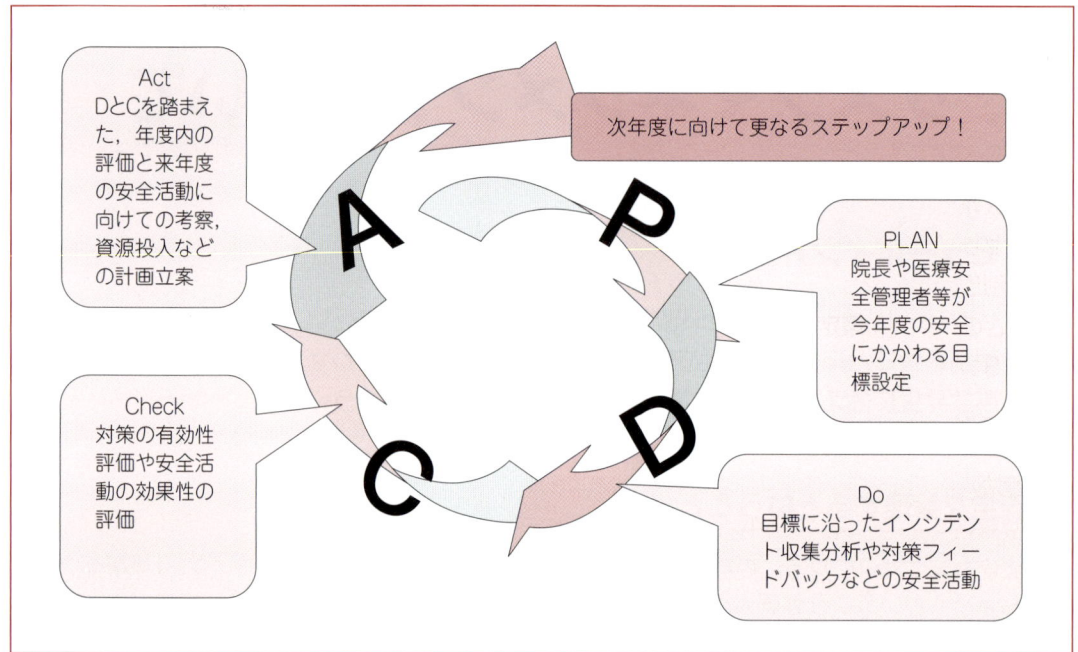

図2 医療安全管理のPDCAサイクル

いうのは周知のことである．そのためリスクマネジメントでは，職種・部門をこえて，組織横断で管理することが必要である．

医療職などの専門職としての職名に，さらに安全のための役職を持ち，役割付けられた組織を構成しなければならない．

安全の組織の構成要素として，安全にかかわる責任者（安全担当者など）や個々の部署において安全活動を展開するリスクマネージャーの設置，部門をこえた安全のための委員会，さらにヒヤリ・ハット分析を行うワーキンググループなどの体制が必要と考えられている．

2．安全管理の要素Ⅱ：PDCAサイクルの構築

組織体制を構築し，実際に安全を管理するための管理方法として，「安全のためのPDCAサイクルを回す」という考え方がある．

管理者が安全のための施設内目標を掲げる（Plan）．その目標に向かって職員がレポートの提出促進，分析，対策立案し，現場へフィードバックする（Do）．そうした活動が現場に周知されているか，現場にあっているかなどを確認・評価していく（Check）．PlanからCheckまでの活動を総合的に管理者が把握し，次年度の活動計画・経営計画などに向けた安全のための設備投資や，人員配置に方針立てをしていく（Act）．これらの活動で，安全を継続的に確実に，かつ効果的に管理していくという考え方をPDCAサイクルの構築とよんでいる．それら組織体制の充実を基本として，個々の職員が安全活動を実践することにより，リスクマネジメントを行うということができよう．

2 管理すべき安全の構成要素

管理しなければならない安全の構成要素には，
【予防対策】リスクの洗い出しを行い，予防対策を講じていく

【事故発生時の対応】発生した事故に対し，被害ができるだけ少なくなるような初期対応方法を講じておく
という2つの項目がある．
【予防対策】にはさらに，
1）事故報告書の分析により，再発防止策を構築する
2）ヒヤリ・ハットデータから，リスクアセスメントを行い，施設内のシステム的予防策を講じる
3）個別患者ごとのリスクアセスメントとアセスメントされたリスクに対するレベル分け，レベルごとの対応策の策定・実施をする
という3つの要素が含まれる．安全はこれらの構成要素を管理することが重要である．

3 「予防対策」のポイント

1．事故報告書の分析による再発予防策の構築

　事故報告書は，患者に何がしかの被害があったという事実をあらわしている．したがって同じ被害が二度と起こらないように再発予防策を講じなければならない．どうしてそのような結果に至ったのかということを，結果までの経過を十分に洗い出し，そこに行き着くまでに危険を回避するためのチェック機構はなかったか，あるいは，機構はあったものの機能していなかったのではないか，未然に防ぐための事前対策はどこで講じられるのかということを抽出し，再発予防策を立てていく．これには，現在「時系列分析手法」「RCA分析手法」などの再発予防策構築に有効な手法が各種確立されている．

2．ヒヤリ・ハットデータからのリスクアセスメント

　ヒヤリ・ハット（注：患者に被害がおよばなかった事象として，インシデントと呼称する場合もあり）は，事故報告書による再発予防策立案とは異なり，患者に被害がない状態で，日常施設内に潜むあらゆるリスクを洗い出す手段として，有効な予防対策立案ツールである．したがって，事故報告書の取り扱いとは異なる運用であることが重要で，広く，多く収集するために報告者の負担をできる限り減らしていく必要がある．＜簡便に報告しやすい様式を策定する＞，＜報告経路を簡便にする（直属の上司を経由しない）＞などの運用で，全職員（医療職以外も含めて）から広く報告を求め，その収集データを，①定量分析，②定性分析することにより，事故防止マニュアルの改訂，設備や施設の危険個所への対策，ターゲットを絞った教育などの対策案として立案し，現場にフィードバックしていくというものである．またヒヤリ・ハット報告は，事故報告書のように，報告書1枚1枚に対し対策を講じるという必要のないものである．

　多量に報告を必要とする理由として，例えば，どの時間帯にリスクがあるか，どの職種に，どの経験年数に，どの場所にというリスクマップを描く「定量分析」を行うためには，データとしての信頼性を高めるためにも当然多くの報告がなければならない．また，収集された報告の中から，施設内の予防対策を講じるために，対策立案の要素を多数含んだ報告を1件抽出し，「定性分析」を行う必要がある．しかし「定性分析」を行うにふさわしい報告というのは，報告中に多く含まれてはいない．報告のほとんどは，「定量分析」後，廃棄されるだけでよいもので，時間を要する「定性分析」を有効に行うための1件を抽出するためにも，多くの報告が必要なのである．

　「定性分析」は，抽出した1件から「注意する」や「確認を十分に行う」という個人の注意力に頼った対策を立案することではなく，「事故防止マニュアルの患者誤認防止の項目の〜を〜と改訂する．」「理学療法指示書の項目に〜と〜の項目を追加し，マニュアルを改訂，診療部に周知・教育す

る」というような自分の施設内で使用する具体的な対策を立案するものである．この「定性分析」には，「背景要因分析」や「4M－4E分析」「SHEL分析」などの分析手法が有効である．

　これらの手法を使って対策を立案した際，陥りがちなのは，「対策が出れば安全になる」と対策が立案されただけで終わってしまうことである．対策をきちんと現場にフィードバックさせ，実行していくには，立てた対策を「誰が，どのように，いつまでに，どうするか」というアクションプランまで推しすすめなければならない．つまり，「～を～に改訂する」と立てた案を「マニュアル策定委員会に対し，医療安全委員長から，改訂と運用マニュアル策定を，○月○日までに行うよう依頼．それを○月○日までに，各部門リスクマネージャーが文書配布とOJTの形で各所属長に対し周知・教育する」というプランにまで発展させなければ，せっかく立案した対策が実行されずに終わってしまうのである．

3．個別患者ごとのリスクアセスメント

　日常の安全対策をヒヤリ・ハット報告の分析とフィードバックで行いながら，個別の患者の固有のリスクにも対応していかなければならない．特に理学療法の場面では，麻痺，骨粗しょう症，認知症，皮膚の脆弱性など患者側のリスク要因が高いこと，かつ対応しなければならない要因が絞り込みやすいことから，組織的に，個別患者リスクを事前に把握し，対応を行うことが重要である．

　このリスクのアセスメント方法は，まず，リスクアセスメントシートのような「年齢」「既往症」「認知症の有無と程度」「利尿剤や向精神薬の服用」「過去の転倒歴」などの考えられるリスク項目をあげ，点数化し，その点数のレベルに応じた基本的な対応方法を定める．そして，その定められた対応方法を，職員が同じレベルで実施していく，ということである．

　このリスクアセスメントシートは，全患者を対象とすることが望ましく，年齢や疾患で除外する場合には，リスクアセスメントの不要な患者であるということが明確にわかる除外基準などを定めておくことが必要である．これらのアセスメントシートやレベルごとの対応方法は，2．で述べたヒヤリ・ハット分析により，アセスメント項目を追加する，点数配分を再考するなど，より現状に即した有効なものに適時改訂されていくということもポイントである．

4 「事故発生時の対応」のポイント

　残念ながら，どのように安全対策を講じていても，事故発生をゼロにすることは難しいと考えられる．起こることが避けられない事故であれば，事故当事者の心身への被害を最小限に食いとめるための対応を立てておかなければならない．事故当事者も職員も，事故発生時にはパニックに陥ってしまい，十分な対応がとれないことが多いものである．後から悔やまれるような事態を避けるために，事故発生前に起こる事故の形態を予測し，発生時の対応を全職員が理解しておくことが重要である．

　また，事故発生時のシミュレーション・トレーニングなどを行うことは，さらに有効なリスクマネジメントであり，これにより職員の事故予防への意識が高まり，安全文化の醸成につながる効果もある．

　さて，あらかじめ決めておかなければならない対応としては，①予測される事故の形態の同定．②事故の形態に合わせた，初期の救急処置方法・応援体制（誰をよぶか，どのように応援依頼連絡を入れるか）・連絡体制（管理者への連絡フローと家族への連絡方法）の策定．③初期対応に必要な物品の設置と管理方法の策定（救急カート，吸引器，酸素吸入器の設置とそれをいつでも使用が可能なように定期交換，点検を行う方法と担当者の指定など）．④事故状況を把握するための記録方法

の策定．⑤利用者との間に事故に関する紛争が起こった場合の対応方法などがあげられる．

　これらの対応は，マニュアルに書き込んであっても，いざというときにそれを紐解き読む余裕はないものである．日頃からの教育とともに，他施設で事故が起こったときや医療安全週間などの機会に，職員が記憶しているか，対応できるかなどの確認調査を行っていく必要もある．

5 施設を取り巻く現状とリスクマネジメント

　残念ながら，近年の社会意識の中で医療機関や施設に対する信頼感が薄れ，患者側要因で起こった事故に対しても，施設の責任を追及する事例が増えてきている．医療裁判においても，施設の責任追及だけではなく，事故にかかわった職員個人の責任追及の形として，刑事責任を追及される事例も増えてきている．裁判の場においては，予見されるリスクに対し，対応していたかどうかが中心に論じられることが多いが，これに対応するためには，「リスクマネジメントの基本」を押さえた業務の遂行が重要である．しかし，事故が起こっても，裁判になるというような「紛争」まで至らない場合も多い．施設と患者の間で起こる紛争は，事故が起こったからということだけではなく，施設と職員が，日常の患者に対する信頼関係を築いているかどうかということをきっかけにしていることが多い．このような状況を踏まえて，リスクマネジメントという言語の中には，事故発生以前のこのような患者との対応術までも含まれてきているということも理解いただきたい．

　　　　　　　　　　　　　　　　　　　　　　　　　　　　　　　　　　　泉　泰子

> I. 総論

3. 事故報告書の書き方 ーインシデント，ヒヤリ・ハットなど

ビューポイント

- [ ] 事故報告書は反省文や始末書ではない．
- [ ] 報告書は新鮮さが命．「すぐ書く」習慣をつける．
- [ ] 小さなミスの把握が事故を防ぐ第一歩である．

1 事故報告書について

　近年医療事故に関するニュースをよく耳にするようになった．国民の医療安全に対する意識が高くなっており，メディアで取り上げられる機会が多くなっている今，1件の医療事故がその病院のイメージを低下させるだけでなく，存続をも左右することになりかねない．

　理学療法学事典[1]によると，「医療事故とは患者や医療従事者を含め医療にかかわるすべての人身事故をいい，その中でも医療従事者に過失が認められるものを医療過誤という」，と記されている．

　1999年に起こった手術での患者取り違え事故は，日本で医療事故が注目されるきっかけになったといわれ，その事件以降，積極的に社会的な取り組みがなされるようになった．

　2001年，厚生労働省は「安全な医療を提供する10の要点」を作成し，医療機関で働くすべての職員の安全に対する意識づけを高めるとともに，組織の体制として医療事故の防止に取り組む必要性を示した．その中で，医療の提供方法や医療機関の組織体制などの特徴を考慮した"医療安全の全体構成"が図式化されて示されている（図1）．ここでは，医療安全で重要なのは，A：理念，B：患者との関係，C：組織的取組，D：職員間の関係，E：職員個人，F：人と環境・モノとの関係，の6分野であり，特にその中でも，①安全文化，②対話と患者参加，③問題解決型アプローチ，④規則と手順，⑤職員間のコミュニケーション，⑥危険の予測と合理的な確認，⑦自己の健康管理，⑧技術の活用と工夫，⑨与薬，⑩環境調整，が重要であると述べられている．

　翌年2002年には医療法施行規則の改定を行い，入院施設を持つ医療機関は医療安全体制を整えることが義務づけられた．

　医療事故を防ぐ上で個人が常に注意することはいうまでもない．しかし大切なことは「ヒューマンエラーは必ず起こる」ということを誰もが認識することである．リスクマネジメントは，人はエラーを犯すことを前提とした上で，組織として医療事故予防，対策を考えるためのシステムである．ハインリッヒの法則によれば，1件の事故の水面下には30件の傷害，その背景にはさらに300件のニアミスが起きているという．つまりニアミスを十分に把握し，それに対する適切な対策を立てることで，事故を防止できるということになる．このニアミスや事故発生の可能性がある場面や背景を拾い上げるために必要なのが報告書である．

　リスクマネジメントに関する報告書は2つに分類される．1つは，「ヒヤリ・ハット報告書」や「インシデントレポート」とよばれる未遂事故報告書であり，2つ目は，事故に至ってしまった場合に提出される「アクシデントレポート」や「オカーレンスレポート」とよばれる事故報告書である．

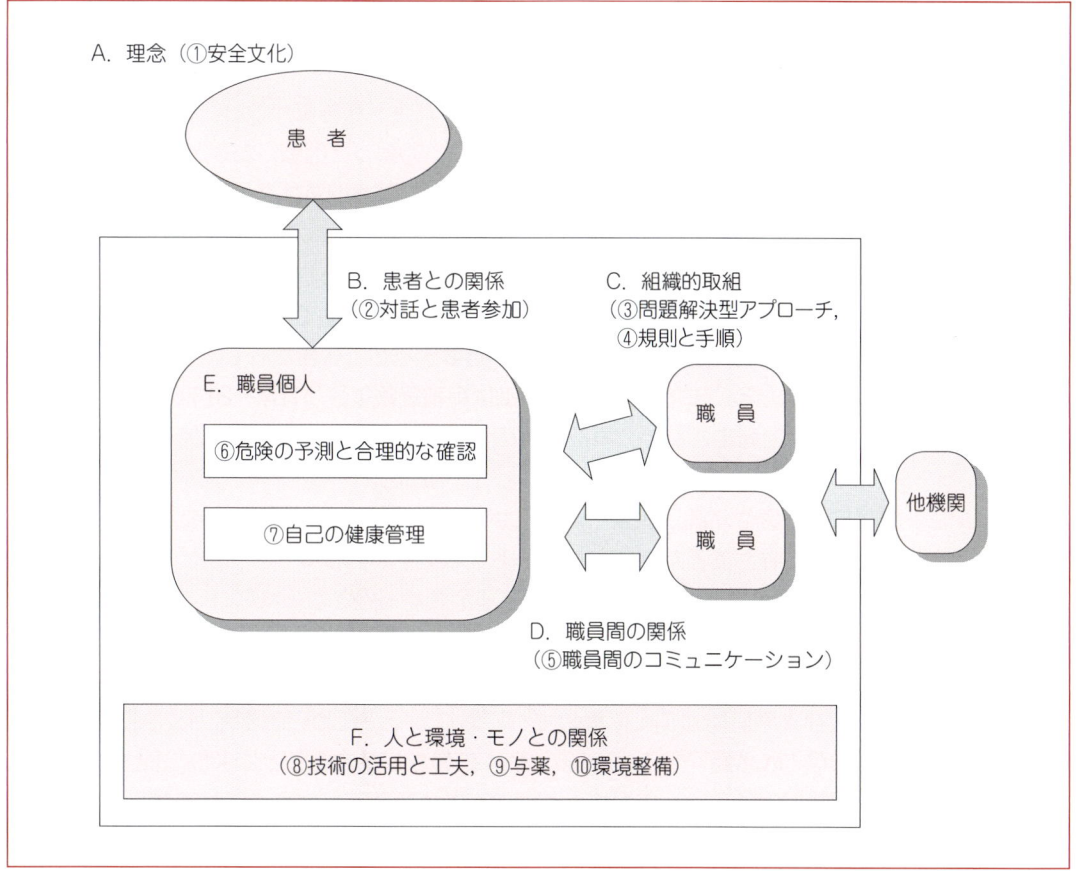

図1

　未遂事故報告書は，"もう少しで事故になるところだった！"というような「ヒヤリ」とした出来事や，"ここはおかしいんじゃない？""こうしたほうが安全かも…"という「ハット」した事柄を報告する．
　事故報告書は事故の後に提出されるものであるため，"他人に知られたくない"あるいは"自分のミスと認めたくない"というように心理的に提出しにくい背景をもつ．このような理由から医療過誤の印象が強い「アクシデントレポート」より「オカーレンスレポート」とよばれていることが多い．
　インシデント，あるいはヒヤリ・ハット報告書は，オカーレンスレポートのように書いて提出するタイミングが明確でない．例えば，同じ出来事を経験しても"今のは危なかった""危機一髪"と感じる人もいれば"まぁいつものことだから大丈夫"と考える人もおり，安全に関する意識やニアミスの認識などが個人により大きく異なる．また，認識していても忙しい業務の中では"事故にならなかったからいいか""あるいは前も同じようなことを報告したから今回はいいか"などと提出されないこともあり，レポートを提出するか否かということについても個人の判断に左右されるといえる．しかし事故を防ぐために大切なのは1件の事故に至るまでに存在する多くのニアミスを把握することであり，この情報収集に焦点を当てなければならない．

2 PTのヒヤリ・ハット報告書

　厚生労働省が行っている「医療事故情報収集等事業」の平成18年1月～12月の報告によると，事業に参加している1,276件の医療機関で195,609件のヒヤリ・ハット報告書が提出されている．これは，①誤った医療行為が患者に実施される前に発見された事例，②誤った医療行為などが実施されたが，結果として患者に影響を及ぼすに至らなかった事例，③誤った医療行為などが実施され，その結果，軽微もしくは中等度な処置・治療を要した事例，が主な報告対象とされている．

　集計の結果をみると，インシデントの場所として多いのは病棟であり，報告書の当事者は看護師が最も多かった．提出数は職種によって異なるといわれるため比較はできないが，全報告数の中で機能訓練室内での報告は805件，理学療法士（PT）が当事者として報告されているのは926件あり，これは全報告数の0.4％にあたる．また，当事者の特徴は職種経験年数が11年～20年の者が最も多く，次に1年未満の新人に多いと報告された．事故発生の時間帯に注目してみると11時に最も多いことがわかる．

　インシデント発生には疲労や年齢，注意力の低下や慣れなども影響する．このため，事故を起こしやすい環境を多方面から検討するために，レポートを収集する際には発生日時，場所，事故の詳細などのほか，報告者の年齢や経験年数なども調取する必要があるかもしれない．

3 ヒヤリ・ハット報告書に対する注意点

　報告書の目的は事故を未然に防ぐことに集約されており，そのための報告書の数は目安として，"1ヵ月に病床数の3分の1は必要"[3]といわれる．多くの報告が集まることにより，「どの場面でインシデントが多く発生しているのか」を把握し，問題点をより明確にすることができる．このように報告数を多くし，より有効に活用するためには報告書の目的を職員全員が十分に理解している必要があり，そのための教育を徹底する必要がある．

　ヒヤリ・ハットを導入するにあたり，認識しておかなければならない事項をあげる．
1) 始末書ではない！：事実をきちんと把握するために，"事実のみ"を"客観的に"書くことが必要である．
2) 懲罰や人事考課の対象にはならない！：組織は可能な限りの保護を行う必要がある．
3) 報告書の提出は，新鮮さが第一！：記憶は保持されにくく，事実を正確に報告することができなくなってしまう．起きたらすぐ書くという習慣をつける．
4) レポート提出者の個人情報は保護される：病院によっては報告書を提出しやすくするため匿名で集めているところもある．

4 事故報告書の書き方

　インシデントの概要をつかみ，対策に結びつけるためには
1) 何が起こったのか
2) どのように起こったのか
3) なぜ起こったのか

という情報を報告する必要がある．忙しい業務の中で多くの報告を収集するためには，一部をコード化するような簡易な書式にすることも大切なことであるが，すべてをコード化してしまっては必要な情報が集まらない．何を収集するかは集める側が検討する必要がある．インシデントを報告する側も収集する側も，最も大切なことは，①事故の構造，②ヒューマンエラー発生のメカニズム，

③対策の考え方，をしっかり理解することである[4]．これにより収集する側は情報が不十分な場合に必要な情報を求めることができ，提出する側はリスクマネジメントに有効な情報を提供できる．

　ところで，理学療法士の仕事の特殊性について考えてみたい．臨床の場面で，新人PTや実習生から，「どこまで動かしたらよいのでしょうか？」または「どのぐらい運動させてもいいですか？」といった質問を受ける．例えば関節可動域運動を1つとってみても，動かすときのスピード，方向，力などは理学療法士によってさまざまであり，それぞれの患者に適切なように（効果的に，なおかつ障害の出ないように）知識や経験を通して選択している．安全なのは事故が起こらないと考える可動範囲内を動かすことであるが，それでは可動域を改善したい場合には不十分な場合がある．だからといって動かしすぎると損傷や炎症をおこしてしまう．つまり，効果的な運動量と障害は紙一重という1面がある．

　近年理学療法士が急性期の非常にリスクの高い段階で介入する機会が増えてきた．また徒手療法などの分野でも非常に多くのテクニックが存在しており，報告書の中でどこまでを有効な情報として収集するかが難しいといった問題がある．看護師や薬剤師などに多くみられるような確認ミス，間違った思い込みなどといった原因によるインシデントももちろんあると思われるが，いずれにしても理学療法士の業務の特殊性が反映される報告書にしなければ，理学療法士業務の事故予防にはならないと考える．

齋藤里果

文　献

1) 奈良勲監修：理学療法学事典，医学書院，p51，2006
2) 財団法人日本医療機能評価機構医療事故防止センター：医療事故情報収集等事業要綱，2007
3) 橋本廸生：ヒヤリ・ハット報告の分析と活用，メヂカルフレンド社，2007
4) 河野龍太郎：医療におけるヒューマンエラー，医学書院，2004

I. 総論

4. 事故の対策

ビューポイント

- 報告書の分析は経緯を段階づけることからはじめよう．
- 事故は「起こさない」，「広げない」が大事である．

1 はじめに

　厚生労働省は2002年4月「医療安全推進総合対策」を発表し，10月からすべての病院および有床診療所に，①安全管理指針の整備，②安全管理委員会の開催，③安全に関する職員研修の実施，④事故などの院内報告制度の構築，を義務づけた．しかしその後の医療事故の頻発により，2003年厚生労働大臣から「医療事故対策緊急アピール」が出され，安全管理の徹底やガイドラインの作成など，対策の強化が指示された．国，自治体，そして病院でもそれぞれに取り組みが行われているが医療事故は後を絶たない．実際リスクマネジメントは浸透してきており，多くの病院がインシデントレポートやヒヤリ・ハット報告書を実施している．しかしそれにもかかわらず，なぜ事故は減らないのか？

　各機関で提出された報告書は，安全対策委員会などその医療機関独自のシステムの中で取り上げられ，インシデントや事故の内容が分析されている．そして各事故について例えば確認ミスや勘違い，根本的間違いなど1つひとつの原因を把握することで，対策を考える．またこれらの情報を事故防止マニュアル作成の基本とし，職員に広く認識させることで事故を防止する，という流れをとっている．事故が減らない理由の1つは，報告書の分析方法とそこから導き出された対策が適切に行われていないことが原因であると考えられる．このことは転倒や転落などのいわゆる"典型的事故"が多いことからも推測される．

2 事故報告書の分析

　適切な分析は効果的な対策へつながる．それでは，どのように分析していけばよいのだろうか．ヒューマンファクター研究員の河野氏[1]は"事故やインシデントは単純な1つのエラーや問題点から発生するのではなく，いくつかの問題ある事象が連鎖して起きている"（1部抜粋）と述べている．このことから考えるとまず，インシデントや事故報告書を参考にして，起こった経緯を順序だてて並べ，整理する必要がある．そして，並べたそれぞれの出来事に対して対策を検討する．これらの対策を実行しても同様の事故が今までとかわらず起きるようであれば，適切な対策でなかったと考え，ほかの方法について検討しなければならない．

　報告書の分析や対策を考える際，ヒューマンファクター工学の概念を理解しておく必要がある．ヒューマンファクター工学の概念は事故の原因究明から生まれたものであり，事故の発生を体系的にとらえた学問である．その中で事故発生は多くの場合人間が原因であるが，その背後にたくさんの原因があるということがわかってきた[1]．

1987年にKLMオランダ航空のHawkins, F.H機長により提案された説明モデルを**図1**に示す．このスタイルは真ん中のLを囲んで位置しており，その淵には凹凸があり隣どうしのブロックとかみ合った状態になっている．Hはハードウェアで，機械・装置・設備などにあたる．Sはソフトウェア，手順やルールなど人間によって決められたり作られたりするものがこれにあたる．そしてEは環境，Lは人間を示す．中心のLが当事者であり，それぞれの因子との関係をあらわしている．たとえばLとLは人間関係，LとHは人と機械との関係である．ヒューマンエラーはこの凹凸がうまくかみ合う形になっていないときに起こるとされている．この場合の人間側の要素をヒューマンファクターという．

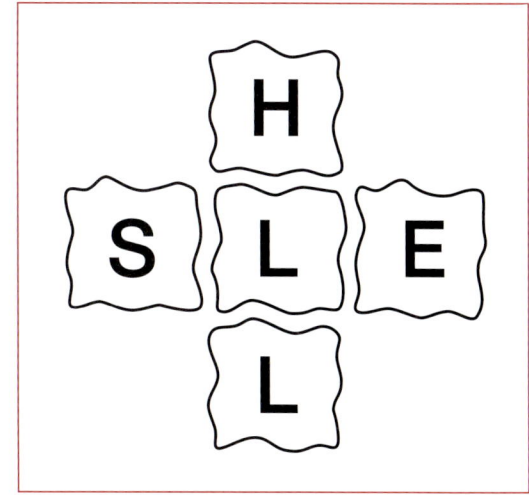

図1　SHELモデル

次にヒューマンエラーについても知っておく必要がある．ヒューマンエラーはどんなに気をつけても，どんなことをしても起きてしまうものであるということは前述したが，それに影響を与えるものが大きく3つあるといわれる[1]．1つは生理学的特性である．精神的あるいは肉体的疲労や加齢変化などがエラーの頻度，誤った判断につながる．2つ目は認知的特性である．これには
1）曖昧な情報を「きっと～のことだろう」と勝手に解釈すること．
2）人間は注意の持続に限界があり，常に注意を持続することは困難であること．
3）注意は容量に限界があり，作業によっては最も重要だと考えるところに注意の配分が多くなり，注意の配分が異なること．

などの特性がある．3つ目は社会心理学的特性である．"複数のスタッフがいるなら誰かがきちんとやってくれるだろう"という意識や，"みんながやっているから正しいだろう"と考える意識，"先輩や目上のスタッフには言いにくい"などという意識がこれにあたる．事故の対策を立てる際には，これら3つの「エラーを起こしやすくする背景」についても検討する必要がある．

3 事故の対策

事故の対策として注意したいのは，具体的な方策を立てるということである．企業のトレーナーが新人教育をする場面で，"抽象的な教え方はしない"ことに気をつけなければいけないように，「注意する」「忘れない」などの言葉では解決しない．要は"どのようにすれば常に注意できて，絶対忘れないか"がわからないのである．このような抽象的な言葉は，便利でよく使われるが一見すべて解決できているようで，何も解決になっていない．なぜなら，多くの事故は"注意していたと思ったのに"，あるいは"きちんと忘れないでやるつもりだったのに"一瞬のすきをついて起きた事故だからである．

対策の目的として大きく2つある．1つ目は事故を起こさないこと，そして2つ目は事故を広げないことである．たとえば**図2**のようにインシデントが起きていたらその各時点で次に移行しない対策を立てること．これにより事故に発展することを防ぐことができる．また，スタッフ間のコミュ

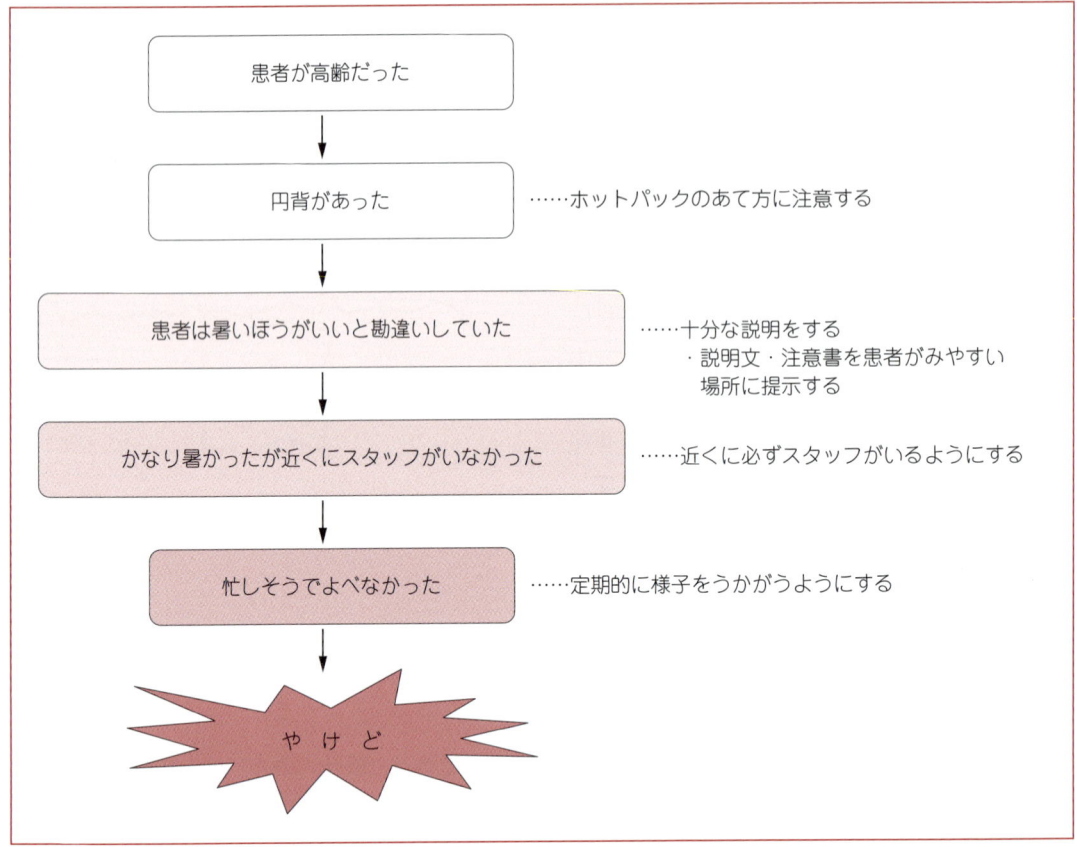

図2　ホットパックでのやけど例

ニケーションがとりやすい雰囲気をつくるということも事故の予防となるだろう．この他には，事故が起きてしまったときの速やかな対処方法をマニュアル化しておき，事故が大きくならない体制を整えておく必要もある．最終的に目的を達成するためには，どのようなインシデントが起きやすいのか，そのためどういった対策をとる必要があるのか，あるいはどのようなマニュアルがつくられたのかということを職員全員が十分に把握し，統一した対応ができる体制をつくっておかなければならない．また，万が一事故に至ってしまった場合は医療訴訟になる場合がある．このため常日ごろから診療記録は，曖昧な表現を使わず，詳細に記録するように心がけることも必要である．

4 理学療法士の特性

　理学療法の分野でも，リスク管理についてさまざまな報告がある．前項にも述べたように，近年早期治療や早期退院が推奨されるようになり，早期の高いリスクを持つ患者に介入するようになった．それにより理学療法士は効果的な医療を提供するための，幅広い知識や技術が要求されるようになった．一方，介護保険下でのサービスにおいては，通所リハビリテーションを例にとると，1日に多くの高齢者を対象として行うことが要求され，利用者が長期の経過を持つ，あるいはさまざまな疾患を持つ場合には医療情報が不十分なまま行わなければならない場合もある．また訪問リハビリテーションでは，万が一容態が急変した場合にも，医師に診療してもらうことができない状況

下で行わなければならないこともある．このようなさまざまな場所やさまざまな疾患の患者を対象とする理学療法士が臨床業務で必要とする知識や技術は，大学や専門学校における教育の中で十分行うことは難しく，各施設が行う教育システムが重要な位置を占めているというのが現状である．

こうした背景からすると厚生労働省の調査で経験年数が1年未満の新人に最も事故発生が多いという結果はうなずける．理学療法士の教育システムとしてチームローテーションや定期的な勉強会，講習会の実施などを行う施設がある．例えば，院内のチームローテーションで，呼吸器・循環器・運動器・中枢・在宅などのさまざまな理学療法チームを一定の期間でローテーションすることがあるが，新人はそれにより各疾患における必要な知識・技術を学び，リスク管理を知ることができる．また勉強会や講習会を定期的に開催することは，新しい技術や知識を学ぶ機会となり，各疾患や各期で必要な知識や技術を身につけることができる．さまざまな機会の中で業務上の疑問点や不安点などを確認し，先輩方の意見を聞くことが事故の予防となり，各スタッフ間のコミュニケーションがとれることで意思の伝達や統一がしやすくなるという利点がある．

今後はこのように，理学療法技術などの特殊な部分に関する事故対策は，各医療機関の部門や地域の中でも個々に対策を考えていく必要があるのではないかと考える．

齋藤里果

文　献
1) 河野龍太郎：医療におけるヒューマンエラー，医学書院，2004

Ⅰ. 総　論

5. 感染症対策

ビューポイント

- 感染症対策の基礎知識を身につける．
- CDC（疾病管理予防センター）ガイドラインを理解する．
- 理学療法室内での感染対策の実際を確認する．

1 はじめに

　病院で長く仕事をしてきた理学療法士は，院内感染対策の変遷がよく理解できていると思われる．手指消毒用のベイスンがいつの間にか消え，消毒薬やタオルもなくなり，ペーパータオルにかわった．最も驚いたのは手術場の手洗いが，以前はイソジンを使ってブラッシングをしていたのが，最近ではかわってきた．術創の消毒も様変わりして，イソジンやヒビテンは使わなくなり，創面から消毒薬やガーゼもなくなり，温水洗浄とドレッシング材が常識となった．われわれが就職した頃とは，感染対策に関しても大きく様変わりしている現状がある．

　われわれ理学療法士が院内感染に関して，今後患者を取り扱う頻度が増加するに伴い，これまで看護師中心であった院内感染防止の指導が拡大され，理学療法の分野における院内感染対策の確立が求められている．

2 感染症について

　まず滅菌と消毒の違いは，看護医学事典（第6版）[1]によると，滅菌とは理学的または化学的手段を用いて，すべての微生物を死滅させることである．これは体内に直接挿入するクリティカル器材では，滅菌を行う．それに対して消毒とは，人畜に有害な微生物を死滅させるか感染力をなくすことであり，粘膜に接触するセミクリティカル器材では，滅菌あるいは高水準消毒を行う．皮膚に接触するノンクリティカル器材は，洗浄あるいは低水準消毒を行う．ちなみに洗浄とは病原体を殺すのではなく，有機物や汚れを物理的に除去することを目的とする．

　感染症は，病原体（細菌・ウイルス・寄生虫など）が人や動物の生体内に侵入し，定着，増殖することによってひき起こされる疾患である．また感染症成立の3要素としては，図1のように病原体を持つ感染源から，宿主・人・患者である感受性体への感染には，感染経路として接触感染・飛沫感染・空気感染が関与する[2]．さらに院内感染の定義としては，①病院における入院患者が原疾患とは別に新たに罹患した感染症，②または医療従事者などが病院内において罹患した感染症をいう．患者ではMRSA・多剤耐性緑膿菌などの日和見感染や結核などがある．また医療従事者では，針刺し事故にみられるB型肝炎・C型肝炎・AIDSや結核がある．

　医療従事者の手指[3]には，①隔離病棟の看護師の15％が，手指に1万個の黄色ブドウ球菌を持ち運んでいる，②一般病棟の看護師の29％が，手指に3800個の黄色ブドウ球菌を付着させている，③皮膚科病棟の看護師の78％が，手指に1430万個の病原体を付着させている，といわれている．従来

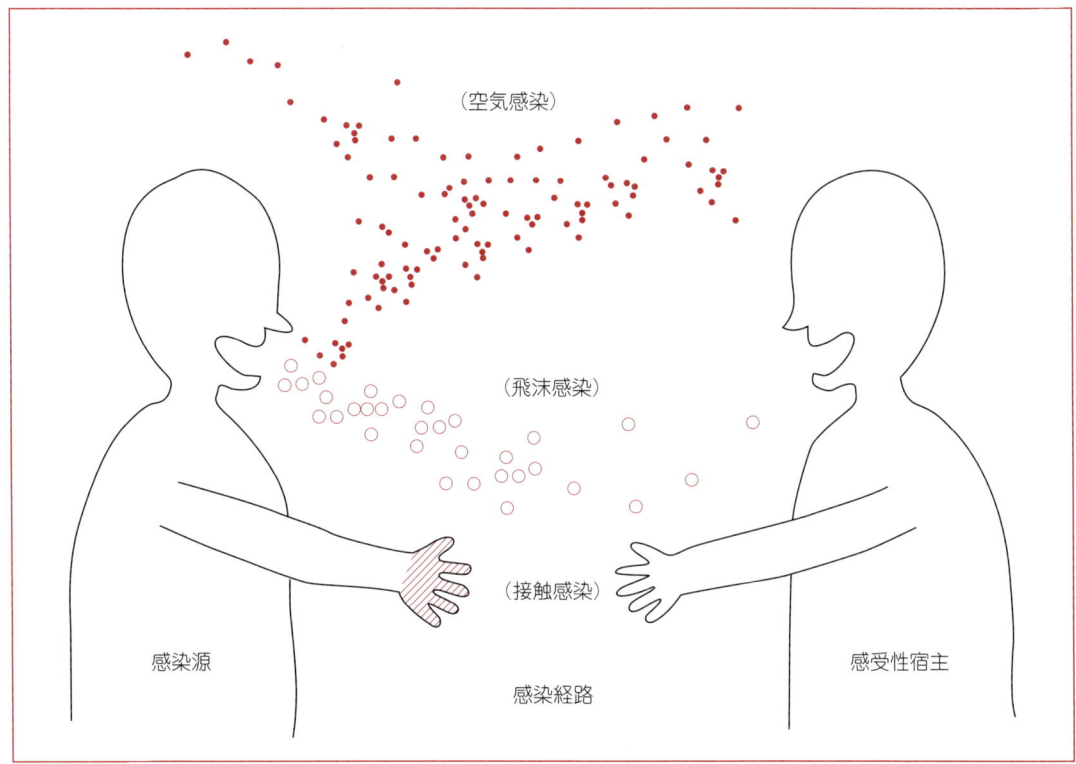

図1　院内感染の3因子
(向野賢治訳,小林寛伊監訳：infection control別冊「病院における隔離予防策のためのCDC最新ガイドライン」．メディカ出版23：p34. 1996)

の手洗い法では,①ほとんどの患者では普通の石鹸での手洗い,②侵襲性処置の前後やハイリスク患者のケアでは,薬用石鹸での手洗い,③シンクがないような状況では,速乾性アルコール手指消毒薬を用いている．しかし2002年10月の医療機関における手指衛生のためのガイドラインで,①手が肉眼的に汚れていなければ,すべての臨床においてルーチンに速乾性アルコール手指消毒薬を用いる,②手が肉眼的に汚れるか,蛋白性物質で汚染された場合に,普通の石鹸または薬用石鹸にて手洗いをするとされている．手の細菌数の減少を調査[3]し,普通の石鹸と流水で15秒洗うと,1/4〜1/13に,30秒間洗うと1/60〜1/600に減少する．またアルコールで30秒間では1/3000に,1分では1/10000〜1/30000に減少するといわれている．

3 CDCガイドライン

1999年に感染症法が制定され,対象疾患の枠組みが大きく変更された．患者ケア方法の変更にとどまらず,エビデンスのない無駄な感染対策の方法（吸着マットやスリッパなど）をことごとく廃棄しつつある．

従来の院内感染対策委員会とは別個のICD (infection control doctor), ICN (infection control nurse), リンクナースという専門職, ICT (infection control team) という専門組織をも誕生させた．

しかし,最大の変革は,病院感染対策の国際標準ともいえる米国CDC（疾病管理予防センター

表1　病院における隔離予防策のCDCガイドライン

	標準予防策（全患者共通）	空気予防策	飛沫予防策	接触予防策
手洗い	・体液・体物質に触れた後 ・手袋を外した後 ・患者接触の間 ・通常，普通の石鹸を使う	─	─	─
手袋	・体液・体物質に触るとき ・粘膜・無傷でない皮膚に触るとき ・使用後，非汚染物・環境表面に触る前，他の患者の所に行くときは，外し，手洗いする	─	─	・部屋に入るとき手袋を着用する ・汚染物に触った後は交換する ・部屋を出るときには外し，消毒剤で手洗いする
マスク	体液・体物質が飛び散って，目，鼻，口を汚染しそうなとき	─	患者から1m以内で働くときは着用	─
ガウン	・衣服が汚染しそうなとき，着用する ・汚れたガウンはすぐに脱ぎ，手洗いをする	─	─	患者に接触しそうなときは，部屋に入るときに着用し，部屋を離れるときに脱ぐ
器具	・汚染した器具は，粘膜，衣服，環境などを汚染しないように注意深く操作する ・再使用のものは清潔であることを確かめる			・できれば専用にする ・できなければ，他患者に使用前に消毒する
リネン	汚染されたリネンは粘膜，衣服,他の患者や環境を汚染しないように操作，移送，処理する	─	─	─
患者配置	・環境を汚染させるおそれのある患者は個室に入れる ・個室がないときは専門家に相談する	個室隔離：部屋の条件（1）陰圧（2）1時間に6回の換気（3）院外排気	個室隔離あるいは集団隔離あるいは1m離す	個室隔離あるいは集団隔離あるいは病原体の疫学と患者人口を考えて対処する
患者移送	─	・制限する ・必要なとき，サージカルマスク着用	・制限する ・必要なとき，マスク着用	・制限する
その他	針刺事故対策	部屋に入るとき，呼吸防御器具を付ける	─	環境対策（毎日クリーニング）バンコマイシン耐性菌対策

（向野賢治訳，小林寛伊監訳：infection control別冊「病院における隔離予防策のためのCDC最新ガイドライン」．メディカ出版23：p78．1996）

Centers for disease control and prevention）ガイドライン，とりわけ1996年に刊行された隔離予防策ガイドライン[2]の導入である．このCDCガイドライン（表1・表2）は，当初からわが国の医療施設において広く認知され，利用されることになった．近年，厚生労働省の作成した種々の感染対策ガイドラインにも，標準予防策standard precautionsの言葉が頻繁に登場し，全国的に推進されることになった．こうして隔離およびガウンテクニック一辺倒だったわが国の感染対策が大きく見直された．

1．標準予防策（Standard precautions）

すべての患者の血液・体液・分泌物・排泄物は，感染の危険がある．基本的に湿性生体物質に触れたら手を洗う．それに触れそうなときは，手袋・マスク・エプロンなどのバリアプレコーション

表2 普遍的予防策（UP）と標準的予防策（SP）の違い

	普遍的予防策（UP）	標準的予防策（SP）
手洗い	・体液に触れた後 ・手袋を外した後	・体液・体物質に触れた後 ・手袋を外した後 ・患者接触の間 ・通常，普通の石鹸を使う
手袋	・体液に触るとき	・体液・体物質に触るとき ・粘膜・無傷でない皮膚に触るとき ・使用後，非汚染物・環境表面に触る前，他の患者の所に行くときは，外し，手洗いする
マスク	・体液が飛び散って，目，鼻，口を汚染しそうなとき（ゴーグルも）	体液・体物質が飛び散って，目，鼻，口を汚染しそうなとき
ガウン	・衣服が汚染しそうなとき，着用する	・衣服が汚染しそうなとき，着用する ・汚れたガウンはすぐに脱ぎ，手洗いをする
器具	―	・汚染した器具は，粘膜，衣服，環境などを汚染しないように注意深く操作する ・再使用のものは清潔であることを確かめる
リネン	―	・汚染されたリネンは粘膜，衣服，他の患者や環境を汚染しないように操作，移送，処理する
患者配置	―	1. 環境を汚染させる恐れのある患者は個室に入れる 2. 個室がないときは専門家に相談する
その他	・針刺事故対策 ・結核患者の部屋に入るとき，呼吸防御器具を付ける ・ロ―ロの人工呼吸はしない	・針刺事故対策

（向野賢治訳，小林寛伊監訳：infection control別冊「病院における隔離予防策のためのCDC最新ガイドライン」．メディカ出版23：p79．1996）

を着用してケアをする．

2．感染経路別予防策（Transmission-based precautions）

　感染症を成立させる要因として，①病原体，②宿主の免疫（感受性）状態，③感染経路（微生物量）の3因子があげられる．病原体と宿主因子をコントロールすることは通常困難であるため，感染対策は，まず感染経路の遮断に向けられなければならない．
1) **空気予防策**：結核・麻疹・水痘などで，空調設備のある個室に隔離する．そして医療者はN95マスクを着用する．
2) **飛沫予防策**：インフルエンザ・風疹・マイコプラズマ・百日咳・流行性耳下腺炎などで，咳・くしゃみ・会話時・気管吸引など（飛沫核5μm以上で1m以内の接触）で，感染源患者と1m以内に接触する場合にサージカルマスクを使用する．
3) **接触予防策**：MRSA・薬剤耐性緑膿菌・疥癬などで，直接接触感染（患者をケアした後，手－前腕，白衣を介して次の患者に伝播）では，手洗い・手袋・ガウンの着用をする．間接接触感染（汚染した物品を介して伝播）では，患者使用物品を共有しない，または使用前に洗浄・消毒をする．

4 日常よく遭遇する感染症とその対策[4]

　理学療法場面での感染対策としては，MRSA・セラチア菌・ウイルス感染・結核・疥癬・腸管出

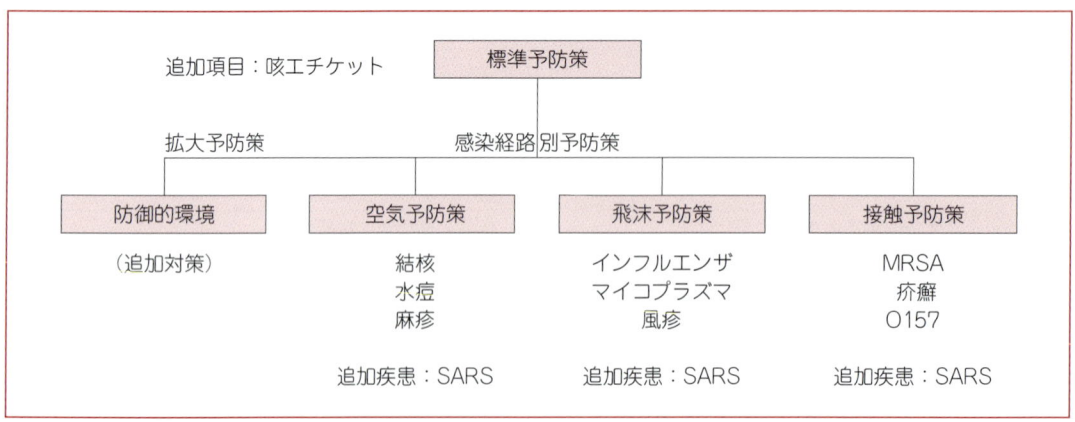

図2　CDC：医療現場における感染病原体の伝播防止
　　　標準予防策−拡大予防策の2段階システム（2004年）

(向野賢治：病院における隔離予防策のためのCDCガイドライン・改訂版速報．infection control, 13(12)：4-8, 2004より，一部改変)

血性大腸菌O−157などがある（**図2**）．

1) **MRSA**：methicillin-resistant Staphylococcus aureusの略で，メチシリンに耐性を示す黄色ブドウ球菌である．弱毒菌であるため健康人には害はないが，免疫機能の低下した患者では重篤な感染症を惹起する．感染経路としては，医療従事者を介する伝搬（手指，医療器具）が主で，そのほか患者から患者への伝搬（直接接触）がある．対策としては適切な患者管理により拡大防止対策を講じ，消毒剤の使用による感染予防と手洗いの実施，院内環境整備と清掃化を行い，業務中は自分の頭髪や鼻・口などに手を触れないようにする．部屋に入退室時は手指の消毒を徹底する．

2) **セラチア菌**：喀痰吸引・尿道カテーテル・中心静脈カテーテル留置・口腔ケア・ネブライザー吸入などの医療行為，医療器具からもセラチア菌が検出された．消毒用アルコール・ネブライザー薬液・ハンドソープ・石鹸箱からもみつかっている．

3) **ウイルス感染**：B型肝炎（不活化ワクチン）は血液汚染による疾患で，標準予防策およびワクチン接種で予防できる．麻疹（弱毒生ワクチン）は，長期にわたり空気中に浮遊するため，空気予防策をとらないと容易に蔓延する．水痘（弱毒生ワクチン）は，水痘帯状疱疹ウイルスによる感染症で，空気感染する．風疹（弱毒生ワクチン）は，飛沫感染である．ムンプス（弱毒生ワクチン）は飛沫感染で，発熱・耳下腺腫脹・髄膜炎合併することがある．インフルエンザ（不活化ワクチン）は飛沫感染し，高齢者や基礎疾患のある患者が罹患すると，肺炎で重症化し死亡する．

4) **結核**：結核菌を原因とする感染症で，飛沫核による空気感染で，多くは患者の咳で飛散した菌を肺に吸入することで感染する．わが国における結核の増加要因として，①高齢者での排菌者の増加，②若い医療従事者の多くが未感染である，③結核診断の遅れ，④密閉された空間が多い，⑤気管支鏡・ネブライザー・気管内挿管の増加などが原因としてある．これは集団感染の増加と，多剤耐性結核菌を有する患者が多くみられ，社会的問題となっている．

5) **疥癬**：普通の疥癬とノルウエー疥癬があり，後者は多数のヒゼンダニが寄生し，感染力はきわめて強い．普通の疥癬では隔離の必要はない．感染が及んだ範囲を推定し，感染の可能性のあ

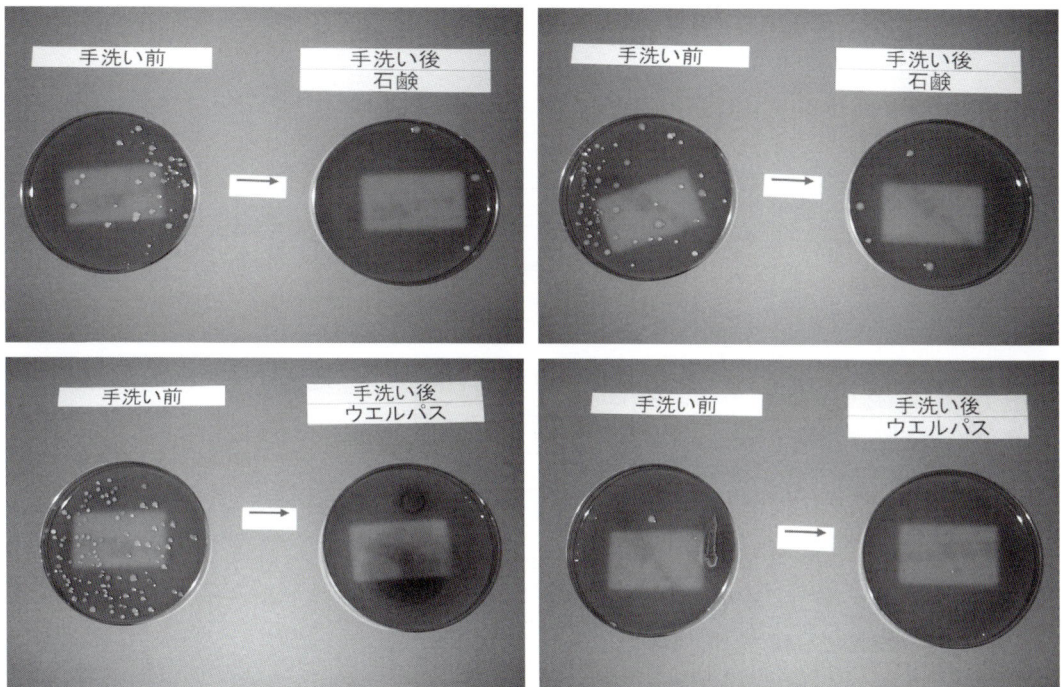

図3　手洗い前後での石鹸とウエルパスとのコロニー比較
(小野吹美：平成19年度新人オリエンテーション資料．2007　小野吹美嬢のご厚意により転載)

るものは一斉に治療ないし予防的治療を行う．隔離室内での作業は予防着，手袋を着用し，ビニール袋に入れて密閉し熱処理を行う．ヒゼンダニは熱に弱く，50℃10分の加熱で死滅する．隔離・熱処理・殺虫剤のペルメトリン散布などの処置は，ノルウエー疥癬によく用いられるが，普通の疥癬では不要である．

6) O-157：腸管出血性大腸菌（Entero-hemorrhagic E coli：EHEC）に属する下痢性大腸菌である．最大の特徴はベロ毒素を産生し，熱に弱く75℃で1分間加熱すれば死滅する．しかし家庭の冷蔵庫で生き残り，酸性（pH3.5）でも生きており，水中でも長時間生存し，感染成立菌量はわずか約100個といわれている．患者は個室で隔離し，処置の後始末後・排泄物処理後・リネン交換後・配膳の前・食事の前に手洗いの励行，排泄物を取り扱う場合は，手袋着用し手袋を取った後も必ず手洗いを行う．便器周囲・洋式トイレの便座・水洗バルブは，アルコール含有のペーパータオルで拭くことが求められている．

5 手洗いの実態[5]

　当院病棟看護師が，実際に石鹸を手にこすり合わせる時間を測定すると，約半数が10〜20秒で，自己申告では，65％が30秒以上との回答を得ている．しかし実際には20秒以内で手洗いをしている実態がある．図3は手洗い前と手洗い後のコロニー数を比較したもので，上段は石鹸・下段はウエルパスである．これによると石鹸よりもウエルパスでのコロニー数の減少が著明である．最近では固形石鹸では不衛生であるといわれている．そのデータを示したのが，表3である．やはり液状石鹸かウエルパスによる手洗いの方が，コロニーの減少がみられる．

表3 固形石鹸・液状石鹸・ウエルパスによる手洗い前後の手指培養
（拭き取りによる細菌培養のコロニー数）

	処 置 の 種 類	手洗い前	手洗い後
固 形 石 鹸	血糖測定後	8	0
	トイレ後	4	7
	注射器使用後手洗い	0	11
	検温・吸入・車椅子搬送	30	9
	注射後		19
	書類整理後		57
液 状 石 鹸	検温・吸入・氷枕交換	16	0
	検温・データベース・配退膳	28	1
	オムツ交換	25	2
	薬チェック後		24
固形石鹸 ↓ ウエルパス	検温・坐薬（手袋）	0	7
ウエルパス	検温・ウロバッグの尿捨て後	3	3
	書類整理・電子カルテ作業後	9	1

（小野吹美：平成19年度新人オリエンテーション資料．2007　小野吹美嬢のご厚意により転載）

　これはあくまでも病棟勤務の看護師の結果であるが，われわれ理学療法士の手指はどの程度のコロニーがいるのか考えると，背筋が寒くなるのは筆者だけだろうか．

6 理学療法室内での感染対策

　通常理学療法室内にはさまざまな機械・器具があり，われわれが何気なく触れているもので接触感染を起こしそうなものに溢れている．ドアノブやベッド柵・車いすハンドル・平行棒・プラットフォーム・起立矯正台・ティルトテーブル・階段手すり・スタンディングボックス・プーリー・肋木・マット・物療機器など数え上げればきりがない．当院では一般的に手が触れる個所（ドアノブ・テーブル・平行棒など）では，一般的な清拭を行い，明らかに汚染されている所は，70％のイソプロピルアルコールによりソフトガーゼで拭き取っている．
　セラピスト自身を感染から守り，さらに抵抗力のない患者や免疫機能が低下している患者への感染防御のために心がける必要がある．理学療法場面で，訓練用マットを利用している施設もあると思われるが，マットは落屑や髪の毛などが落ちやすく，不潔になりやすいので，毎日の清掃は必ず必要である．

7 まとめ

　院内感染防御のポイントとしては，基本は手洗いにあり，液体石鹸洗浄やアルコール性の速乾性消毒薬（ウエルパス・エピケア）を用いて，1行為1手洗いを励行する．また意識障害のある患者や，仮性球麻痺のある患者では，頻繁な口腔ケアにより肺炎の防止ができる．また日常生活動作が自立してくると，肺炎になる確率は極端に減少することは，臨床の現場ではしばしば経験する．入院患者のスキンケアはさらに重要で，頻回な入浴により感染予防効果がある．

最後に手洗いに関しては，知識として手を洗わないといけないことは，知っているし，わかっている．行動として当たり前にできるよう体得することが必要である．自分を守り，患者を守るための手洗いが十分になるよう心がけたい．

山田道廣

文　献

1) 中西睦子，大石　実：看護・医学事典第6版，医学書院．2002
2) 向野賢治訳，小林寛伊監訳：infection control別冊「病院における隔離予防策のためのCDC最新ガイドライン」．メディカ出版，1-88，1996
3) 矢野邦夫：医療経済性から見た感染対策．福岡感染対策セミナー資料，2005
4) 佐賀県医師会：院内感染防止対策ガイドライン/マニュアル，1-28，2002.8
5) 松尾実幸：看護師の手洗いの実態調査（第2報）．平成16年度院内研究発表会資料，2004

I. 総論

6. 褥瘡対策

ビューポイント

- [ ] 褥瘡発生の原因を知る．
- [ ] 臨床で気をつけるポイントを整理する．
- [ ] 褥瘡予防対策の実際を確認する．

1 褥瘡の発生原因

生体に加わる3要素としては，圧迫（垂直な力）・ずれ（皮下組織が下方に動こうとするShearing force）・摩擦（ずれの力が圧力より大きくなり皮膚とベッド表面で生じるFriction force）があるといわれている．最近の考え方では3つの応力（圧縮応力・剪断応力・引張応力）×時間×頻度の積で，これらの応力が複合して組織内の血流不全状態により発症するといわれている．ずれ力が皮膚表面に集中することにより水疱形成を起こし，圧と摩擦力が組織内部に加わり，深層の潰瘍やポケットを発生することが知られている．また大浦ら[1]は褥瘡危険要因を点数で評価する尺度を呈示（表1）し，軽症レベル（1～3点）では約25%以下，中等度レベル（4～6点）では26～65%，高度

表1　褥瘡危険要因点数表（全患者版）大浦スケール

1	自力体位変換 麻痺・安静度 意識状態低下（麻酔覚醒，薬剤）	できる 0点	どちらでもない 1.5点	できない 3点
2	病的骨突出（仙骨部）	なし 0点	軽度・中程度 1.5点	高度 3点
3	浮腫	なし　0点	あり　3点	
4	関節拘縮	なし　0点	あり　1点	
		合計点数		点

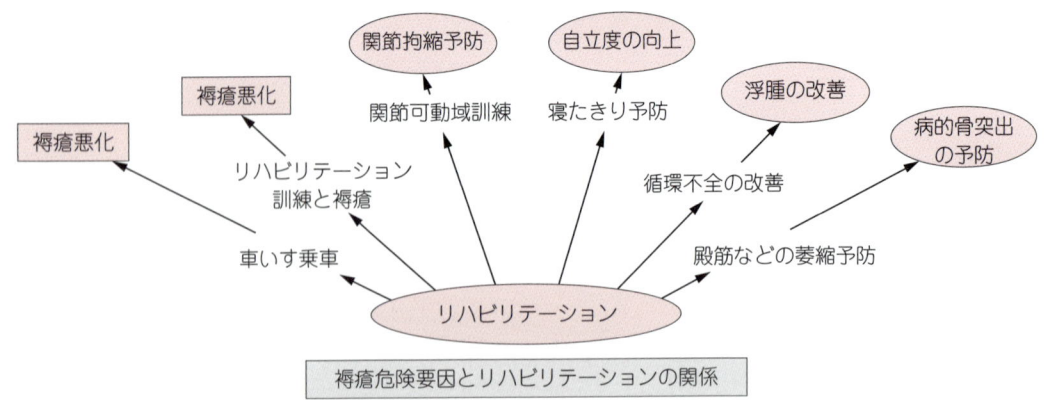

褥瘡危険要因とリハビリテーションの関係

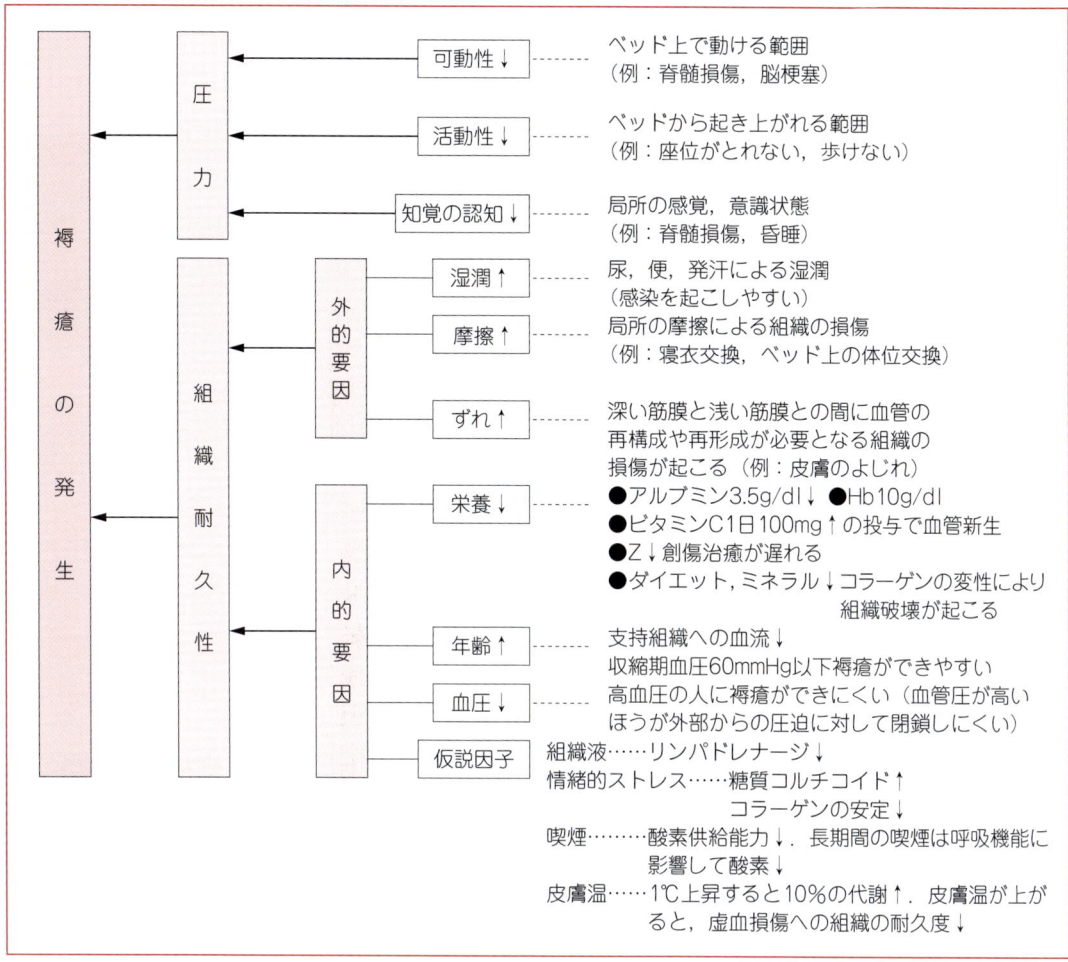

図1　褥瘡発生要因図
(真田弘美：褥瘡発生危険度の評価，各スケールと特徴．褥瘡予防・ケアガイド，照林社，p35，1995より抜粋)

レベル（7〜10点）では約66％以上，10点では91％の確率で褥瘡が発症することを明らかにした．褥瘡危険要因と褥瘡治癒期間について，体圧分散マットレスを用いた仙骨部褥瘡115例で検討し，軽度レベル（1〜3点）では治癒までの期間は平均40日，高度レベル（7〜10点）では平均173日が必要であった．さらに体圧分散マットレスの重要性の根拠として，病的骨突出（高度）の患者でマットレスを使用しないと55.4％に褥瘡発症し，マットレスを使用すると24.9％に低下したことを報告している．

真田ら[2]は，褥瘡発生要因として図1の如くであると述べている．これは日本版ブレーデンスケール[3]として発表されている．これらの尺度から圧迫による血流阻害と，内的要因と外的要因が複雑に絡み合い，個人の組織耐久性に影響し，皮下血流を阻害することで組織壊死に陥り，褥瘡が発生するといわれている．

圧迫による生体側の反応[4]は，血管だけでなくそれを取り巻く多くの組織の統合性にも影響を与える．図2に示すように血流と代謝，免疫は密接な関係にある．神経支配，とりわけ自律神経系の障害により血管をはじめとするさまざまな組織のコーディネーションや調節・統合が十分機能しな

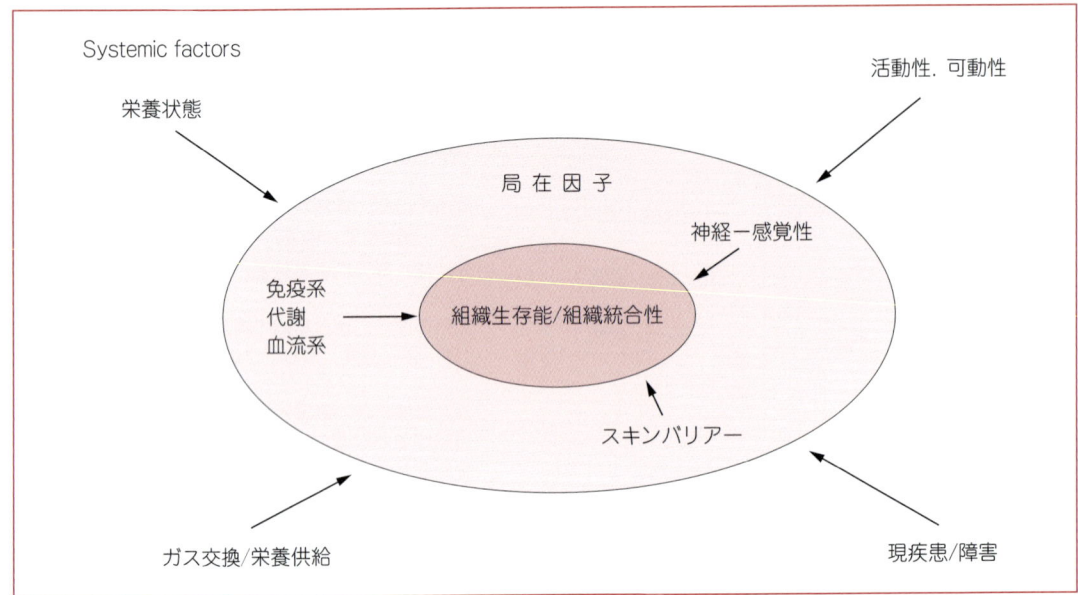

図2　褥瘡発生にかかわる生体側要因
(萩澤さつえ：基礎的研究から見た褥瘡予防.第1回佐賀褥瘡研修会講演記録集, 1-16, 2002.2.7)

くなり，これも圧迫に対する生体側の生存能を弱める．表皮角質層の水分含有量や，脂肪酸含有量も外からの力に対する防御力は低下し，皮膚統合性に影響を与えることになる．皮膚湿潤，特に失禁による湿潤と，尿便に含まれる化学物質が皮膚の耐性を弱めているかは，明らかにはされていない．

2 患部の観察・症状

1．褥瘡の評価・分類（ステージ）

　褥瘡の重症度分類には深さによる分類と，創面の色による分類がある．深さによる分類として，古典的にはCampbellの分類があり，Sheaの分類や，Yarkony-Kirkの分類や，カリフォルニア州基準や，IAETの分類や，NPUAPの分類，さらには褥瘡の予防・治療ガイドライン（厚生労働省）の分類など，さまざまなものが使用されている．詳しくは成書[5]を参照していただきたい．日本褥瘡学会ではDESIGN[6]を用いて，創部の評価と経過をみるよう推奨している．

　また色による分類としては，黒色期・赤色期・黄色期・白色期があり，創傷治癒理論を反映し治療法選択の一助として，幅広く利用されている．

2．感染兆候・炎症症状

　傷口（創面）が細菌により炎症症状を起こしている状態を，化膿しているという．炎症の4兆候とは，①腫脹，②疼痛，③発赤，④局所熱感であり，炎症が細菌によって起こるものを「感染症」という．化膿とは「傷の周囲が腫れあがり（腫脹）」，「傷やその周囲に痛みがあり（疼痛）」，「傷周辺の皮膚が赤くなり（発赤）」，「傷の周囲に触れると熱い（局所熱感）」，「傷口から膿が出たり，膿が溜まっているとき」をいう．感染しているかどうかは，「細菌の有無」ではなく，「感染症の有無」で判断する．このように化膿している傷の治療は，外科的な異物（縫合糸・ガーゼ・血腫）除去や，壊死組織（黒色痂皮・血流のない組織）除去と，大量の温水による洗浄が有効である．

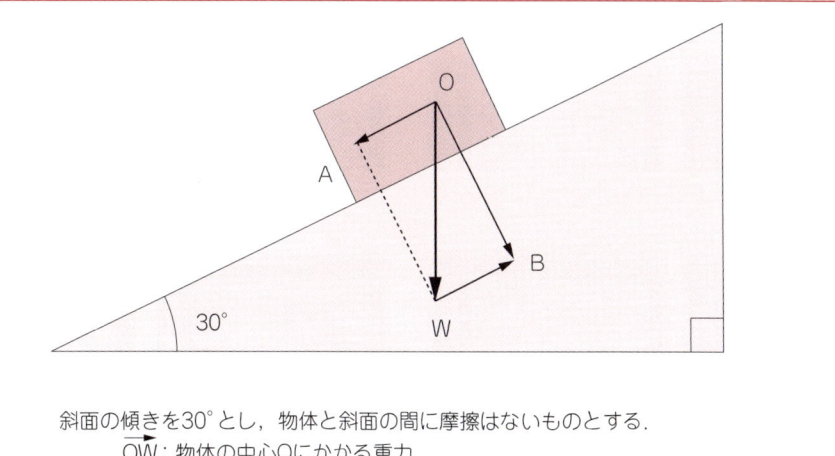

斜面の傾きを30°とし，物体と斜面の間に摩擦はないものとする．
$\overrightarrow{OW}$：物体の中心Oにかかる重力
$\overrightarrow{OA}$：重力OWの斜面方向の分力
$\overrightarrow{OB}$：同じく斜面に直角方向の分力
斜面に平行な分力$\overrightarrow{OA}$の大きさはもとの重力の1/2であり，これが物体を斜面に沿って滑落させる力である．他方斜面に垂直な分力$\overrightarrow{OB}$は重力の$\sqrt{2/3}$倍でありこれが物体を斜面に押し付ける力である．

図3 斜面を滑落する物体にかかる重力とその分力
(中村隆一 他：2 ベクトルの合成と分解．基礎運動学第5版，医歯薬出版，28-29, 2000)

3 褥瘡予防対策の実際

1. 除 圧

　中村ら[7]によると，斜面を滑落する物体にかかる重力とその分力は，**図3**のようであり斜面に平行な分力（O→A）の大きさは重力の1/2であり，これが物体を斜面に沿って滑落させる力である．他方，斜面に垂直な分力（O→B）は重力の$\sqrt{2/3}$倍であり，これが物体を斜面に押しつける力であると述べている．

　人間が通常臥床したときに，どこに体圧がかかっているかを知る必要がある．ABW社製ERGOCHECKを用いて体圧分布を測定すると，**図4**のようである．これによると体圧分散寝具は，毛細血管圧32mmHgよりも低く保たれているものを使用する必要がある．またわれわれ理学療法士にとって，ポジショニングについては十分な知識と経験が必要である．どこにどのような除圧クッションを利用すると体圧はどうなるのか，といった知識も必要である．

　次にギャッジアップ角度に伴って，体圧とずれ力はどうなるかをみると，**図5**のようになる．すなわちベッド角度の上昇に伴って，体圧は減少していくが，ずれ力は逆に上昇し40°をこえると，ずれ力はむしろ低下する．またギャッジ角度をさげるときにも，ずれ力が発生していることがわかる．これはギャッジアップでも，ギャッジダウンでも高齢者の皮膚が引っぱられた状態になっていることを示し，この予防には背抜きによる皮膚緊張の緩和が大切であることを物語っている．

2. 乾 燥

　人間の皮膚の生理的機能には，①体外保護作用があり通常酸性pH4.7〜6.4で酸外套（acid mantle）に覆われて，この膜は物理的化学的な外的刺激に対する保護を担っている．そのほかには②知覚作用，③分泌・排泄・吸収作用，④体温調節作用，⑤呼吸作用がある．また皮膚加齢と皮膚

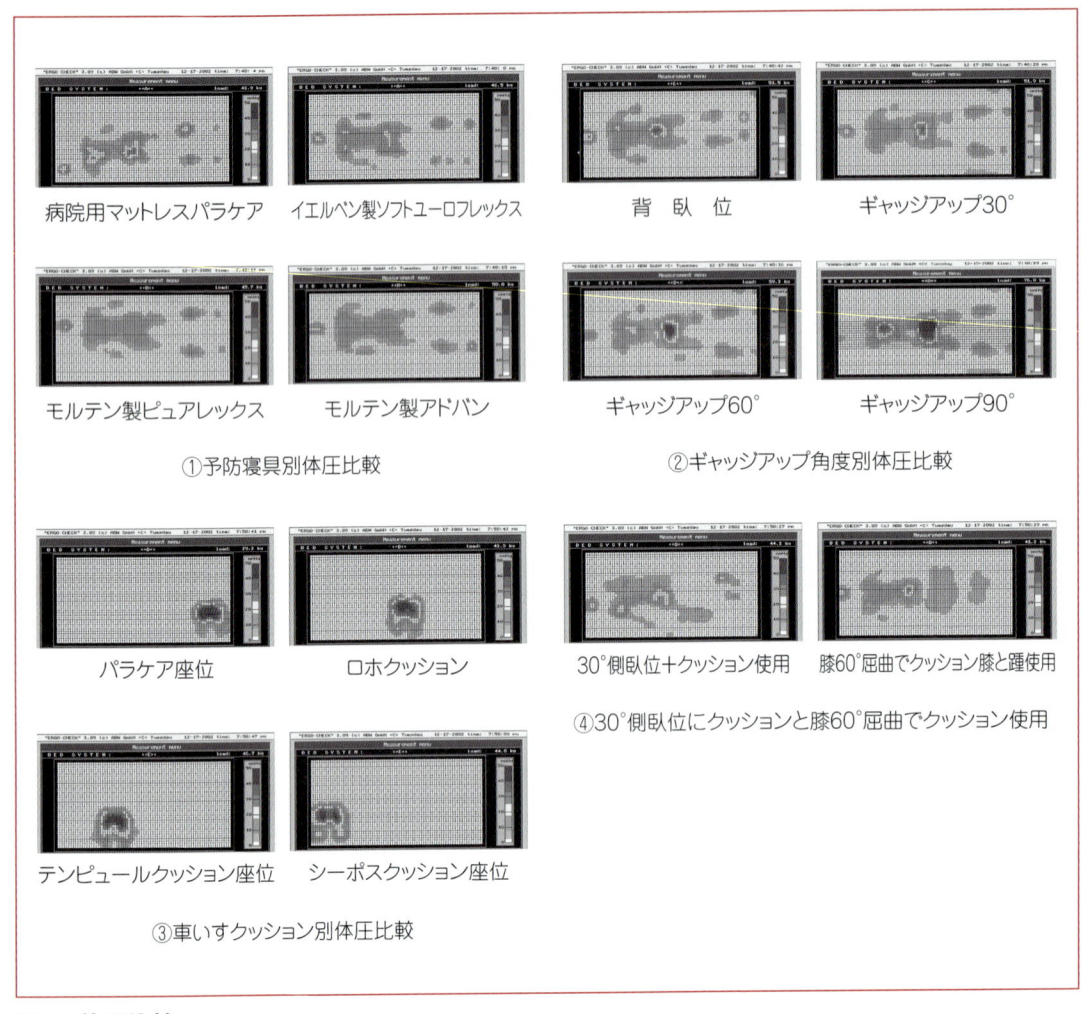

| 病院用マットレスパラケア | イエルベン製ソフトユーロフレックス | 背 臥 位 | ギャッジアップ30° |
| モルテン製ピュアレックス | モルテン製アドバン | ギャッジアップ60° | ギャッジアップ90° |

①予防寝具別体圧比較　　②ギャッジアップ角度別体圧比較

| パラケア座位 | ロホクッション | 30°側臥位＋クッション使用 | 膝60°屈曲でクッション膝と踵使用 |

④30°側臥位にクッションと膝60°屈曲でクッション使用

| テンピュールクッション座位 | シーポスクッション座位 |

③車いすクッション別体圧比較

図4　体圧比較
(データ協力：(株)モルテン)

構造の変化としては，表皮では菲薄化・平坦化や異常な角質や発汗・皮脂分泌減少により，酸性バリア機能の低下で皮膚損傷を受けやすくなり，乾燥した皮膚は掻痒感を伴う．さらに真皮では菲薄化や膠原繊維の繊維化やムコ多糖類減少があり，皮下組織は皮下脂肪の減少，毛細血管の脆弱化，皮膚を支える筋力の衰えが生じる．以上のことから弾力性の減少や，外部刺激に対する抵抗力の低下を示す．

3．栄　養

　栄養状態をスクリーニングするには，①外観で痩せている・元気がない・顔色が悪い・むくんでいる・呼吸が苦しそう，②話してみて体重が減った・食欲がない・普通の食事がとれない・体調が悪い，③触ってみて皮膚に張りがない・むくみがある・手足の筋肉が痩せている，などの症状があれば栄養状態が低下していると考えてよい．最近ではNST回診が行なわれているので，早期に栄養状態を改善する試みもなされている．皮膚の萎縮を判断するときに，手背部の皮膚をつまんで持ち上げると，萎縮がある皮膚ではつまみあげた皮膚を離しても，皮膚が盛り上がったまま落ちてこな

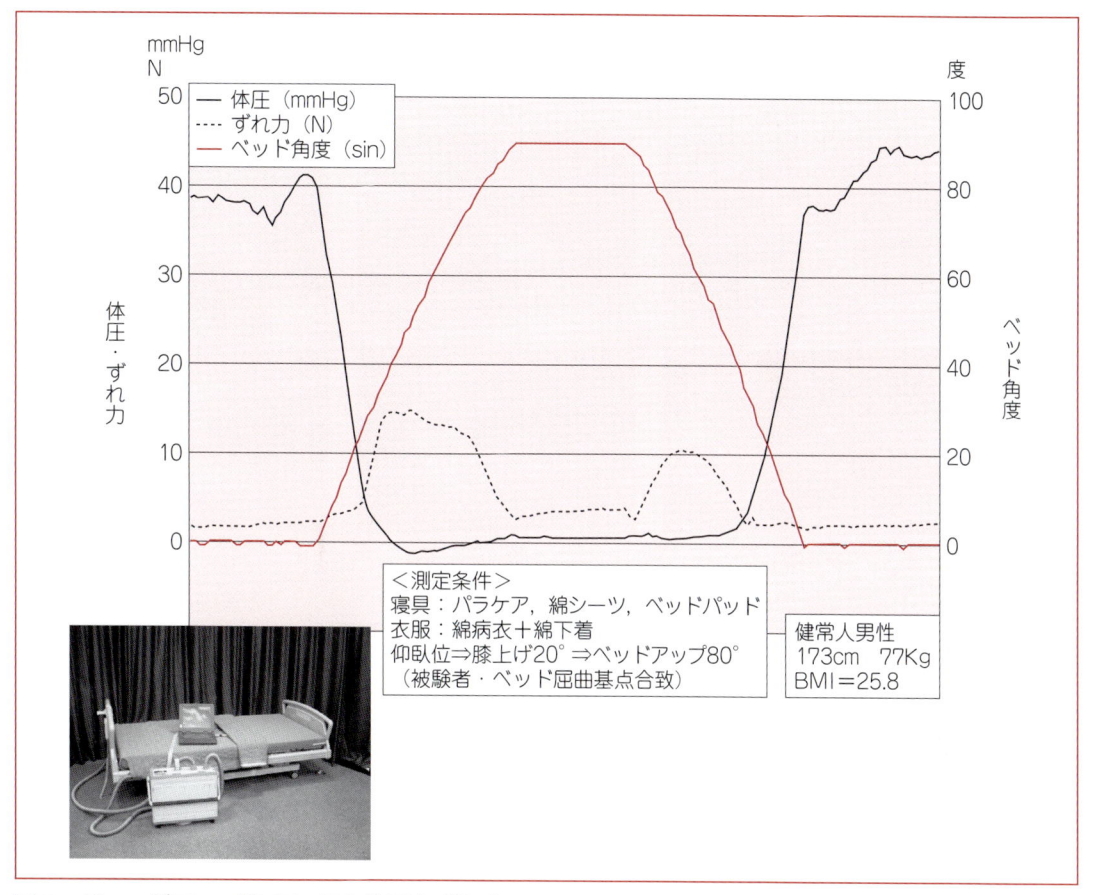

図5 ギャッジアップ角度に伴う体圧とずれ力
ABW社製：ERGOCHECK体圧分布測定システム（データ協力：(株)モルテン）

いことで判断できる．

4．消毒から洗浄へ

創部を消毒すると，創傷治癒に必要な，①細胞増殖因子（血小板由来増殖因子PDGF・上皮増殖因子EGF・線維芽細胞増殖因子FGF），②表皮細胞増殖因子（KGF），③浸潤した炎症細胞（マクロファージ）から細胞成長因子やサイトカイン（細胞の増殖，分化，相互作用に関係する活性物質）が産生されるのを阻害することから，傷がなおらないことになる．したがって創部は消毒ではなく，洗浄を基本として湿潤環境で保護することが必要である．このため最近では，さまざまなドレッシング材が開発されている．感染制御や肉芽増殖のために，空気を通すが細菌の侵入を防ぐものがつくられている．細胞増殖に必要な要素としては，①十分なカロリーとなる栄養素（蛋白・ビタミン・ミネラル），②適度な湿度，③十分な酸素供給，④pHのコントロールも重要であり，これらの細胞が分裂増殖するためには，適度な湿潤環境が必要であり，創は乾燥状態では細胞が死滅する．

5．物理療法

杉元ら[8]によると，欧米では「物理療法による褥瘡治療に関する研究」が精力的に行われているが，わが国ではガイドラインでもエビデンスレベルの推奨度が高くはなく，物理療法を有効に使うまでには至っていないのが現状である．今後物理療法の適応の範囲を考慮しながら，科学的根拠に

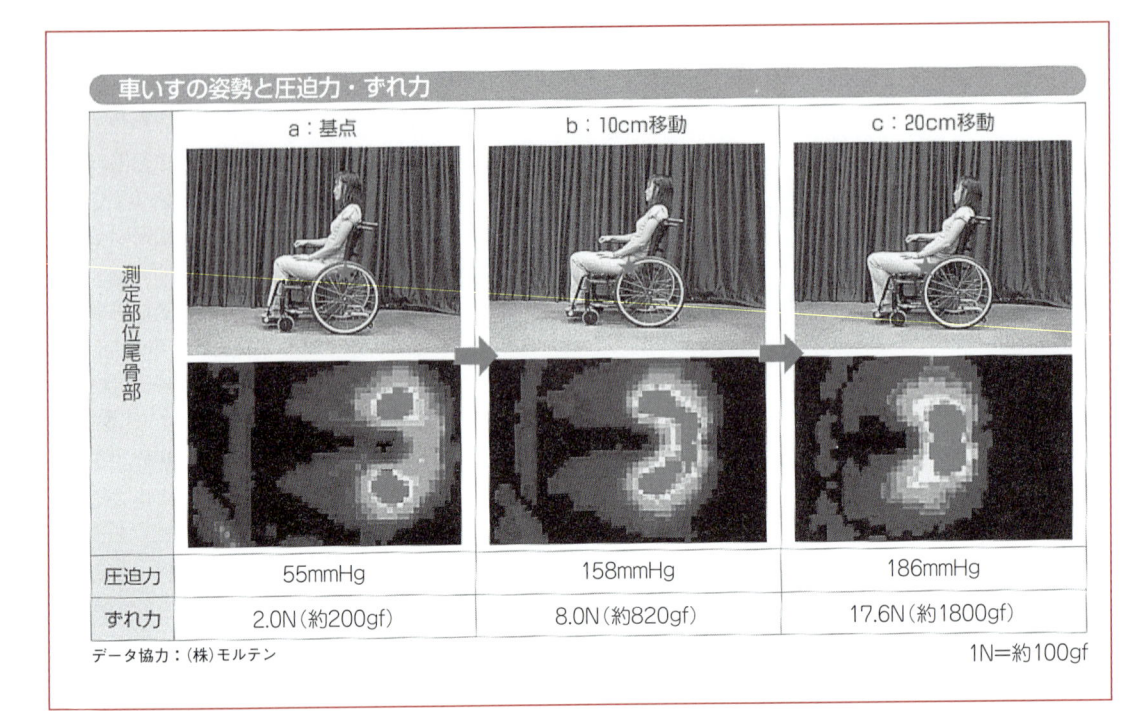

図6 姿勢の変化と圧分布
(田中マキ子：褥瘡予防のためのケアーずれ予防の検討，大浦武彦・田中マキ子編：TIMEの視点による褥瘡ケア．創傷環境調整理論に元づくアプローチ，学研，p185, 2004)

基づく物理療法を選択する必要があると述べている．

4 理学療法の現場でのポイント

1．やってはいけないこと

臨床現場でわれわれは高齢者をプラットフォームに寝かせ，体を移動するときに何も考えないで，引っぱりながら移動することをしばしば経験する．このとき患者の皮膚にずれ力が生じ，皮膚表面にテンションがかかった状態で，ずれと摩擦が皮膚表面に加わっている．このときベッドでの背抜きと同様に，少し元にもどしてテンションを軽減する必要がある．また立位保持能力のない患者を，スタンディングボックスに長時間立たせるときも，殿部には除圧クッションを当てる配慮も必要と思われる．

車いすに長時間座るときに，仙骨座りでは尾骨部に加わる圧迫力とずれ力[9]は，図6のように基点をゼロとすると，10cm前方では3倍，20cm前方では4倍となり，ずれ力は10cmで4倍，20cmで9倍になることがわかっている．とくに大殿筋の萎縮した高齢者では，さらにこの数値が跳ね上がることになる．

2．気をつけるポイント

皮膚の萎縮のある高齢者を扱うときには，手背部や前腕部，下腿部の皮膚を強く引っぱると，簡単にびらんが生じる恐れがある．また皮膚の毎日のチェックとして，発赤がないかどうかもチェックする習慣をつける必要がある．摩擦や長時間の圧迫を避け，関節拘縮の予防も重要である．また浮腫は皮下組織にコラーゲン線維を沈着し，ROMの制限に繋がる．筋萎縮は体圧を高め，褥瘡発生

表2 ポジションと褥瘡発生

肢位	原因	対策
1.臥位	①屈曲性対麻痺	①関節可動域練習 ②30°ルール ③足底への荷重刺激
	②意識障害	①ポジショニング・体位交換 ②精神的賦活
2.ギャッジアップ肢位	①ずれ ②摩擦	①30°までのギャッジアップ
3.車いす座位	①仙骨座り	①摩擦・ずれ ②ブーメラン型クッション
4.プラットフォーム	①摩擦 ②ずれ	①ずれ予防
5.立位	①スタンディングボックス	①圧迫
6.義肢・装具	①不適合	①除圧 ②摩擦除去

の危険度が増加する．これを予防するためには，活動性維持と，両足底部への荷重をかけ，抗重力伸展筋活動を賦活することが重要である．

3．ポジションと褥瘡発生

理学療法室内で褥瘡発生のリスクを予防するために，さまざまなポジションでその原因と対策を講じなければならない．表2にあるように，細心の注意を払う必要がある．

5 おわりに

リスク管理に焦点を絞り，理学療法士が日常遭遇する褥瘡管理のための基礎知識を述べたつもりではあるが，まだ不十分であるといわざるをえない．今後臨床の場で解決しなければならない問題が山積している．少なくともポジショニングや，物理療法に関しては更なる研究が必要と思われる．

山田道廣

文 献

1) 大浦武彦：最新の褥瘡とリハビリテーション．褥瘡に対する理学療法的介入，日本理学療法士協会褥瘡対策特別委員会，褥瘡対策研修会用テキスト，1-8，2006
2) 真田弘美：褥瘡発生危険度の評価．各スケールと特徴，褥瘡予防・ケアガイド，照林社，28-38，1995
3) 真田弘美：褥瘡の予防．褥瘡の予防・治療ガイドライン，照林社，8-35，1998
4) 萩澤さつえ：基礎的研究から見た褥瘡予防．第1回佐賀褥瘡研修会講演記録集，1-16，2002.2.7
5) 山田道廣：第2部病態の理解 褥瘡．理学療法ハンドブック改訂第3版，第1巻理学療法の基礎と評価，協同医書出版，351-389，2000
6) 森口隆彦 他：「DESIGN」—褥瘡の新しい重症度分類と経過評価のツール，日褥会誌 4：1-7，2002
7) 中村隆一 他：2 ベクトルの合成と分解．基礎運動学第5版，医歯薬出版，28-29，2000
8) 杉元雅晴：物理療法による褥瘡治療．褥瘡に対する理学療法的介入，日本理学療法士協会褥瘡対策特別委員会，褥瘡対策研修会用テキスト，37-46，2006
9) 田中マキ子：褥瘡予防のためのケア—ずれ予防の検討—．大浦武彦編TIMEの視点による褥瘡ケア，学研，p185，2004

I. 総論

7. 薬物のリスク

ビューポイント
- 医薬品の重大な副作用を理解する.

1 はじめに

　元来，医薬品は，疾病の予防・治療・診断における有益な効果（主作用）を期待して用いられるものである．しかし，不適切に使用した場合，生体にとって好ましくない効果（副作用）をもたらすことがある．すなわち，医薬品の有効性と安全性は両刃の剣のような関係にある．リスクの少ない安全な薬物治療を行うためには，医薬品の主作用のみならず副作用についても十分に理解しておく必要がある．本稿では，医薬品の副作用の中でも特に重大なものを取り上げ，これらをひき起こす可能性のある代表的な薬物を紹介する（表1）.

2 血液系に対する副作用

　血液系に対する重大な副作用としては，顆粒球（白血球）減少症，再生不良性貧血，巨赤芽球性貧血，血小板減少症などがあげられる．血小板減少症における出血死や顆粒球減少症における感染死など血液系障害は，ときとして生命をも脅かす重大な副作用となる．これら血液系障害をひき起こす可能性がある薬物は，抗悪性腫瘍薬，抗菌薬，抗血栓薬，高血圧治療薬，高脂血症治療薬，糖尿病治療薬，痛風治療薬，消炎鎮痛薬，抗アレルギー薬，抗リウマチ薬，消化性潰瘍治療薬，抗てんかん薬，抗うつ薬など多岐にわたる．

3 心臓血管系に対する副作用

　心臓血管系に対する重大な副作用としては，QT間隔延長を伴う不整脈があげられる．QT間隔延長は，心筋各部位での脱分極後の再分極の遅れや不応期の延長の結果生じる．QT間隔延長時では心筋各部位での興奮持続時間のばらつきが多くなり，新たに刺激を与えなくても興奮が自動的に繰り返されるリエントリー回路が形成されやすくなる．この不安定なリエントリー回路は多形成心室性頻脈（トルサード・ド・ポアント）の発症につながり，ひいては突然死の原因となる．QT間隔延長を含む心臓血管障害をひき起こす可能性がある薬物としては，抗悪性腫瘍薬，高血圧治療薬，抗うつ薬，抗精神病薬，パーキンソン病治療薬，アルツハイマー病治療薬などがあげられる．

4 皮膚・粘膜に対する副作用

　皮膚・粘膜に対する重大な副作用としては，紅皮症（剥脱性皮膚炎），皮膚粘膜眼症候群（Stevens－Johnson症候群），全身性エリテマトーデス（薬剤誘発性ループス，SLE），中毒性表皮壊死症（ライエル症候群，TEN）などが知られており，重症例では死に至ることもある．これら皮膚・粘膜障害をひき起こす可能性がある薬物として，抗悪性腫瘍薬，抗菌薬，抗真菌薬，高血圧

表1 代表的な薬物の重大な副作用（その1）

		血液系	心臓血管系	皮膚・粘膜系	消化器系	肝臓系	腎臓系	呼吸器系	神経系
抗悪性腫瘍薬	シクロホスファミド	○	○	○				○	
	シスプラチン	○	○		○	○	○	○	
	タモキシフェン	○		○		○		○	
	テガフール	○	○	○	○	○	○	○	
	ビンクリスチン	○			○	○		○	○
	ブスルファン	○						○	
	フルオロウラシル	○	○	○	○	○	○	○	
	フルタミド					○			
	メルカプトプリン	○							
抗菌薬	アンピシリン	○		○			○		
	イソニアジド	○		○		○	○		
	エタンブトール					○	○		
	エリスロマイシン		○	○		○	○		
	オフロキサシン	○		○		○	○		
	クラリスロマイシン	○	○	○		○	○	○	○
	レボフロキサシン	○				○	○	○	○
	クロラムフェニコール	○							
	スパルフロキサシン	○	○	○		○	○	○	
	スルファメトキサゾール	○		○		○	○		
	セファレキシン	○		○			○	○	
	バンコマイシン	○		○		○	○		○
	モキシフロキサシン		○						○
	リファンピシン	○		○		○	○	○	
抗真菌薬	イトラコナゾール			○		○			
	グリセオフルビン			○		○			○
	フルコナゾール	○	○	○		○	○	○	
抗ウイルス薬	オセルタミビル	○		○		○			
抗血栓薬	チクロピジン	○		○	○	○			
	ヘパリンナトリウム	○							
高血圧治療薬	カプトプリル	○	○	○			○		
	カンデサルタン	○				○	○		
	ニフェジピン	○		○		○			
	ヒドロクロロチアジド	○						○	
	フロセミド	○	○	○			○		
	プロプラノロール	○	○					○	

治療薬，消炎鎮痛薬，消化性潰瘍治療薬，抗てんかん薬などがあげられる．また，そのほかにも，光過敏症や蕁麻疹などの皮膚・粘膜障害が，さまざまな薬物でひき起こされることが知られている．

表1　代表的な薬物の重大な副作用（その2）

		血液系	心臓血管系	皮膚・粘膜系	消化器系	肝臓系	腎臓系	呼吸器系	神経系
高脂血症治療薬	クロフィブラート	○							
	シンバスタチン	○				○			
	プラバスタチン	○				○			
	ベザフィブラート			○		○			
糖尿病治療薬	グリベンクラミド	○				○			
	クロルプロパミド	○							
	トルブタミド	○							
痛風治療薬	アロプリノール	○		○		○	○	○	
	コルヒチン	○							
	プロベネシド	○				○	○		
	ペニシラミン	○							
消炎鎮痛薬	アスピリン	○		○	○			○	
	アセトアミノフェン	○		○		○	○		
	イブプロフェン	○		○	○	○	○		
	インドメタシン	○		○	○	○	○	○	○
	ジクロフェナク	○		○	○	○	○	○	
	スルピリン	○		○		○			
	ピロキシカム	○		○		○			
	メフェナム酸	○		○		○			
	ロキソプロフェン	○		○	○	○	○	○	
副腎皮質ステロイド	デキサメタゾン				○			○	○
	ヒドロコルチゾン				○				
	プレドニゾロン				○				○
	ベタメタゾン	○			○				○
抗アレルギー薬	イブジラスト	○				○			
	エピナスチン	○				○			
	オキサトミド	○		○		○			
	クロルフェニラミン	○							
	トラニラスト	○				○	○		
	メキタジン	○							
抗リウマチ薬	アクタリット	○			○	○	○	○	
	オーラノフィン	○					○	○	
	金チオリンゴ酸ナトリウム	○		○			○	○	
	ペニシラミン	○					○		
	メトトレキサート	○		○		○	○	○	

5 消化器系に対する副作用

　通常，医薬品は経口で服用することが多いため，消化器系障害は最もありふれた副作用の1つである．一般に認められる症状は，<u>下痢</u>や<u>嘔吐</u>といった比較的危険性は低いものであるが，<u>消化性潰</u>

表1 代表的な薬物の重大な副作用（その3）

		血液系	心臓血管系	皮膚・粘膜系	消化器系	肝臓系	腎臓系	呼吸器系	神経系
消化性潰瘍治療薬	オメプラゾール	○		○		○	○	○	○
	シメチジン	○		○		○	○		○
	ファモチジン	○	○	○		○	○	○	○
	ラニチジン	○		○		○	○		○
	ランソプラゾール	○		○		○	○		○
骨粗鬆症治療薬	イプリフラボン				○	○			
	エチドロン酸二ナトリウム	○			○	○			
抗てんかん薬	エトスクシミド	○		○					
	カルバマゼピン	○	○	○		○	○	○	
	トリメタジオン	○		○					
	バルプロ酸	○		○		○			○
	フェニトイン	○		○		○		○	○
	プリミドン	○		○					
抗うつ薬	アミトリプチリン	○	○						○
	イミプラミン	○	○			○		○	○
	クロミプラミン	○	○			○			○
	セルトラリン			○		○			○
	トラゾドン	○							○
	パロキセチン					○			○
	フルボキサミン	○				○			
	マプロチリン	○	○	○		○		○	○
	ミルナシプラン	○		○		○			
鎮静催眠・抗不安薬	エチゾラム					○		○	
	クロルジアゼポキシド					○			
	ジアゼパム								
	トリアゾラム					○		○	
	フルニトラゼパム					○		○	
抗精神病薬	クロルプロマジン	○	○			○			○
	スルピリド		○			○			○
	スルトプリド		○						
	ハロペリドール	○	○						○
パーキンソン病治療薬	アマンタジン		○	○		○	○		○
	セレギリン		○						○
	トリヘキシフェニジル								○
	ブロモクリプチン		○		○			○	○
	レボドパ	○			○				○
アルツハイマー病治療薬	ドネペジル		○		○	○	○		○
脳循環代謝改善薬	オザグレルナトリウム	○				○	○		

瘍については重症化すると胃穿孔や腹膜炎に移行する可能性があるため適切な対応が必要である．消化性潰瘍をひき起こす可能性がある薬物としては，抗悪性腫瘍薬，消炎鎮痛薬，副腎皮質ステロイド，抗リウマチ薬，骨粗鬆症治療薬，アルツハイマー病治療薬などがあげられる．

6 肝臓に対する副作用

　肝臓は薬物代謝を担う主要な臓器であることから，多くの薬物が肝臓に対する副作用をひき起こす可能性がある．薬物が誘発する肝障害を薬物性肝障害と総称し，肝細胞が薬物により直接障害を受ける中毒性肝障害と，免疫系が発症に関与しているアレルギー性肝障害に大別される（臨床上認められる薬物性肝障害の大部分は，アレルギー性肝障害が占める）．一般的な症状としては，発熱や発疹といったアレルギー症状が早期に現れ，次いで倦怠感や吐気・嘔吐といった消化器症状が発現する．また，黄疸も肝機能障害時に特徴的な症状の1つである．多くの場合は発症原因となっている薬物を中断することにより回復するが，不適切な対応は重大な肝障害をひき起こし，ときとして死を招くこともあるので注意を要する．肝障害をひき起こす可能性がある薬物は多岐にわたり，抗悪性腫瘍薬，抗菌薬，抗真菌薬，高脂血症治療薬，糖尿病治療薬，痛風治療薬，消炎鎮痛薬，抗アレルギー薬，抗リウマチ薬，消化性潰瘍治療薬，骨粗鬆症治療薬，抗うつ薬，鎮静催眠・抗不安薬，アルツハイマー病治療薬などが知られている．

7 腎臓に対する副作用

　腎臓は薬物やその代謝物を排泄する主要な臓器であることから，薬物の腎臓に対する副作用（腎障害）が生じた場合には，生体内に有害物質が蓄積しさまざまな中毒症状が発現する．また，疾患などが原因となり腎臓機能に障害がある患者では体外への薬物排泄能が減弱していることから，主として腎臓より排泄される薬物や薬毒性を有する薬物を使用する場合には，十分に慎重を期す必要がある．腎臓に対して重大な副作用をひき起こす可能性のある薬物として，抗悪性腫瘍薬，抗菌薬，高血圧治療薬，痛風治療薬，消炎鎮痛薬，抗リウマチ薬，消化性潰瘍治療薬，アルツハイマー病治療薬などがあげられる．

8 呼吸器系に対する副作用

　呼吸器系において最も頻繁に発現する重大な副作用は，アスピリン喘息に代表されるような喘息様症状である．また，そのほかにも，肺炎，胸水貯留，胸水腫，胸膜炎などが知られている．これらの呼吸器系障害をひき起こす可能性のある薬物としては，抗悪性腫瘍薬，抗菌薬，高血圧治療薬，消炎鎮痛薬，抗リウマチ薬，消化性潰瘍治療薬，鎮静催眠・抗不安薬，アルツハイマー病治療薬などが知られている．

9 神経系に対する副作用

　神経系に対する重大な副作用としては，痙攣，妄想，幻覚，錯乱，錐体外路症状，異常行動，中枢抑制などが知られている．痙攣は，抗菌薬，消化性潰瘍治療薬，各種向精神病薬をはじめ，さまざまな薬物で誘発されることが報告されている．また，錐体外路症状は，特に抗精神病薬に頻発する副作用である．鎮静催眠薬などによる中枢抑制は，重大な場合呼吸抑制や昏睡をひき起こし，さらに死に至る危険性があるので注意を要する．また，ごく最近では，抗インフルエンザ薬であるオセルタミビルによる異常行動や自殺が社会問題となっている．神経系障害をひき起こす可能性のあ

る薬物としては，抗真菌薬，副腎皮質ステロイド，消化性潰瘍治療薬，抗うつ薬，鎮静催眠・抗不安薬，抗精神病薬，パーキンソン病治療薬，アルツハイマー病治療薬などがあげられる．

武田弘志・辻　稔

I. 総論

8. 臨床検査値とリスク

ビューポイント

- 臨床検査値を把握することで，運動療法時のリスクの有無を確認する．
- 疾患や障害の状態について，臨床検査値から高リスクの有無に注意する．
- 症状と臨床検査値の変化を観察，注意して理学療法プログラムをすすめる．

1 臨床検査値と理学療法プログラムとの関係

　外見的な観察と異なり臨床検査値は数値であるので，イメージしにくい面がある．しかし，PT介入をすすめる上で重要な情報になる．また，単純に正常と異常の値を知るだけではなく，検査値と対象者の双方の変化を観察する習慣が必要である．PT遂行上の絶対的禁忌，相対的禁忌の有無を医師とともにダブルチェックとしても利用する．

2 安静時にリスクの把握として有用な臨床検査

　PTプログラムをすすめるとき，急性心筋梗塞（AMI）で血清酵素値が上昇した状態ではまだ心筋壊死が続いているかも知れない．逆にさがった状態から再び上昇した場合は，新たな梗塞ができたのかも知れない．AMI後PT開始に当たっては，すべての血清酵素値がさがっていることが条件になる．

　糖尿病では，血糖（BS）値が通常250mg/dlをこえる場合に運動療法は行わない．250mg/dl前後では，ケトン体が出ている可能性が大きく，高血糖性昏睡を起こすかも知れない．逆に60mg/dl以下の低い状態では低血糖発作のリスクがある．

運動時にリスクとして有用な臨床検査

　安静よりも運動時のリスクが高くなるのはわれわれ理学療法士の宿命でもある．AMIの貫壁梗塞では血清酵素値が上昇するが非貫壁梗塞では上昇しないため，運動強度のすすめ方が異なる．糖尿病では血糖値が高値であれば運動強度が強いほど危険である．

3 観察および症状と臨床検査値

　抗癌剤の治療では，食事が十分摂取できず，身体がだるく，また吐き気などがおこる．ごく軽度の運動療法でも困難性がある．このような状態のときは白血球数がしばしば極端に減少していることが多い．総蛋白の低下は滅多にないが，減少の場合は長期間にわたって食事摂取が不十分である可能性がある．下肢に浮腫がある場合には単に運動が困難で静脈還流が悪くなり浮腫になっているのか，腎臓や肝臓が悪いために浮腫の状態になっているのか，検査値を確認する必要がある．

理学療法士の対策（表1参照）

　赤血球数の極端な増加では，血流の停滞によりAMI，脳梗塞の恐れがある．PT施行中に適宜水分の補給を考慮する．減少は，絶食状態，外科術後に出血などの状態のときに多い．極端な減少の場

表1　理学療法でよく利用される臨床検査値と正常値

検査項目	正常値
①赤血球数（RBC）	男性410〜530万/μL，女性380〜480万/μL
②ヘマトクリット値（Ht）	男性40〜50%，女性35〜45%
③ヘモグロビン値（Hb）	男性14〜18g/dl，女性12〜16g/dl
④白血球数（WBC）＊	3500〜8000/μL
⑤血小板数（Pt-c）	13万〜35万/μL^3
⑥尿酸（UA）	男性2.6〜7.5mg/dl，女性2.0〜5.7mg/dl
⑦尿素窒素（BUN）	8〜22mg/dl
⑧血清クレアチニン（C RE）	男性0.8〜1.2mg/dl，女性0.6〜0.9mg/dl
⑨血清蛋白総量（TP）	6.5〜8.3g/dl
⑩A/G比 　アルブミン（Alb）	1.2〜2.0 3.8〜5.5g/dl（血清総蛋白の50〜70%）
⑪総コレステロール（TC） 　遊離コレステロール（FC） 　エステル型コレステロール（EC） 　HDLコレステロール（HDL）	130〜250mg/dl 50〜80mg/dl 80〜170mg/dl 40〜80mg/dl
⑫遊離脂肪酸（FFA）	131〜600μEq/l（Dole法）
⑬トリグリセライド（中性脂肪）（TG）	50〜140mg/dl
⑭血糖値（グルコース）（BS）	60〜100mg/dl（空腹時）
⑮血清酵素　GOT（AST） 　　　　　　GPT（ALT） 　　　　　　ALP 　　　　　　LDH 　　　　　　γ-GTP 　　　　　　CPK（CK）	5〜40IU/l 0〜42IU/l 85〜270IU/l 200〜400IU/l 11〜50IU/l 24〜195IU/l
⑯電解質（electorolyte）　Na 　　　　　　　　　　　　K 　　　　　　　　　　　　Cl	134〜147mEq/l 3.6〜5.0mEq/l 98〜108mEq/l
⑰抗原抗体反応　RAテスト 　　　　　　　　RAHAテスト 　　　　　　　　CRP	マイナス 40以下 0.5mg/dl（CRPの基準値は医療機関で異なる）＊＊

＊好中球60〜70%，好酸球1〜4%，好塩基球0.5%，リンパ球20〜25%，単球4〜8%．
＊＊CRPは高度5＋〜6＋，中等度2＋〜4＋，軽度±〜1＋のランクがある．

合では輸血がPTに優先される．減少するほど，酸素不足から血圧低下，めまい，意識喪失などが起こるのでPT中の転倒に注意する．
　ヘマトクリット値は，多血症や大量に汗をかいたときに脱水状態で上昇し，逆に貧血などで減少する．ヘモグロビン値は，動脈血中の酸素量の減少に伴い上昇する．出血時はもちろん減少する．酸素飽和度の値とあわせると有用な情報になる．白血球数は，抗癌剤の使用，放射線治療で減少する．対象者の状態は前述の抗癌剤の治療と同じ症状を示す．
　血小板数は，5万個/mm^{3}で出血傾向，1万個/mm^{3}で生命が危険になる．Ptが減少している場合，関節内の小さな出血でも止血できないので関節可動域練習は愛護的に慎重に施行する．血漿成分として，尿酸値の上昇では，痛風が代表的である．PTは関節可動域練習は注意深く施行する．初回のPTで痛みを与えると対象者からの協力が困難になる．尿素窒素は，腎不全，尿毒症で上昇し，対象

者は気分が悪いことも多い．透析対象者では，意識を失って倒れることがあるので一般調整運動が主になる．透析後では，体液量の急激な変化のため低血圧になり意識を失って倒れることがあるので注意が必要である．クレアチニンは，腎不全，尿毒症などで上昇する．筋ジストロフィー，尿崩症，妊娠初期で低下する．2.0mg/dl以上では慢性腎不全，うっ血性心不全のことが多く，また諸症状が出ており，運動療法は困難性が大きい．高値では多発性筋炎，甲状腺機能亢進症，尿路閉塞性疾患などがある．血清蛋白総量は，脱水，肝硬変，慢性炎症などで上昇する．消耗性疾患，ネフローゼ症候群などで低下する．PTは，末梢部に浮腫がないかチェックする．異常値を示すときは他に疾患がないか確認する．A/G比は，慢性炎症性疾患，重症肝細胞性障害で低下する．ネフローゼ症候群で上昇し，腎障害で蛋白尿になる．アルブミンの低下で血液の浸透圧がさがるため水分が細胞の外に出て貯留した状態になり浮腫が起こる．不活動のために末梢性の浮腫が起こっているのか上記疾患がないか確認する必要がある．

総コレステロールは，脂肪食過剰摂取，高コレステロール血症，糖尿病，肥満，甲状腺機能低下，吸収不良症などで上昇する．PTは，ほかの疾病がないか確認する．低いとき，低栄養状態であるので運動強度に注意する．遊離脂肪酸は，糖尿病，重症肝障害，肥満，飢餓で上昇する．夜間は脱水により遊離脂肪酸値が上昇しているので，朝食前の運動療法はリスクになる．運動によりさらに遊離脂肪酸が上昇するので，食事摂取の確認，水分補給の確認を行う．トリグリセライドは，高脂血症，高カロリー食，高糖質食，アルコールなどで高値になる．甲状腺機能亢進症，下垂体機能低下，吸収不良症候群，心不全で低下する．PTは，ほかの疾患がないか確認する．高脂血症のとき診断名に注意し運動療法の適応の有無を確認する．

血糖値は，60mg/dl以下が低血糖である．低血糖発作は糖尿病に対するインシュリン療法や内服薬治療を受けている対象者におこり得る．糖尿病，肝硬変などで高血糖になる．血糖値が200mg/dlでも不安定な場合，運動療法については困難性がある．つまり，運動でさらに高血糖状態になる可能性がある．血清酵素は，AMIでGOTは，6～12時間（h）で上昇し，24～28hで最高 4～6日（d）で正常化する．CPKは，2～3hで上昇し，30時間で最高，2～3dで正常化する．その他にGOT（AST），GPT（ALT）は急性肝炎，アルコール性肝炎で上昇する．LDHは，AMIのときGOT，CPKより遅れて起こり正常化もはやい．LDHは悪性腫瘍，心筋梗塞などで上昇する．ALPは胆道癌，胆道閉塞性疾患，骨疾患で上昇する．CPKは筋萎縮，筋変成で上昇する．γ-GTPは肝臓内の胆汁の通路，腸管などの閉塞で上昇する．電解質では，高Na血症は老人や意識障害のある人，乏尿など，低Na血症は高温の環境で肉体労働したときに起こる．高K血症は，腎不全による乏尿時，また尿毒症の恐れもある．低K血症では，利尿剤，副腎皮質ステロイドホルモン長期投与などでおこる．高Cl血症では，脱水症，慢性腎炎，過換気症候群など，低Cl血症では，水分過剰投与，嘔吐，吸飲，肺気腫，呼吸筋傷害などで起こる．抗原抗体反応では，慢性関節リウマチ，膠原病などでCRPが強陽性になる．慢性関節リウマチ，膠原病などでRAが陽性になる．CRPが高度，中等度では炎症が強く積極的なPTを行えないことが多い．関節の安静が基本となるが不動を続けると関節可動域の低下を招く．RAHAは，ホルマリン固定したヒツジ赤血球にウサギIgG因子を吸着させて感作血性が慢性リウマチによって血球凝集反応を起こすことを利用した検査である．

秋山純和

> Ⅰ. 総　論

9. 心電図とリスク

ビューポイント

- □ 脈拍の異常をみつけたら心電図モニタを測定する．
- □ 誘導法はCM5だけでなく，P波の観察しやすい誘導法も選択する．
- □ 重症度の判断基準は，心臓のポンプ機能への影響で判断する．

1 はじめに

　理学療法士が介入する臨床の場面において，循環器系のリスクを抱えている対象者は多い．そのため，理学療法を実践する場面において，バイタルサインを測定することは必須となる．従来の理学療法では，急性期治療を終え一般状態が安定した時期に理学療法が開始されていた．しかし，現在では早期理学療法が必要とされており，発症直後の不安定な状態から理学療法を介入することが多くなっている．また，介護保険領域で活動する場面においては，医学的情報が乏しいこともあり，リスク管理はより重要視されている．このような理学療法の治療場面において，不整脈の出現は頭を悩ませるリスク管理の1つである．理学療法士としてポイントとなるのは，不整脈の出現している患者に対して，運動療法を継続するのか，あるいは中止するべきなのか，直ちに判断することである．そのような的確な判断をするためには，心電図モニタを利用し不整脈の重症度を判定することが必要である．また，不整脈を判読する能力だけでなく，基礎心疾患についても理解することが重要となる．

2 心電図モニタの利用

　バイタルサインの測定を行い，脈拍の乱れを感じ取った場合には心電図モニタの装着を行い，その不整脈の重症度を判定することが必要である．脈拍の観察だけではその不整脈が重要なタイプなのか，経過観察だけでよいタイプなのかを判断することは困難である．

　一般的な心電図モニタの誘導法はCM5誘導（図1-a）が推奨されているが，この誘導法は左心室の心筋虚血をみつけるために有効とされている誘導法である．不整脈の種類や重症度を判断するためには，心電図上のP波の存在を確認することが重要なポイントとなる．そのためには感電極（プラス電極）をCM5で用いられるV5誘導の位置だけでなく，V2誘導の位置（図1-b）に付けかえ，心房の活動を観察しやすい位置に変更するなどして，P波の有無を確認することが必要となる．心電図モニタは心臓を1方向からのみの観察であるため，P波が判別しにくいことが多い．そのような場合には電極の位置を意図的に付けかえ，P波が観察しやすい誘導法へ変更するなど，臨機応変に対応することも必要である．

3 不整脈の重症度

　不整脈には緊急蘇生が必要なものから，経過観察でよいものまで多くの種類が存在する．不整脈

I. 総　論

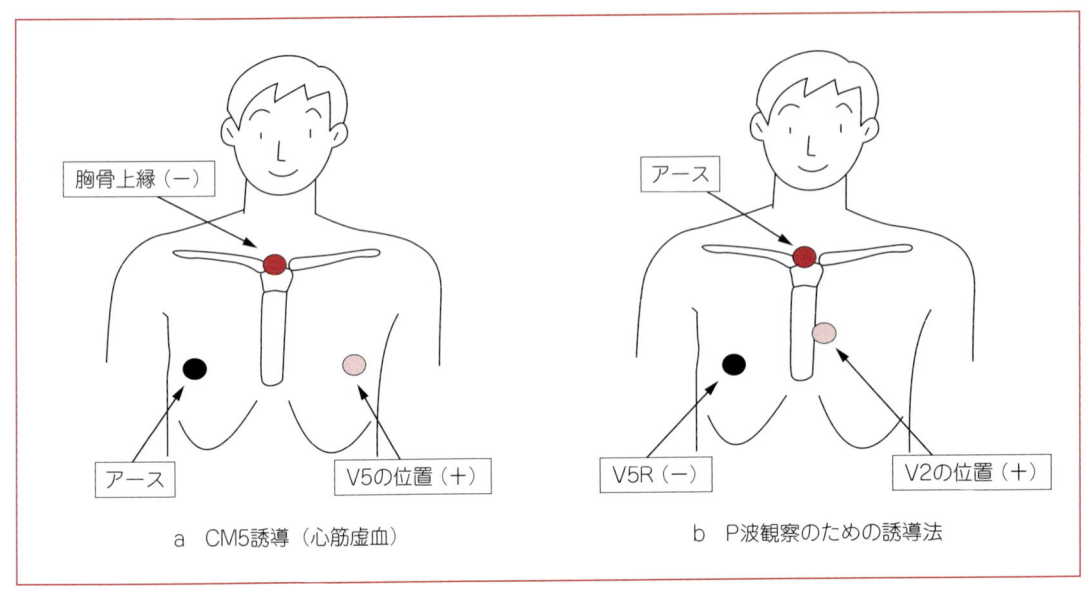

図1　モニタ心電図の誘導法
　a　CM5誘導（心筋虚血）
　b　P波観察のための誘導法

の重症度を判断するためには，図2に示すような刺激伝導系を理解することが必要となる．その上で，心臓のポンプ機能に直接的に影響を与える不整脈なのか，あるいは，より重症な不整脈へ移行する可能性があるのかをもとに判断するとわかりやすい．

　不整脈がみられた場合に，理学療法士として特に重要となることは，医師への緊急コールが必要なのか，経過観察で様子をみてよいのかを即座に判断することである．不整脈の種類によっては，緊急蘇生が必要となるケースもあり，緊急蘇生法についても理解し，蘇生手技についても習熟することが必要となる．

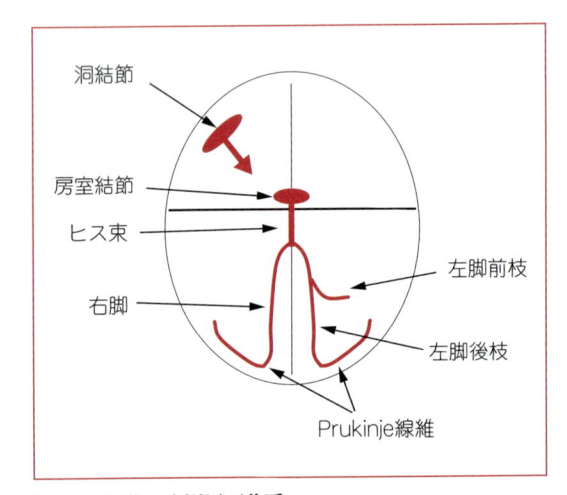

図2　心臓の刺激伝導系

　表1には不整脈を重症度別に整理したものを示しており，代表的な不整脈について解説を加える．

1．救急蘇生を要する不整脈

　心電図上，幅の狭いQRSがみられず，無秩序で不規則な基線の揺れしかみられないものは「心停止」や「心室細動（図3）」が考えられる．このような状態では心臓は拍動しておらず，心臓のポンプ機能が停止していることは容易に想像できる．このような場合には患者は心源性ショックを起こしていることが多く，意識障害や脈拍が触れないなどの現象を伴う．このような場合には，緊急コールを行うとともに，即座に心マッサージやAED（体外式除細動器）による緊急蘇生を行う必要がある．

9. 心電図とリスク

表1　危険な不整脈

1) 救急蘇生を要する不整脈
   - 心停止
   - 心室細動（Vf）
   - 心室頻拍（脈拍なし）
   - 伝導収縮解離
   - 心静止

2) 緊急治療を要する不整脈
   - 心室頻拍（脈拍あり）
   - 発作性上室頻拍（発作時）
   （頻脈または徐脈性の不整脈）
   - 心房粗動（AF）
   - 心房細動（Af）
   - 房室ブロック

3) 治療を要する不整脈
   - 発作性上室頻拍（非発作時）
   - 洞不全症候群（SSS）
   - QT延長症候群
   - 心房粗動（AF）
   - 心房細動（Af）
   - 房室ブロック
   （自覚症状がある次の不整脈）
   - 洞頻脈，洞徐脈
   - 房室ブロック
     1度房室ブロック
     2度房室ブロック
   - 期外収縮
     心房期外収縮（APC）
     心室期外収縮（VPC）

幅の狭いQRSはみられず，無秩序で不規則な基線の揺れしかみられない．この心電図では極性が変化するtorsade de pointesとよばれるものである．

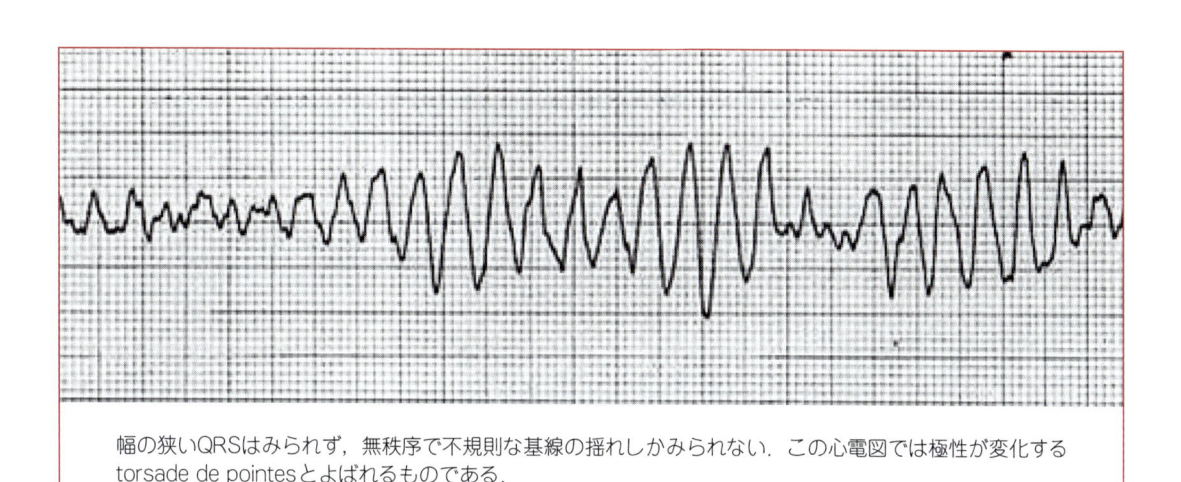

図3　心室細動（torsade de pointes）

2. 緊急治療を要する不整脈

　幅が狭いQRSの頻脈がみられ，その頻脈が突然はじまり突然終わるような場合は「発作性上室性頻拍」が考えられる．頻脈のため判断しづらいが，よく観察すると変形したP波がQRSの中や後ろにみられることもある．また，発作性上室頻拍でも心拍数が150bpmをこえるものでは，心臓のポンプ作用として1回拍出量の低下は著しいため，緊急コールを必要とする．

　幅の広い，心室性期外収縮のような変形したQRSが連続する場合は「心室頻拍」が考えられる．心電図上では心室起源の収縮が3拍以上連続して出現するものと定義されているが，臨床的には6拍以上の連続のものを心室頻拍といわれている．頻拍に伴って血圧が低下し，心拍出量が低下するために脳への血流も低下し，意識消失発作をきたすことがある．また，200bpmを越える心室頻拍では心源性ショックを起こす可能性が大きく，心室細動へ移行しやすいことから，緊急コールを必要とする．

　「心房粗動（図4-a）」ではP波にかわって連続するノコギリ状の矩波形である「F波」が認められ

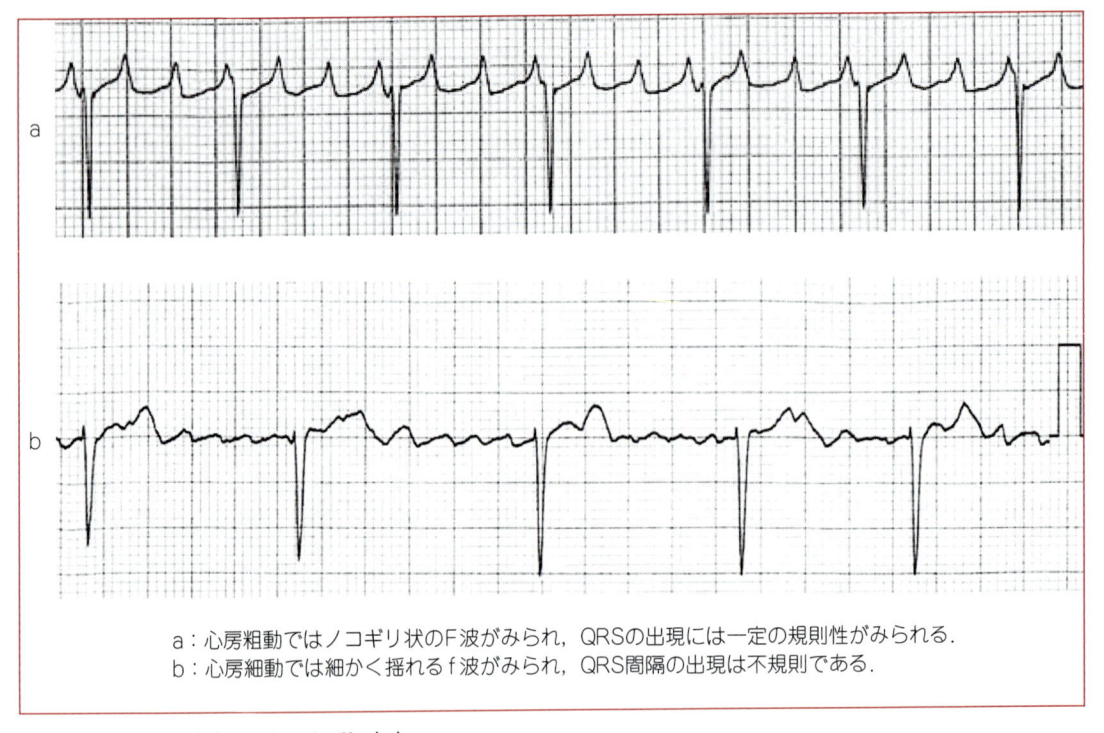

a：心房粗動ではノコギリ状のF波がみられ，QRSの出現には一定の規則性がみられる．
b：心房細動では細かく揺れるf波がみられ，QRS間隔の出現は不規則である．

図4　心房粗動（a）と心房細動（b）

る．F波は250～300bpmの規則的な波形であり，F波が4：1伝導していると心拍数は70～90bpm程度であり，比較的自覚症状を認めないものが多い．しかし，2：1や3：1伝導では著しい頻脈となり，心拍出量が減少し，目まい，動悸，胸痛などの症状が出現する．そのため，頻拍性の心房粗動を認めた場合は緊急コールが必要となる

　QRS間隔が常に不規則で，P波が認められず細かく揺れるF波がみられるものは「心房細動（図4-b）」が考えられる．心房細動では心拍出量が30％低下するといわれているが，突然に頻脈や除脈がみられる場合には，緊急性はないが治療の必要があるため医師へ報告を行う．なお，心房細動は脳梗塞の原因となっていることが多く，脳卒中片麻痺患者では比較的多くみられる不整脈である．また，高齢者では薬の飲み忘れや脱水，便秘などにより，電解質バランスが容易に崩れることが多く，頻脈や徐脈の引き金となりやすい．そのため理学療法を行う前に患者の体調を十分に確認することが必要となる．

　P波とQRSの間の伝導障害がみられる場合は「房室ブロック」が考えられる．房室ブロックには3種類のタイプがあり，単にPQ時間が延長するものは「Ⅰ度房室ブロック」といわれ，PQ時間が正常値の0.12～0.20秒をこえている．Ⅰ度房室ブロックだけでは緊急性はないが，新たにみられた場合は医師への報告が必要である．しかし，ときどきQRSが途絶する「Ⅱ度房室ブロック」や，心房と心室のつながりを認めない「Ⅲ度房室ブロック（図5）」では，特に注意が必要となる．Ⅲ度房室ブロックでは心室の活動が補充収縮によって行われているため，徐脈性となりAdamus-Stokes発作を起こしやすく，失神発作や心拍出量低下による心不全へ移行しやすい．そのため，このような徐脈性の不整脈がみられた場合には緊急コールを行う必要がある．

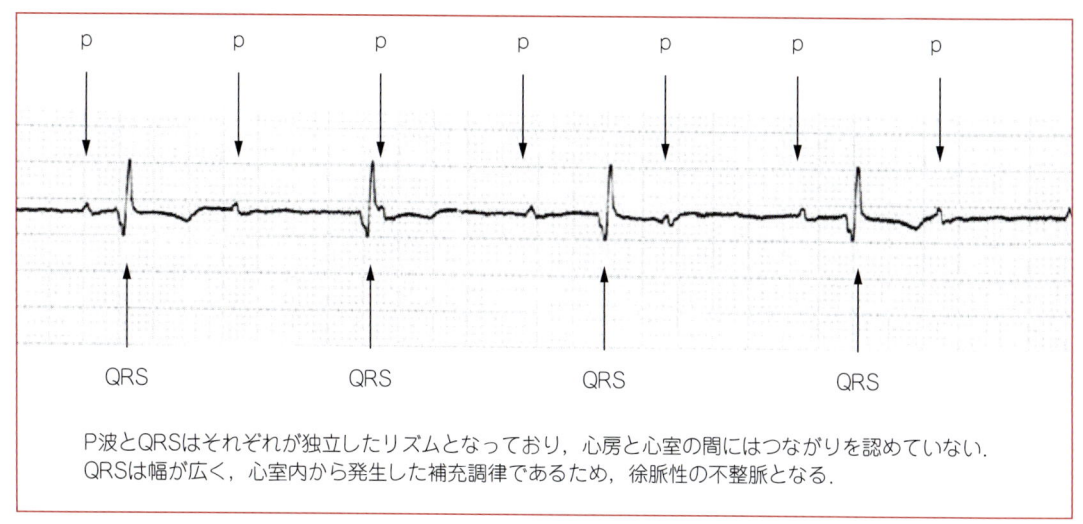

P波とQRSはそれぞれが独立したリズムとなっており，心房と心室の間にはつながりを認めていない．QRSは幅が広く，心室内から発生した補充調律であるため，徐脈性の不整脈となる．

図5　房室ブロック（Ⅲ度）

3．治療を必要とする不整脈

　日常の臨床の中で，一般的な不整脈として期外収縮があげられる．心臓は1日に10万回あまりも規則的に収縮と弛緩を繰り返しているが，ときには何らかの理由で次にくるべき周期よりもはやい時期に収縮が起きることがある．これを期外収縮とよんでおり，異常興奮の発生場所により心房性（atrial），房室接合部性（A-V junctional），心室性（ventricular）に分けられる．また，臨床上では心房性と房室接合部性を合わせて上室性（supraventricular）とよぶことが多い．

　図6に心室性期外収縮と心房性期外収縮を示すが，幅が広く変形したQRS波が，先行するR-R間隔より早期に出現するものが「心室性期外収縮」である．これに対して，QRSには変化はみられず変形したP波がみられるものは「心房性期外収縮」である．心室性期外収縮では生理学的な意義として，心室から心房への血液逆流や，心室充満が不十分な状態で心室収縮が起きることから，心臓は収縮するが血液が拍出されない「空回り」となるため，脈拍は欠けることとなる．そのため，一源性で単発的なものは問題ないが，連続するshout run型や形の異なる多源性の場合には注意が必要となる．

　また，理学療法においては運動による発生頻度をもとに考えることが重要であり，安静時に心室性期外収縮が出現していても，運動を開始すると減少する場合には問題はない．ただし，運動によって発生頻度が増加する場合や，連続型や多源性へ移行する場合には即座に運動を中止し，医師への報告が必要となる．心室性期外収縮は表2のようなLownの分類によって重症度を判断するが，grade0〜2までは頻度による評価であり，Grade3以降は性状による評価である．なお，心房性期外収縮は治療の対象とはならないが，運動によって増加がみられる場合は心房細動へ移行しやすい．そのため，運動療法を行っている場合には運動の強度や運動量との関連を注意深く観察する必要がある．

4 まとめ

　リスク管理を行う上で心電図は多くの情報を与えてくれる．本稿では代表的な不整脈について解説を行ったが，心電図については奥の深い学問である．われわれ理学療法士として最も重要なこと

I. 総論

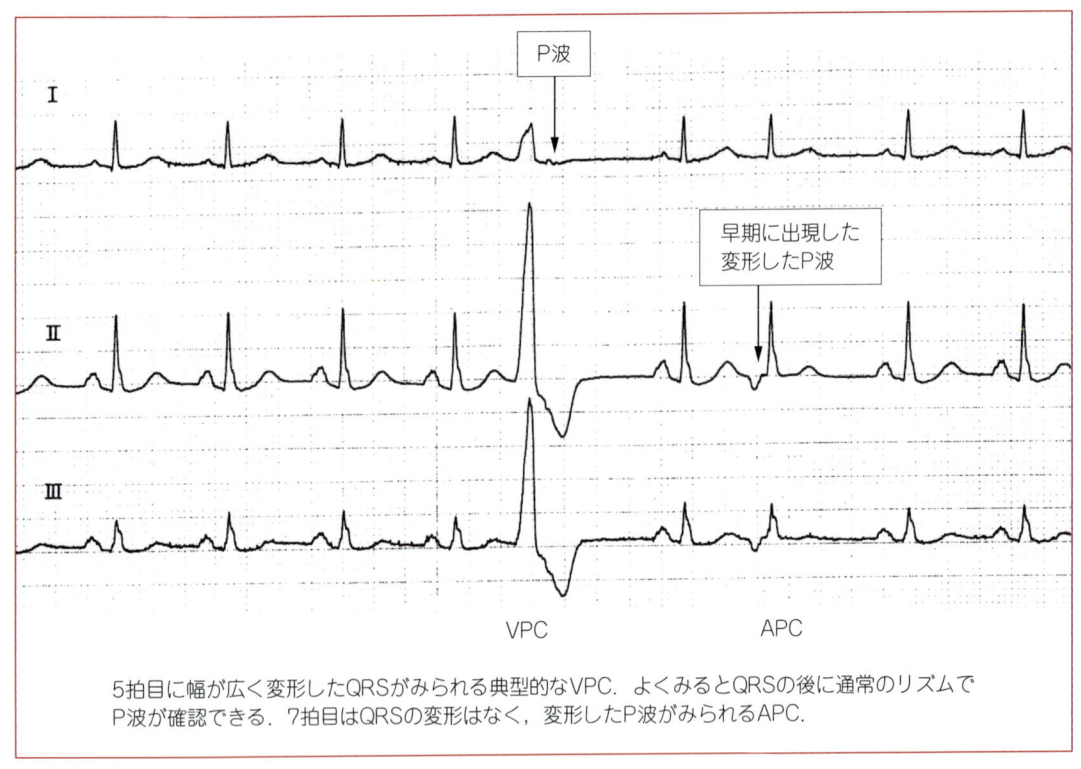

図6 心室性期外収縮（VPC）と心房性期外収縮（APC）

5拍目に幅が広く変形したQRSがみられる典型的なVPC．よくみるとQRSの後に通常のリズムでP波が確認できる．7拍目はQRSの変形はなく，変形したP波がみられるAPC．

表2 修正Lownの分類（1974）

Grade 0	期外収縮なし	頻度による評価
Grade 1	散発性期外収縮（30/時間以下）(infrequent)	頻度による評価
Grade 2	多発性期外収縮（30/時間以上）(frequent)	頻度による評価
Grade 3	多形性期外収縮 (multiform)	性状による評価
Grade 4	反復性期外収縮 4A－2連発（couplets） 4B－3連発以上（salvos）	性状による評価
Grade 5	R on T (early occurrence)	性状による評価

は，「運動療法はすべからず運動負荷である」ということを意識することである．その上で理学療法を中止すべきなのか，あるいは経過を観察して運動を継続すべきなのかを瞬時に判断することが重要である．リスク管理を議論する上で最も問題となることは，患者の反応や症状に対して過剰に反応し，理学療法の介入が遅れることである．不必要な安静のため患者が「de-conditioning」に陥ることは絶対に避けなければならないことである．起こりうるマイナス要因に対して十分に検討を重ねた上で，「一歩踏み込んだ理学療法介入」が求められている．

藤田博曉

I. 総論

10. 心拍数と血圧のリスク

ビューポイント

- 心拍数が上昇するということは，左心室の拡張期時間を短縮する．
- 収縮期血圧が上昇するということで左心室収縮力が増加し，冠動脈の拡張が妨げられる．

1 理学療法士が行う心拍数，血圧を用いたリスク管理とは

　本稿では，理学療法士がリスク管理を行っていく上で最も基本となり，最も評価頻度の高い測定項目の1つである心拍数と血圧におけるリスク管理について解説する．

　そもそも，リスク管理とは対象者が安心した治療を受けるために必要な臨床技能の1つであり，われわれ理学療法士が専門職であるための必要最低限の条件でもある．それらの中で心拍数および血圧は，心機能の評価として有用なものであり，その評価特性から多くの基準値として採用されている項目でもある．

2 心拍数からみたリスク管理

1．心拍数とは何か？

　まず，はじめに確認であるが「心拍数≠脈拍数」である．基本的には，異常な心臓の電気的な活動である期外収縮などが生じない場合では一致することが多い．

　心拍数，脈拍数の定義は以下のとおりである．

「心拍数（heart rate：HR）とは，1分間当たりの心拍動数とされ，心臓の電気的活動頻度のことである．」

　それに対して，

「脈拍数（pulse rate）とは，1分間に生じる心臓の興奮により血液が末梢に送られるときに生じる脈拍の触れを計測したものである．」

というようになる．このように，HRによるリスク管理では，心臓の機能を拍動の回数で評価することになる．心臓の電気的な活動を評価する心電図に関しては前項で述べられていることから，ここではHRによるリスク管理を拍動の回数の側面から述べていく．

2．心拍数を変化させる要因について

　HRを増減させる要因について表1に示した．表1からもわかるように，HRは心臓迷走神経（副交感神経）の直接的支配を受けており，自律神経活動と密接に関係している．また，理学療法士は運動を治療的手段として介入する場合が多い．運動強度とHRおよび自律神経活動の関係では，安静時のHRは交感神経と副交感神経の両方で制御されているが，安静時心拍数に対する副交感神経の抑制効果が交感神経の促進効果より相対的に大きい．また，体力との関係では，最大酸素摂取量の高い人ほど，安静時の副交感神経緊張が高く，年齢との関係では，加齢ともに副交感神経活動は低下

表1 心拍数を増減させる要因

増　加	減　少
交感神経活動亢進	迷走神経活動亢進
動脈血圧下降	動脈血圧上昇域
静脈還流量増加	アセチルコリン
ノルアドレナリン	呼息
アドレナリン	恐怖
甲状腺ホルモン	悲哀
吸息	三叉神経領域の痛覚
憤怒	冷覚
疼痛刺激	安静（睡眠）
低酸素症（CO_2増加，O_2減少）	体温低下
身体運動	頭蓋内圧亢進
発熱	
精神興奮	

する．そして，運動開始とともにHRは速やかに上昇する．この上昇は安静時の緊張が高い副交感神経の速やかな退縮が原因であり，交感神経活動の寄与は小さく，交感神経活動は運動開始から遅れて高まる．運動開始期の副交感神経活動緊張の退縮には上位中枢からのセントラルコマンドと，これに加えて末梢活動筋からの体性感覚入力も関与すると考えられている．HRでは，毎分100拍程度以下では副交感神経活動の退縮効果により，これ以上では交感神経活動の亢進により心拍数は高まるとされている[1]．

3．運動強度の指標としての心拍数

運動中のHRに影響を及ぼす因子として以下の10項目があげられる[2]．
 1）薬物：βブロッカー（心拍数の減少）など
 2）冠予備能：1枝病変，多枝病変，急性期インターベンション
 3）左心予備能：左室駆出率
 4）不整脈
 5）運動の種類：持続時間（定常性）
 6）人工ペースメーカー植え込み状態
 7）C.I.（chronotropic incompetence）
 8）気候条件
 9）運動を行う時間帯
10）運動に対する慣れの程度

このように，HRはさまざまな要因で変動することがわかる．そのため，運動強度の指標にHRを用いたものは多く，それぞれの指標は評価対象の特徴を反映させたものを選択しなければならない．表2に心拍数を用いた指標について示す．

4．運動療法実施における心拍数を用いたリスク管理の基準について

以下に，HRを用いた運動療法実施にあたってのリスク管理の基準を示す．

表2　心拍数を用いた指標

指　標	内　容
HRrest	安静時心拍数
HRex	運動時心拍数
HRmax	最大心拍数
⊿HR	HRex−HRrest
%HR	HRex/HRrest×100
%HRmax	HRex/HRmax×100
HRR	HRmax−HRrest
%HRR	⊿HR/HRR×100
PWC$_{170, 150, 130}$	HRが170bpm, 150bpm, 130bpmのときの仕事量
PCI	⊿HR/歩行速度（m/min）
PRP, DP	最高血圧（SBP）×HR

HRR：heart rate reserve（心拍予備）　　　PRP：pressure rate product
PWC：physical work capacity　　　　　　　DP ：double product
PCI ：physiological cost index

1）Andersonの基準[3]
　①リハビリテーション禁止基準は？
　　……安静時心拍数100bpm以上である．
　②リハビリテーション中止基準は？
　　……リハビリテーション中止後2分以内で安静時脈拍数の＋10までさがらないときである．

2）リハビリテーション実施のための基準[4]
　①運動を行わない方がよい場合は？
　　……安静時心拍数120bpm以上である．
　②途中で運動を中止する場合は？
　　……運動中脈拍数が140bpmをこえた場合である．
　③運動を一時中止し，回復を待って再開する場合は？
　　……脈拍数が運動前の30%をこえた場合である．ただし，2分間の安静で10%以下にもどらない場合は，以後，運動を中止するかまたはきわめて軽労作のものに切りかえる．また，脈拍数が120bpmをこえた場合も同様である．

3）リハビリテーション実施のための基準[5]
　①運動を行わない方がよい場合は？
　　……安静時心拍数120bpm以上である．
　②運動を一時中止し，症状がおさまれば再開し，おさまらなければその日はとりやめる場合は？
　　……脈拍数が120bpmをこえた場合である．

4）主治医による運動可否の検討をする場合の基準（宮野佐年，1995）[6]
　主治医による運動可否の検討をする場合は？
　　……安静時脈拍数が100bpm以上の場合である．
　※ただし，あくまでも基準であって，対象者の特徴に合わせた基準設定が必要である．

表3　血圧の調節機構とその作用

調節機構	作用
1）局所性調節	血管壁の平滑筋では，血圧が上昇して細動脈などの血管壁の伸展が著しくなると，その血管の平滑筋が筋原性に収縮して血流を一定に保とうとする
2）自律神経性調節	心臓と血管は遠心性，求心性に支配されている．心臓と血管の自律神経性調節は，局所性調節やホルモン性調節に比べて秒単位で作動する
3）ホルモン性調節	心臓と血管のホルモン性調節は，分単位あるいは日単位にわたって循環を調節するのが特徴である．血管の収縮状態や血液量をかえることによって調節を行う．カテコラミンによる血管収縮，バソプレッシンやアルドステロンによる血液性調節，レニン-アンギオテンシン系による血管収縮などがある
4）心臓血管中枢	延髄の外側部の昇圧野を刺激すると，血圧上昇が生じる．一方，延髄の内側の降圧野を刺激すると血圧下降が生じる．延髄の昇圧野と降圧野，さらに迷走神経心臓枝の節前ニューロンの起始核をまとめて，心臓血管中枢または循環中枢という
5）圧受容反射	血圧が上昇すると，頸動脈洞や大動脈弓の血管壁にある圧受容器が興奮し，その求心性情報はそれぞれ求心性神経線維を通って延髄の循環中枢に伝えられる．その結果，心臓と血管支配の交感神経の緊張性遠心性活動が低下し，心臓支配の迷走神経の緊張性遠心性活動が増加する

3 血圧からみたリスク管理

1．血圧とは何か？

　血圧とは心臓の収縮が動脈血管に及ぼす圧力のことである．一般的に血圧というと上腕動脈の血圧を指す．血圧には，最高血圧（収縮期血圧）と最低血圧（拡張期血圧）がある．最高血圧とは左心室の収縮力によって生じる最高値の圧のことであり，心拍出量（心拍数×1回拍出量）によって規定される．最低血圧とは，大動脈弁が閉鎖し，血液が末梢に送り出されるときの血管内圧が最低になったところであり，末梢血管抵抗によって規定される．

2．血圧を変化させる要因について

　血圧調節に影響を及ぼす5因子として，以下のものがあげられる．

　1）心臓からの送血量
　2）血管壁の弾性
　3）末梢血管系の抵抗
　4）循環血液量
　5）血液の粘度

　また，血圧の調節には，1）局所性調節，2）自律神経性調節，3）ホルモン性調節，4）心臓血管中枢，5）圧受容反射の5つの機構が存在する．それぞれの調節機構とその作用について**表3**に示す．

3．運動強度の指標としての血圧

　表4に動的運動（等張性運動）と静的運動時（等尺性運動）の血圧応答性について示す．

　表4からもわかるように，静的運動は冠動脈疾患を有する患者や高齢者にとって心拍数の上昇に比べ血圧が大きく上昇するため，血行動態的に危険であると考えられていた．また，静的運動の心血管系に対する影響は昇圧反応といわれ，動的運動に比べ，酸素摂取量，HR，および心拍出量を中等度に増加させ，1回拍出量あるいは収縮期血管抵抗はわずかに変化するかまったく変化しないが，血圧（特に拡張期血圧）と二重積（心筋酸素消費量の指標）は著明に増加するとされている．しか

表4 動的運動と静的運動における循環動態の比較

項　目	動的運動（等張性運動）	静的運動（等尺性運動）
心拍出量	＋＋＋＋	＋
心拍数	＋＋	＋
1回拍出量	＋＋	0
全末梢抵抗	ーーー	0
収縮期血圧	＋＋＋	＋＋＋
拡張期血圧	ー〜0	＋＋
平均血圧	0	＋＋
左室仕事量	容量負荷	圧負荷

＋：増大　　ー：減少　　0：不変

表5　血圧の生理的指標

項　目	指　標	内　容
絶対数	最高血圧（SBP）	収縮期血圧の最高値
	最低血圧（DBP）	拡張期血圧の最低値
	脈圧（PP）	最高血圧ー最低血圧
	平均血圧（MP）	最低血圧＋脈圧/3
相対数	％最高血圧（％SBP）	安静に対する増加率
	％脈圧（％PP）	安静に対する増加率
	％平均血圧（％MP）	安静に対する増加率
絶対指数	Pressure Rate Product（PRP）	HR×SBP
	Cardiac Output Index（COI）	HR×PP
	Katz Index（Katz I）	HR×MP
相対指数	％PRP	安静に対する増加率
	％COI	安静に対する増加率
	％Katz I	安静に対する増加率

SBP：systolic blood pressure　　PP：pulse pressure
DBP：diastolic blood pressure　　MP：mean blood pressure

し，運動中の拡張期血圧の増加は，冠血流が心拡張期に80％が流入することから，そのすべてがリスクとは考えにくい．拡張期血圧の上昇と負荷強度の関係を適切に把握することで，冠灌流圧を上昇させ側副血行および拡張期の狭窄病変への冠血流を改善し，それによって心筋虚血を防止する効果があるとも考えられる．

　以上のように，血圧はさまざまな要因により変動し，運動による影響も大きい．運動強度に適応した血圧の把握は，対象者の心血管系のリスク回避には不可欠である．表5には，血圧の生理的指標を示した．

4．血圧でのリスク管理

　以下に，血圧を用いた運動療法実施に当たってのリスク管理の基準を示す．
1）リハビリテーション実施のための基準[4]
　①運動を行わない方がよい場合は？

表6　WHO/ISHによる高血圧分類（1999）

分　類	拡張期血圧（mmHg）	収縮期血圧（mmHg）
至適血圧	＜120	＜80
正常血圧	＜130	＜85
正常高血圧	130〜139	85〜89
グレード1高血圧（軽症） 　サブグループ：境界域高血圧	140〜159 140〜149	90〜99 90〜94
グレード2高血圧（中等度）	160〜179	100〜109
グレード3高血圧（重症）	≧180	≧110
収縮期高血圧 　サブグループ：境界域高血圧	≧140 140〜149	＜90 ＜90

　　　……拡張期血圧120mmHg以上，収縮期血圧200mmHg以上の場合である．
　②途中で運動を中止する場合は？
　　　……運動中，収縮期血圧が40mmHg以上または拡張期血圧20mmHg以上上昇した場合である．

2）リハビリテーション実施のための基準[5]
　①運動を行わない方がよい場合は？
　　　……拡張期血圧120mmHg以上，収縮期血圧200mmHg以上の場合である．
　②運動を一時中止し，症状がおさまれば再開し，おさまらなければその日はとりやめる場合は？
　　　……拡張期血圧110mmHg以上，収縮期血圧190mmHg以上の場合である．

3）主治医による運動可否の検討をする場合の基準[6]
　主治医による運動可否の検討をする場合は？
　　　……拡張期血圧100mmHg以上，収縮期血圧180mmHg以上の場合である．
　また，安静時高血圧は，脳出血，心臓への負担，そのほかの臓器に悪影響を及ぼすことから注意が必要である．表6にはWHO/ISHによる高血圧の分類を示す．

4 基準値を知るということ

　本稿では，リスク管理として心拍数および血圧の基本事項を解説した．これら心拍数，血圧はさまざまな基準値が存在し，それぞれが何を反映しているのか，その構成の概念妥当性を明確にすることが重要となってくる．基準値からの逸脱もリスクであるが，また，変化の程度もリスク管理の要因となる．ヒトは運動をすれば心拍数も血圧も上昇する．運動の種目や時間，強度によってもその反応性は異なる．つまり，きついときにきつい反応をあらわすことが重要であり，またあらわさないことはリスクにもつながる．その反応性を適切に把握するためにも基準値を理解しておくことは重要である．リスクを理解し，分析することで適切な理学療法の介入が成立すると考えられる．

西田裕介

文　献
1）Rowell, L. B.：Human Cardiovascular control. Oxford University Press, 172-175, 1993
2）久保　晃：高齢循環器疾患患者の体力について．運動生理 7(3)：151-156, 1992

3) Anderson AD：The use of the heart rate as a monitoring device in an ambulatory program. A progress report. Arch Phys Med Rehabil 45：140-146, 1964
4) 土肥　豊：脳卒中リハビリテーション―リスクとその対策．Medicine 13：1068-1069, 1976
5) 中村　昭：脳卒中リハビリテーションにおける合併症のマネージメント―心疾患．総合リハ 21：1027-1031, 1993
6) 宮野佐年：運度負荷とそのリスク．リハビリテーション医学 32(5)：301-306, 1995

> I. 総論

11. 呼吸のリスク

ビューポイント

- □ 理学療法の開始前に，対象者の呼吸の状態を観察する．
- □ 安静時の呼吸状態で，理学療法施行上のリスクの有無を判断する．
- □ 運動中に呼吸状態が過負荷となっていないか常に注意，確認する．

1 対象者の呼吸状態

呼吸器疾患，呼吸障害の対象者では，安静時の息切れで身辺の日常生活に困難を感じており，また，運動時に階段をあがれないなど日常生活が制限されている．対象者は，前屈みの姿勢となり肩で息をしており，呼吸数が多く，頻脈になっている．集中治療室で理学療法を施行する場合は，モニター類のチェックとして心電図で頻脈，不整脈のチェックを行い，また，酸素飽和度の低下に注意する必要がある．理学療法を施行するには，これらの状態を把握し，なぜそのような状態であるのか判断した上で，理学療法の開始およびプログラムを調整する必要がある．

2 呼吸数と呼吸パターン

対象者の呼吸状態は，運動療法の運動強度に応じて呼吸数の増加と同時に1回換気量が増大する．生体は，エネルギーを摂取して，その換気によりガス交換でエネルギーを利用する．生理的運動強度の1つとして，安静時の酸素摂取量の変化を代謝当量（MET）として利用している．呼吸器障害では，換気制限により酸素摂取量が不足，あるいは気流制限により二酸化炭素排泄が十分行われない状態がある．多くの関節により構成される呼吸器は，拘縮あるいは部分的な癒着による場合は拘束性肺障害，気管支がなんらかの原因で狭窄したり，異物や痰により部分的に塞がれた場合，また，肺の弾性が失われた状態では閉塞性肺障害とよんでいる．

肺は呼吸運動といわれるように横隔膜と，外肋間筋が収縮することで，胸腔内が陰圧となり肺に空気が取り入れられることになる．動力源である筋収縮が弱ければ肺活量が減少することになる．癒着が肺にあるとその部分は膨らまないことになる．横隔膜の1部が胸壁に癒着していれば横隔膜のその部分は下方にさがることができず，肺への流入空気が減少することになる．

運動では，運動強度が強くなるに従って，安静時に横隔膜を主としていた呼吸に対して呼吸補助筋の使用が増大する．呼吸補助筋は骨格筋でもあるのですぐに疲労しやすく乳酸がたまり，ときに大胸筋の痛みや肋間筋の痛みを生じ，遂には呼吸の抑制に繋がることもある．

3 呼吸パターンと胸郭の動き

呼吸パターンを観察した場合に，図のように呼吸の状態を観察する（図1）．何かの理由で興奮状態にあれば過呼吸がよくみられる．喘息の状態では呼吸数が増加する．呼吸が苦しい場合は多くの場合に呼吸数が増加し，1回換気量が減少していることが多い．肺気腫の状態では，吸気時間が短

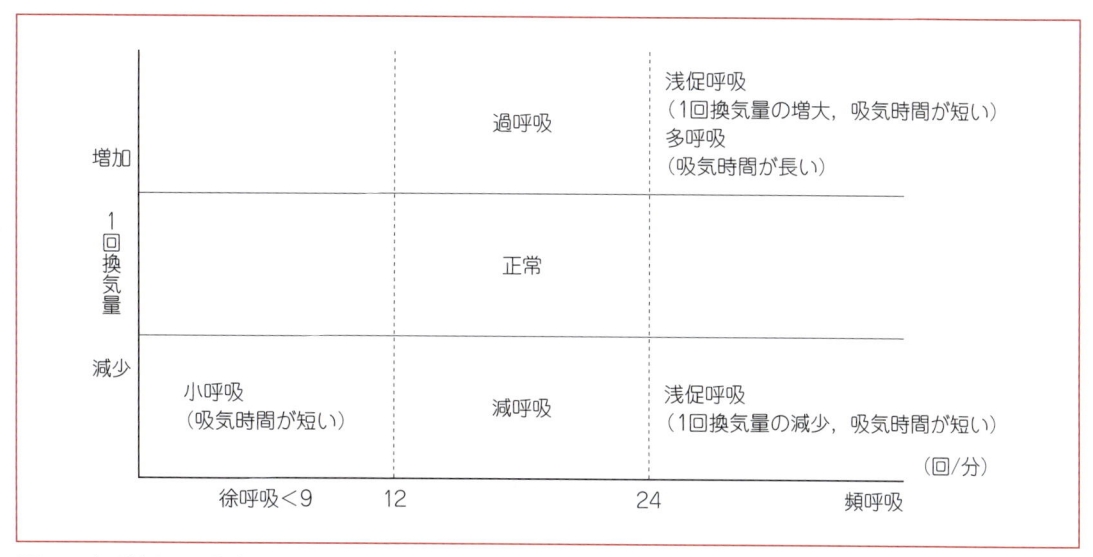

```
                              過呼吸      浅促呼吸
                                       （1回換気量の増大，吸気時間が短い）
                                       多呼吸
  増加                                  （吸気時間が長い）
  1
  回
  換
  気            正常
  量

  減少
         小呼吸         減呼吸    浅促呼吸
        （吸気時間が短い）         （1回換気量の減少，吸気時間が短い）
                                                    （回/分）
        徐呼吸<9   12          24      頻呼吸
```

図1　呼吸数と1回換気量の関係

く呼気時間が長く自然に口窄め呼吸を行っていることが多い．痛みがある場合には1回換気量が減少し，頻呼吸となる．肺機能による障害では拘束性肺障害，閉塞性肺障害，あるいは混合性肺障害として理学療法アプローチがなされる．拘束性肺障害であれば，1回換気量の減少として胸郭のどこの部分の可動性が低下しているか，あるいは癒着の有無などを判断する必要がある．つまり，胸郭の動きが良好か，左右差がないか，部分的に動きの悪い個所はないか観察する．観察とともに胸部レントゲンを参考にすると癒着の様子，気管支の変異，肺の含気の様子などがわかる．

　集中治療室で理学療法を行う場合に，徐々に1回換気量が増大し逆に減衰の後20～30秒の無呼吸となり再び増大，減少，無呼吸が繰り返されるチェーンストーク呼吸，異常に1回換気量が深く大きいクスマウル呼吸，10～30秒の無呼吸から突然に多呼吸になるビオー呼吸などがある．これらの状態は尿毒症，心不全，脳圧亢進などで生じる．

4 呼吸と運動

　生体は，運動強度に応じて1回換気量の増大とともに呼吸数が増加する．軽度から中等度の有酸素運動では，心拍数の増加と同じように直線的に増加する．運動強度の55％前後から嫌気性代謝閾値（AT）が起こり，酸素消費量と二酸化炭素排泄量が逆転するようになる．

　ATをこえる運動では，強度が強いほど運動を長く続けることができない．酸素が足りない状態でもあるので通常の理学療法ではATをこえない範囲で行うことが基本になる．通常理学療法部門における運動療法では，6METsをこえることは少ないと考えられる．逆にいえば息切れがある状態ではATをこえているかも知れない．酸素飽和度，心拍数，呼吸数を運動前後で確認する必要がある．

5 呼吸数と心拍数

　動脈血酸素分圧が低下するほど心臓は，心拍数を増加させて酸素を生体に送り出そうとする．恒常的に心拍数が頻脈の状態にあると右心系の負担が増大して，ついには心電図変化として頻脈以外にも右脚ブロック，右軸偏位，肺性心，移行帯の変化などが起こる．循環器疾患そのものに限らず

呼吸器障害において心電図は有用である．また動脈血酸素飽和度測定装置は経皮的に酸素飽和度を測定するもので，動脈血酸素分圧を間接的に類推することができるため有用である．最近の小型化には目を見張るものがあり，拳のなかに隠れるほどのものまで登場しているので理学療法士が臨床中に持ち歩くことが可能になっており，リスク管理としては，大変有用である．したがって，理学療法施行に際しては，呼吸不全と右室不全の症状を念頭においておく必要がある．

6 理学療法士の対策は？

　呼吸のリスクは鋭敏に反映する脈拍数の測定が基本である．その上で酸素飽和度の測定が必要である．対象者の様子（顔色，唇の色，爪の色），息切れ，静脈怒張，右心不全の症状，脈拍数，呼吸数，異常呼吸パターン，肺活量，％肺活量，1回換気量，1秒率，動脈血酸素分圧，動脈血二酸化炭素分圧，経皮的酸素飽和度，赤血球数，ヘモグロビン値をチェックする．

　呼吸障害に対する理学療法中には，携帯用酸素飽和度測定装置を用いて酸素飽和度を把握する必要がある．いうまでもないことであるが，いろいろなモニタリング装置を利用する際，それらの機器の意味を知ると同時に，セラピスト自らの肺音の観察，脈拍の測定（数，不整脈と結滞の有無）と呼吸の測定がリスク管理として基本であり最も大切なことである．呼吸不全ではやがて右室不全になるので心臓の状態が影響してくる．臨床症状とともに肺の聴診，心音のチェックを毎日行い変化を知る必要がある．

　酸素解離曲線が示すとおり，酸素飽和度97％は動脈血酸素分圧100torrで正常，95％では60torrとなる．60torrは呼吸不全の定義でもあり，これ以下になると通常は二酸化炭素が上昇し，対象者にとっていろいろな症状が出はじめる．さらに低下した場合は救急を要する状態になる．右室不全の状態では，理学療法を施行しても効果は得られないし，さらに悪化させることにもなる．呼吸数が，激しい運動のため一時的に35回/分以上になっても安静によりやがて正常に近づくが，集中治療室で頻呼吸となっている場合は，理学療法をやっても効果がないばかりか，既に人工呼吸器の適用なのかも知れない．集中治療室，術後回復室において頻呼吸になっている場合は，理学療法の施行が可能かどうか必らず判断する必要がある．判断にはそれを支える根拠としてのデータが必要である．

秋山純和

> I. 総　論

12. ベッドサイド装置のリスク

ビューポイント

- □ 患者にかかわる医療従事者との報告・連絡・相談をおこたらない．
- □ 理学療法を施行してよいとき，悪いときの判断のためにも患者周囲に付帯する装置，機器の使用目的，効果をよく理解しておくことが重要である．
- □ 次に起こす動作のために，ライン類を整理する，安全な場所へ移動し，「準備をする」ことも重要な理学療法の1つである．

1 はじめに

　昨今，早期離床などを目的に，病棟ベッド周囲および急性期医療管理下の患者の理学療法が盛んに行われている．しかし，ベッドサイドは患者がしばらく生活するための道具や，医学的処置に必要な装置や機器が種々に混在し，理学療法を施行するには多くの危険も潜む場所である．
　ここでは，ベッドサイドに備わる装置の管理方法やリスクへの対応について述べていく．

2 各種ラインのリスク

1．Input系ライン

1）静脈内点滴注射：DIV（intravenous drags）

　緊急な薬剤の経静脈投与や持続的に輸液を必要とする場合などに用いる．
　輸液の滴下は一定速度で行うものだが，体位が影響し，臥位から立位になると滴下速度は落ちる．これは単純に，点滴ボトルの位置と穿刺部位の落差が狭まることが速度を遅くしている．また例えば肘伸展から屈曲への肢位変化は，静脈還流が悪くなったり，内外旋により留置針が静脈壁にあたったりして，これも滴下速度を遅くする．
　穿刺部の発赤・腫脹・熱感・疼痛といった炎症所見や，穿刺部の浮腫・浸潤性疼痛があって滴下速度が遅いという皮下漏れの所見では差し替えが必要となる．
　抗癌剤には壊死性や炎症性があり，この皮下漏れは少量でも皮膚壊死・潰瘍形成，軽症でも局所炎症を起こす．これらの点滴中は体動そのものも気を使い，理学療法は行わない方が通常である．抗てんかん薬の'アレビアチン'などは強アルカリ性薬剤である．血液はpH緩衝作用があり，静脈内投与は問題ないが，皮下漏れは組織傷害をきたす．カテコールアミン，蛋白分解酵素阻害剤なども皮下漏れにより重大な組織傷害をきたす．
　このほか，薬剤が高濃度のため急速投与が強い副作用をきたすものがあり，注意が必要である．
　理学療法中に起きやすいものが，穿刺部位が点滴ボトルより高くなり，血液がラインに逆流することである．多く逆流し，長く放置すればラインの閉塞に繋がるため，できるだけ早期に元の落差にもどすべきである．また，介助して起居，車いすに移乗するといった動作で，点滴ラインの配置を考えず，動作途中で身体に巻きついて点滴台ごとひき倒してしまった事例もある．理学療法前に

は針やラインの固定方法を確認し，穿刺部位には圧迫や牽引をかけないという注意も払いたい．

2）中心静脈栄養法：IVH（Intravenous Hyperalimentation）

　鎖骨下静脈などから穿刺し，心臓に近い上大静脈までカテーテルを入れて留置し，この輸液ラインを通して栄養補給する方法．末梢静脈は高濃度ブドウ糖やアミノ酸溶液を注入すると，溶液の浸透圧の高さから静脈炎を容易にひき起こすため，1日に必要な充分量の栄養を入れることができない．対して，中心静脈は心臓に近く太い静脈であり，高濃度でもすぐに希釈され，1日に必要な栄養やカロリーを入れることができる．しかし，中心静脈に通じるラインのため，細菌感染に対する注意が必要となる．カテーテルは炎症が起きにくい材質だが，やはり身体にとっては異物である．細菌感染を起こすと，発熱，肺血症，血栓性静脈炎などに至ることがある．

　そのほか，ラインが屈曲し閉塞が起きて内圧が高まり，その亢進が接続部のはずれに繋がる．体位交換や患者の体動でラインが牽引されて接続部がはずれることもある．接続部がはずれたまま放置すると，中心静脈の位置とそのはずれたライン端の落差が血液の流出圧となり，ライン端がさがればさがるほど短時間に大出血を起こす（サイフォンの原理）（図1）．

　理学療法中は，さまざまな体位交換や体動の繰り返しである．IVHは鼠径部の大腿静脈から行われることも多く，特に注意を要する．

3）マーゲンチューブ（経鼻胃管）（図2）

　使用目的は，①経口摂取できない患者の栄養補給や薬剤注入と，②胃内容物の吸引や胃内洗浄，上部消化管の減圧である．

　IVHでは，栄養の吸収に腸を経由しないため腸粘膜の絨膜が萎縮し，細菌や毒素が体内に入り込みやすい欠点がある．経腸栄養法では腸を使用するため，腸の萎縮を防ぎ，防御機能を維持できる．注入中は胃が食事している状態であり，身体を動かしたり，逆流を起こすような行為を行ってはいけない．注入中の口腔内吸引が刺激となり嘔吐した事例報告もある．理学療法も避けるべきである．

　胃管は鼻腔からの挿入で，成人の場合45cmほどで噴門に達し，50〜55cmほどで胃内に到達する．多少の牽引や抜けでは，みた目にわかりづらく，胃内から脱し末端が食道内に留置されていることを見逃すことがある．食道内留置のまま注入を行えば，逆流して誤嚥を起こす．注入前は胃内に留置されているか再確認することが必要である．完全抜

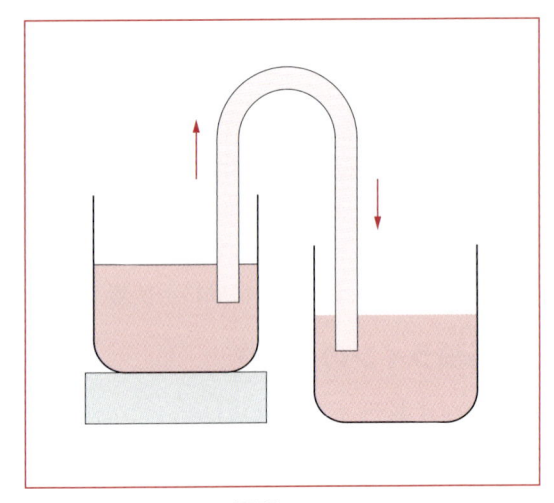

図1　サイフォンの原理

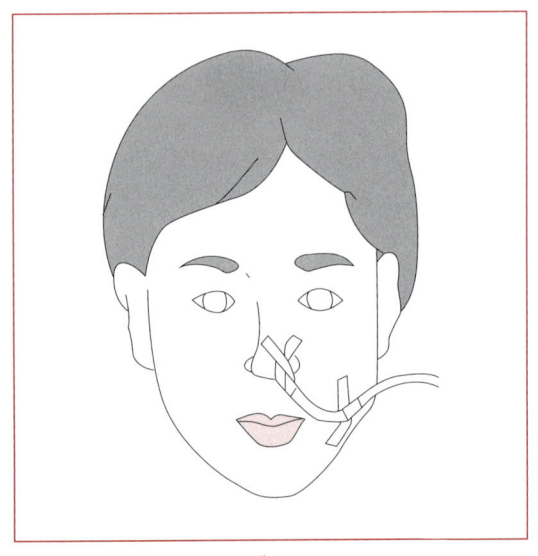

図2　マーゲンチューブ

去の場合の再挿管は，医師によるのが原則である（胃内容物の吸引の場合）．

このほか，経鼻的に挿入され，口呼吸になり口腔内は乾燥しやすい．

4) 胃瘻：PEG（Percutaneous Endoscopic Gastrostomy）

経鼻胃管にかわって直接胃に栄養を投与する方法で，長期栄養管理下の患者の苦痛や介護者の負担が少ないというメリットがある．

体外固定版はボタン型とチューブ型の2種類あり，ボタン型は動作の邪魔にならず自己抜去もほとんどない．栄養剤の通過する距離が短くカテーテルの汚染が少ないが，やや指先でボタンの開閉がしづらい．反面，チューブ型は栄養チューブとの接続を容易にさせるが，自己抜去やチューブ内側の汚染がおきやすい．

2．Output系ライン

1) ドレナージ

体内にドレーンをおき，創傷部や体腔内に溜まった血液や膿，浸出液など体外に排除させる方法である．目的や部位によりドレーンの種類やドレナージ方法は異なる．

2) 胸腔ドレーン

チェストドレーンバッグ（図3）は，外気と胸腔内の間にウォーターシールをはさむことで胸腔内を陰圧に保つということが特徴である．絶対に倒してはならない．胸腔内にカテーテルを穿刺・留置して貯留した空気・液体をドレナージし，症状を改善するものである．

理学療法を施行するときは，カテーテルが強く捻じれたり，カテーテルで肺実質を損傷させないよう注意しなければならない．

3) 尿道カテーテル：バルーンカテーテル

カテーテルを尿道から膀胱内に挿入し，尿を体外に排出させる方法である．排尿障害の解除，術後，意識障害のある患者の排尿などに必要とされる．

長期にバルーンカテーテルを留置した場合，浮遊物でカテーテルが詰まることがある．浮遊物に対しては，膀胱洗浄が行われるが，カテーテル交換を頻回にした方が浮遊物を減少させるという報告もある．

バルーンが膨らんだままの状態で自己抜去や不意な牽引が起こると，尿道損傷を生じることがある．また，採尿バッグは必ず患者より低い位置におく．膀胱の高さより上に持ち上げると，尿が膀胱内へ逆流して逆行性感染の原因となるので注意が必要である．

3 呼吸管理機器のリスク

1) 各種マスク・鼻カヌラ

これらは酸素療法で口や鼻に取り付け間接的に吸気中の酸素濃度をあげるために用いる．酸素投与量は，例えば空気中は20％の酸素を含み，吸気中酸素濃度：FIO_2 20％もしくは0.20と示すが，マスクなどは流す酸素と

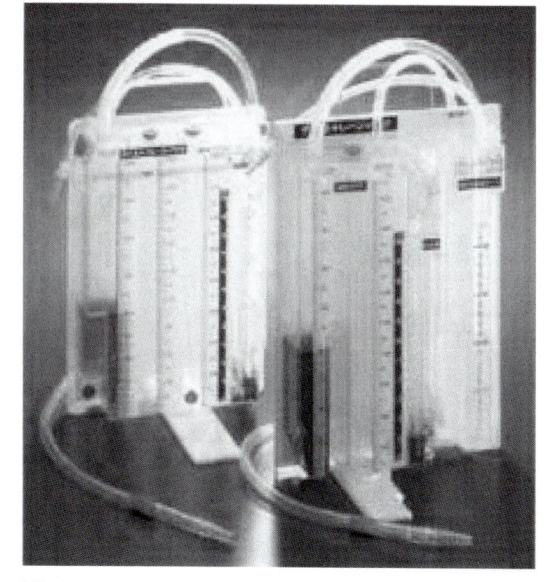

図3　チェストドレーンバッグ

表1　FIO_2の目安

L/分	鼻カヌラ				酸素マスク			リザーバーマスク	
	1	2	3	4	5	6	7	8	9
FIO_2（％）	24	28	32	36	40	50	60	80	90

周囲の空気をどの割合で吸っているか正確にはかることはできない．マスクなどの酸素量の単位はL/分で，これは100％の酸素を流している．

　鼻カヌラは簡便で患者に苦痛や負担が比較的少ないが，高流量になると鼻が乾燥し，口呼吸の人は期待した酸素投与量が得られないという弱点もある．6L/分以上では，それ以上のFIO_2は期待できない．

　酸素マスクは鼻と口をすっぽり覆い，患者によっては不快感を抱く．5L/分以下ではマスク内に呼気が溜まり，期待したFIO_2が得られないといわれている．

　リザーバーマスクはリザーバーバッグ内に高濃度酸素が貯留することで，吸気中の酸素量を増やすことができる（表1）．

2）酸素ボンベ

　薬事法で，酸素，亜酸化窒素（笑気ガス），二酸化炭素（炭酸ガス），窒素の4つは医薬品に規定される．また，高圧ガス保安法の容器保安規則にて酸素ガスボンベは黒，炭酸ガスボンベは緑に定められている．

　酸素ガスボンベは，酸素療法中の患者が病室を離れるときに使用するが，移動中に酸素切れが起こらないよう，使用前にボンベ残圧から残量を推定して使わなければならない．患者に見合う，運動ごとの流量をよく医師と相談することも必要である．

3）気管内吸引：サクションチューブ

　自力で痰の喀出が困難な状況時に用いる．人工呼吸器使用時は，痰の貯留で気管支炎，肺炎，無気肺，呼吸不全など起こすので，痰が貯留するたびに吸引しなければならない．吸引は痰をひくと同時に気道内の空気も吸い込み，患者には苦痛が伴う．的確にすばやく行う必要がある．決して痰が上手くひけないからといって，我慢させて長時間引き続けるものではない．また，気管支分岐部まで長くチューブを挿入すると当然分岐部などにチューブが当たり，気道粘膜を傷つけて出血させ，腺毛も吸引してしまう．吸引は，一時的に貯留した痰をひき出すことができるが，同時に長く行えばそれだけ，自己喀痰能を低下させていくということも理解しておかなければならない．

4 ME機器のリスク

1）輸液ポンプ（図4）

　メリットは点滴の定速滴下が体位変化などで維持できないときに最も速度誤差が少ないということである．

　ポンプ内は上方より気泡検出部（気泡混入を感知する部位），フィンガー部（上から順にチューブを潰して薬液を送る部位），閉塞検出部（ライン内圧上昇をその膨らみで感知する部位），最下部にチューブクランプ機構（ドアが開くと自動的にクランプし，フリーフローを防ぐ）がある．いずれにも正しく輸液ラインが入っていなければならない．

　設定中などに最も危険なのがフリーフローである．輸液ポンプからラインをはずす前には三方活

栓かクレンメを必ず閉じることが必要である．

輸液ポンプを使用して管理される輸液は，多くは微量で注入する必要があるもので，薬液濃度が濃いことを示している．

2）微量注入器（シリンジポンプ）（図5）

輸液ポンプの流量誤差が±10％であるのに対し，シリンジポンプは±1〜3％で，より正確な送液が可能である．

シリンジは固定され，押し子をフックで保持して使用する．もしフックがはずれ，シリンジポンプが患者より高い位置にあればその落差で薬液が血管内に急速注入されてしまう．不意な外力ではずれることもあり，常に意識する必要がある．シリンジポンプと患者の高低差をなくし，もし押し子はずれが起きても被害を最小限に食いとめるという考え方も必要である．

5 おわりに

医療は集約的産業であり，各ライセンスを持った技術者の集団である．これらの装置はPTが取り扱えるものは限られるが，ないがしろにせず，そこで起きている現象の理解が患者へのリスクを回避することに繋がると考える．

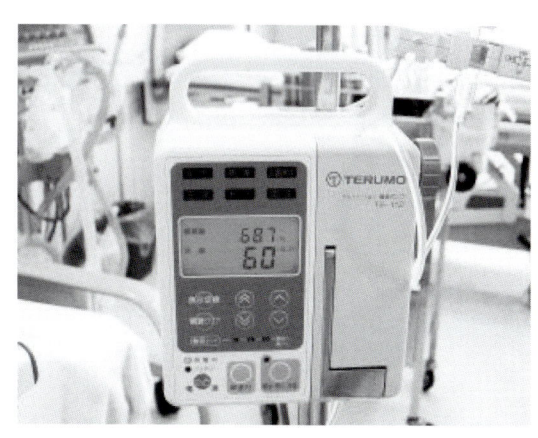

図4　輸液ポンプ

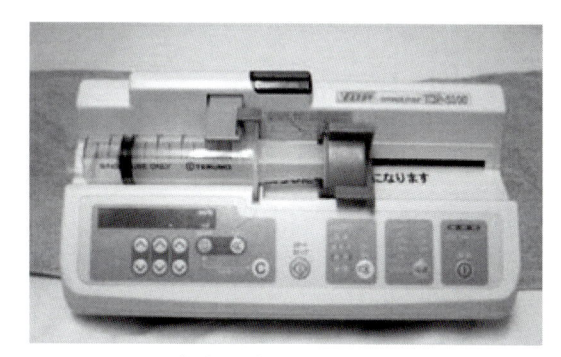

図5　シリンジポンプ

指方　梢

Ⅱ　PT実施場所におけるリスク管理

Ⅱ. PT実施場所におけるリスク管理

1. 病院PT室でのリスク

ビューポイント

- ☐ 自転車エルゴメータの昇降時は，乗り降り方法を的確に指示し，昇降時は必ず監視下で実施する．
- ☐ TUG（Timed up and go）や着座動作など方向転換前後の重心移動を要する移動動作を実施する場合は，必ず介助ができるような監視下で実施する．

エピソード

　新人PTのNさんは入職して3ヵ月経ち，忙しい毎日を送っていた．

　午前11時，外来予約したMさんが来院した．このとき，血液検査のため予定よりも遅れて開始した入院担当のOさんのリハビリテーションが途中であった．新人PTのNさんは外来のMさんに自転車エルゴメータを実施した．外来のMさんは先月まで左大腿骨頸部骨折で入院しており，全身調整運動の一環で入院時と同様に自転車エルゴメータを継続していた．新人PTのNさんは転倒に配慮するため，外来のMさんの左後方から付き添って自転車エルゴメータまで移動し，外来のMさんは自転車エルゴメータの左側から自転車をまたいだ．このとき新人PTのNさんは運動負荷の設定を一生懸命行っていた ①．バイタルを確認して，Mさんのエルゴメータを設定した後，入院担当しているOさんの歩行評価を行うこととした．Oさんは脳梗塞左片麻痺で入院して1ヵ月経過していた．機能障害は軽度であり，病院内のADLは自立レベルであるが，Oさんは身長の高い男性であり，立ち上がり動作や着座動作はやや不安定であった．新人PTのNさんは，移動動作の評価としてTUGテストを実施した．新人PTのNさんは運動療法室内に腰掛け用の椅子を用意し，Oさんをプラットフォームから誘導するため，プラットフォームから離れた場所から声掛けでOさんに移動してもらった ②．TUGの測定を開始し，椅子の傍からOさんを監視して計測を終えた ③．移動動作の評価を終え，バイタルを確認した後，Oさんは病棟看護師と一緒に病棟に戻った．ちょうどそのとき，自転車エルゴメータを実施していたMさんが練習を終えたので，転倒に配慮するために，新人PTのNさんは「サドル前方からおりてください．」と指示し，外来のMさんは指示に従い，無事に自転車からおりることができた．続けてバイタルを確認した後，筋力強化と歩行練習を実施した．

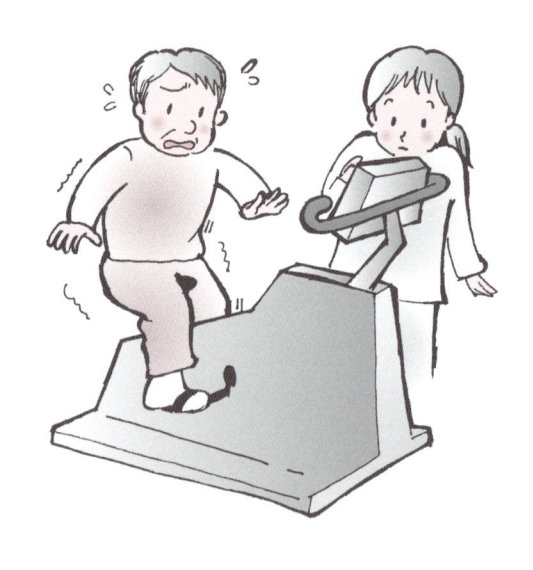

レッド&イエローカード

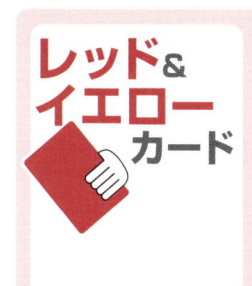

1. レッドカード（禁忌）
転倒：自転車エルゴメータの乗り降り，プラットフォームへの移動，TUGテスト時など

2. イエローカード（注意）
感染：患者の治療前後は，手，使用機器などの消毒
機器の保守点検：情報漏洩，カルテなどの保管管理

リーズニング

1. 術側での片脚立位は，筋力が必要となり，ちょっとした油断が転倒や脱臼になる．特に術側の片脚立位は股関節伸展筋力が十分でないとバランスを崩し，対象者の前方または左側方にバランスを崩せば，脱臼肢位である股関節屈曲・内転・内旋と移行する可能性がある．後方に転倒すれば，腰椎圧迫骨折に移行する可能性がある．
この場合は，
① 自転車エルゴメータの運動負荷設定を終える．
② 次に実施内容を説明した上で，Mさんを自転車エルゴメータへ左後方から誘導することでリスク管理ができる．

2. 高齢者の立ち上がり動作は筋力や感覚障害の影響を受けることがある．入院しているOさんは評価上，立ち上がり動作と着座動作が不安定であり，環境面の配慮が不足している可能性がある．また，加齢による聴覚への影響を配慮すると，高齢者にとって運動療法室の声掛けは配慮不足の場合もある．もし聞こえていないと，自分の意図とは異なった理解となり，場合によっては焦って行動し，間違った行動に発展する可能性もあり得る．
この場合は，
① 椅子や目標となるカラーコーンなどを準備する．
② 次に入院のOさんの近くまで移動してから，改めて実施内容を説明した上で，対象者と一緒に誘導することでリスク管理ができる．

3. TUGの計測時は，常に近位で介助できる配慮が必要である．特に立ち上がりの直後や方向転換時，着座においては直前の動作と重心移動が異なる．したがって，立ち上がり動作では離殿直後に足底を中心とした基底面に移行できているかがポイントとなる．また，方向転換時では体幹が常に下肢の支持側上にあり，前足部あるいはその周辺まで重心移動しているかがポイントとなる．着座動作では体幹および頸部屈曲のタイミングに対して，足底中心の基底面から座骨中心の基底面と合致しているかがポイントとなるので注意が必要である．しかし，介助位置によってはTUG本来の計測が実施困難となることがある．安全を考慮して対象者の真横に位置しては，至適速度に影響してしまい，本人の能力に対して適切な評価ができなくなる．
この場合，
① TUGの計測を考慮すると，Oさんの左後方から常に介助できる範囲で一緒に移動することでリスク管理ができる．

金子純一朗

Ⅱ. PT実施場所におけるリスク管理

2. ベッドサイドでのリスク

ビューポイント

- □ 大腿骨頸部骨折による人工骨頭置換術施行後は脱臼肢位の確認の徹底をはかり，動作練習後は三角枕によるポジショニングの徹底に注意する．
- □ 特にベッドサイドではギャッジアップや上掛けによって骨盤帯の位置が正中位から変位していることを考慮する．

エピソード

　新人PTのMさんは入職して5ヵ月経ち，ベッドサイドでの急性期リハビリテーションも担当するようになりました．

　担当症例のNさんは左大腿骨頸部骨折で入院し，人工骨頭全置換術の手術を施行しました．Nさんに自己紹介を行い，初期評価をするため足下の上掛けを素早く捲った際に三角枕の一部が持ち上がってしまい，Nさんは痛みを訴えました．新人PTのMさんは痛みが生じてしまったことを謝り，痛みの評価からすすめました．次に両下肢の関節可動域の計測を実施し，術側である左股関節以外は可動域制限がないことを確認し，筋力評価を実施しました．

　初期評価を終え，明日術後4日目からドレーン抜去となり，運動療法室でのプログラムに移行するためベッド上端座位からの車いす移乗練習を行うこととしました．両大腿部内側においてあった三角枕を外し，バルーンとドレーンのルートを確保しながら，健側からの移乗動作練習を行いました．まず，端座位になるため左側から起き上がり，左下肢が脱臼肢位（股関節屈曲・内転・内旋位）にならないように介助しました．端座位からの立ち上がりでは左下肢を常に外側におき，肩幅程度に開脚し，重心は健側に位置するように指導しました．このとき，立ち上がり動作支援として，ベッドを車いすの座面より高い位置から立ち上がり動作を行うようにベッドの高さ設定をしました．また，端座位の位置から座面を車いすに近づけるため，座面を浅くするように近づけ，立ち上がりながら車いすへ移動しました．そのとき，車いす座面上にバルーンカテーテルの一部が重なり腰掛けてしまいました．慌てて，新人PTのMさんが介助しながら症例のNさんに立ち上がってもらい，移乗動作練習を続けました．

　移乗動作練習を実施した後，ベッド上に移動し，車いすを元の位置に戻したことを確認しました．明日から運動療法室での練習となるため，開始予定時間の確認を行い退室しようとしましたが，ベッド柵のレールがさがったままであることに気づきベッド柵をあげてから退室しました．新人PTのMさんが運動療法室に戻った後，症例Nさんの担当看護師から連絡があり，「三角枕が設置していなかった」と注意を受けました．

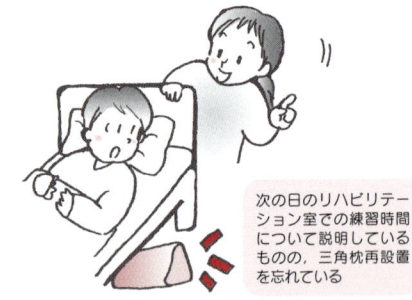

次の日のリハビリテーション室での練習時間について説明しているものの，三角枕再設置を忘れている

レッド＆イエローカード

1.レッドカード（禁忌）

- 三角枕：移乗動作練習後，ベッド上へ誘導したものの三角枕の設置忘れ

2.イエローカード（注意）

- 足下の上掛けを捲った際に，術側の左下肢が一緒に挙上して痛みが生じた
- 移乗動作時に，バルーンカテーテルの一部が車いす座面上に重なりそこへ腰掛けてしまった
- 移乗動作練習後，ベッド上へ誘導したもののベッド柵を元に戻し忘れた

■ リーズニング

1 車いすへの移乗動作練習を実施した後，ベッド上へ誘導したものの三角枕の設置を行わなかった．

この場合は，三角枕の設置は，術後の脱臼肢位へのリスク管理として重要である．病棟にて移乗動作などの起居動作を実施する場合，三角枕はセラピストの目の届く範囲に移動する工夫が必要である．例えば，対象者の枕元のそばに一時的におくことで，起居動作練習が終わったときにはセラピストの視界に入りやすく三角枕の忘却防止となる．

2 足下の上掛けを捲った際に三角枕の一部が持ち上がってしまい，術側である左下肢が一緒に挙上して痛みが生じてしまった．

一般に，大腿骨頸部骨折の初期評価時に関節可動域の評価から開始することが多く見受けられる．まず痛みの評価を実施することがリスク管理上重要であり，下記のような配慮が必要である．

① 術直後でもあり，安静時と運動時の疼痛評価を実施し，疼痛状況を把握してから，関節可動域の確認を行うとその後の評価時に生じる疼痛の軽減に配慮できる．

3 移乗動作時に車いす座面上にバルーンカテーテルの一部が重なり腰掛けてしまった．

この場合は，ベッドサイドでの移乗動作の練習時に点滴やバルーンカテーテルのルート確保を優先する．具体的な手順は下記の通りである．

① カテーテルのルート確保の徹底のため，事前に移乗動作先である車いす近くにバルーンバッグを移動することでリスク管理を徹底することができる．

4 ベッド上へ誘導したもののベッド柵を元に戻し忘れて，慌ててベッド柵をあげ元に戻した．

この場合は，ベッドサイドでの練習では現状復帰が原則である．ベッド柵は転落防止のため最優先に現状復帰する必要があり，したがって，下記の手順が適切である．

① 忘却防止として，退出時に対象者へ声掛けも効果的である．「本日のリハビリテーションは以上となりますが，ベッドやベッド柵の位置はよろしいでしょうか？」このような声掛けを徹底することで，リスク管理が徹底できる．

〈金子純一朗〉

II. PT実施場所におけるリスク管理

3. ICU, CCUでのリスク

ビューポイント

- ICU, CCUでは俗に「スパゲティー状態」といわれているほどラインが多くつながれている．患者の状態を捉え，どのような目的でどのような処置やモニタリングが行われているかを把握する．
- 常にチーム医療を行っていることを意識し，事故の予防と事故発生時の連絡系統を共通理解しておく．

エピソード

　Aさんは，救命救急センターのドキュメンタリーをテレビでみることが大好きで，急性期の医療に携わることに憧れを持っていた．理学療法士となり幸い希望通り三次救急機能を持つ大学病院に就職できた．1年目から先輩理学療法士とともに救命救急センターのほかICUやCCUでの理学療法も学び，3年目を迎えるころには1人でも業務が行えるようになっていた．

　AさんはICUに入院中の重症肺炎に伴う急性呼吸窮迫症候群（Acute Respiratory Distress Syndrome：ARDS）で人工呼吸管理中の74歳女性のMさんを受け持った．

　ICUでは，医師と看護師と理学療法士と話し合いの上，理学療法についてもその治療方針が決定され，腹臥位呼吸管理を実施することになった．医師・看護師・理学療法士が同席した上で腹臥位へ体位をかえていた．Mさんの経過は悪化することなく改善傾向であった．腹臥位管理をはじめて1週間たったころ，Aさんは，午前中の業務が長引き12時30分ごろICUに到着した．治療方針としては後2日腹臥位管理を施行し抜管を目指すことであった．この日は，重症患者が多く医師・看護師は忙しそうに動き回っていた．担当の医師も昼食のため不在であった．

　通常，体位変換は看護師と行っていたが，今日の状態は医師や看護師に声をかけてはいけないような雰囲気であった．Mさんは小柄であり，呼吸状態も快方に向かっていたため，Aさんは体位変換を1人で行えるかもしれないと思った．顔の向きを確認し慎重に体幹をまわしていこうとしたが，ライン類やカテーテル類などが体幹のローテーションを阻害した．体位変換に夢中になってしまっていたが，大きなアラーム音が鳴り，Mさんの顔をみると挿管チューブが抜けかかっていた．直ちに挿管チューブを徒手で固定し，医師をよび対処してもらった．

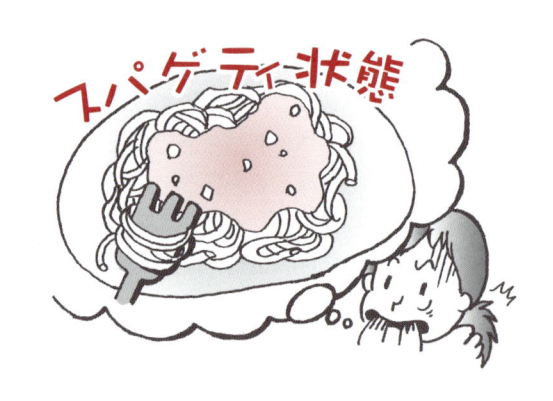

1. レッドカード（禁忌）

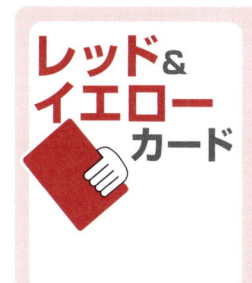

事故抜管：体位変換時や理学療法施行時の事故抜管
急激な病状変化：循環動態の悪化，呼吸状態の悪化

2. イエローカード（注意）

感染：スタンダードプリコーション

■ リーズニング

1 ICUやCCUのような救命を目的とした治療が行われる環境について，理学療法士は十分なトレーニングを受けていないのが現状であろう．まず，患者の状態（病態）を捉え，どのような目的でどのような処置やモニタリングが行われているかを把握することが重要である．

生命に直接関係するところでは人工呼吸器，ペースメーカー，動脈ライン（Aライン：抜けると大出血を起こす）は事故抜管に注意すべきラインであるが，そのほか，心電図モニタ，経皮的酸素飽和度（SpO_2）モニタ，肺機能モニタ，頭蓋内圧（intracranial pressure：ICP）モニタでの病態把握，末梢静脈ライン，中心静脈（Central Venous：CV）ライン，Swan-Gantzカテーテル，酸素，血液浄化，ドレーン類，経鼻胃（腸）管，導尿カテーテルなどにも注意を要する．また，患者の意識状態を把握することは重要で，その回復に伴う患者抑制の有無を人権的配慮の上で確認することが必要である．

2 ICU，CCUのリスク管理を考える上で感染症管理と清潔操作の知識も重要である．体力の落ちた患者本人の感染に対する対策と患者から出る体液による感染について注意を払わなければならない．特にメチシリン耐性黄色ブドウ球菌（methicilin-resistant Staphylococcus aureus：MRSA）感染の拡大はよく知られているが，理学療法士も「スタンダードプリコーション」の概念を理解し取り組むことが必要である．

（スタンダードプリコーション：「感染症の診断のあるなしにかかわらず，すべての患者の血液・体液・分泌物・汗以外の排泄物，損傷のある皮膚および粘膜は感染源になる」という考え）

3 急性期の理学療法は二次的障害を最小限にすることが大きな目的になる．そのためリスク管理は重要なポイントである．まず理学療法の適応を考え，生命の安全を確保することは重要である．また，チームアプローチをすることで何があっても対処できる環境で行わなければならないと考えている．理学療法士1人の力には限界があり，チームで取り組むことにより障害を最小限にする可能性は高くなる．こうした背景で行う理学療法で早期離床をすすめることには大きな意義がある．

4 このケースでは，腹臥位呼吸管理という呼吸理学療法の実施は有効な療法だと考える．しかし，体位変換は安全性を考え，1人の介助では行わない処置に該当する．特に気管挿管患者（成人）を腹臥位にするには3人が必要とされている．このような理学療法を実施する際は，勤務時間帯の中でも人員が多い時間帯で実施計画を立てることが好ましい．また，家族にも理学療法について十分説明することが重要である．

横山美佐子

Ⅱ. PT実施場所におけるリスク管理

4. NICUでのリスク

ビューポイント

- □ NICUの対象者は，本来子宮の中に無重力状態で存在し，発達・成長過程であることを忘れてはならない．
- □ Minimal handlingを基本とし，生命の安全を確保しつつ病態にあわせた最小限のアプローチを考えていく（親も子とともに成長することの視点も重要）．

エピソード

　Aさんは，一般病院で働く3年目のPTであった．Aさんの働くS病院はNICUを持っているが昨年までPTの介入はなかった．

　小児科医であるB医師は，研修先のこども病院のNICUで呼吸理学療法やポジショニングを行っている理学療法士と出会い二次的障害を最小限にし，よりよい発達を促すことに理解を示していた．B医師はS病院にもどったとき，PTの協力を得たいと希望し，AさんがNICU担当になった．Aさんもこども病院で週1回の研修を経て，1年が過ぎたころにはNICUでの理学療法も可能になった．それでも特に34週未満のこどもに対する理学療法には1人で対処する自信がなかったので必ず看護師と一緒に取り組んでいた．

　在胎週数27週，出生時体重924g，Apgar Score 1分後5点，5分後7点で出生した子宮内発育不全の女児を受け持つことになった．出生後，人工呼吸管理をされていたが，サーファクタント補充療法を受け肺胞の状態も改善していると思われた．しかし，右上葉の無気肺が改善せず，日齢7日目に理学療法依頼となった症例であった．

　Aさんは無気肺の改善と発達を促すポジショニングを治療プログラムとした．文献どおりやさしく呼吸理学療法にも取り組んでいたが，無気肺を改善しようという気持ちが強く呼吸介助時には力が入っていた．その上，右上葉を上にした体位をとろうと看護師と症例を動かしていたとき，SpO_2が急激にさがった．痰づまりも考えられ吸引したが痰はひけず，近くにいたB医師のアンビューバッグによるすばやい対応で呼吸状態は回復した．

　症例は，外界からの刺激に過敏であり，この事故に対する検討では過剰な介入による刺激が症例にストレスを与え，無呼吸を起こしたのではないかと考えられた．

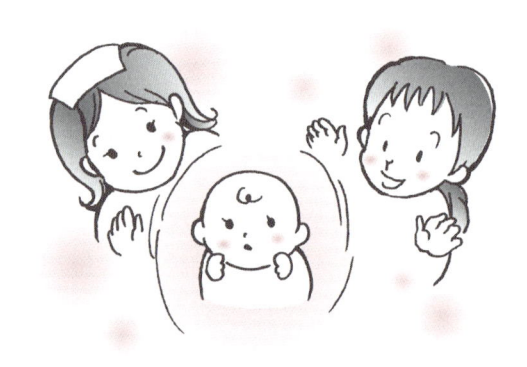

レッド&イエローカード

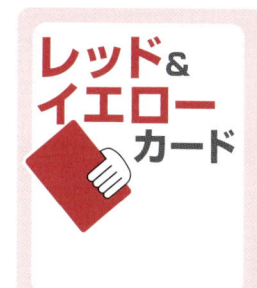

1. レッドカード（禁忌）

- 無呼吸・徐脈・脳出血：過剰な介入（ストレスに弱い）
- 事故抜管：体位変換時や理学療法施行時など

2. イエローカード（注意）

- 感染：スタンダードプリコーション
- 親との信頼関係

リーズニング

1. 赤ちゃんリハビリテーション連絡会に所属する全国のNICUを持つ施設のPTにヒヤリ・ハット事例につきアンケートを行い，18施設から回答を得た．結果は下記のとおりである．

①呼吸器系の悪化…………12施設　⑦皮膚トラブル……………2施設
②挿管チューブ……………11施設　⑧嘔吐による窒息など……2施設
③経鼻胃管チューブ………3施設　⑨感染………………………1施設
④循環器系の悪化…………3施設　⑩気管切開のトラブル……1施設
⑤神経系の悪化……………3施設　⑪先天的な骨脆弱…………1施設
⑥動脈ライン………………2施設

NICUでのヒヤリ・ハット事例では，呼吸器系の悪化，挿管チューブのトラブルが圧倒的に多かった．

呼吸器系の悪化の背景にはほとんどの施設から，未成熟であるための外的要因がストレスとなり呼吸器系の悪化につながっているとの報告があった．

早産児においても感覚器官は未成熟ながら視覚・聴覚・触覚・嗅覚とも機能している．新生児の行動は，自律神経の安定を基盤として運動性があり，運動の安定の上に睡眠覚醒状態，さらに外界との交流である注意相互作用の機能が段層的に積み上げられていると考えられている．早産児では刺激の入力の受容，統合が困難であり，容易に自律神経の機能不全を起こし，無呼吸，徐脈などによる低酸素状態に陥る危険がある．早産児は修正36～38週に外界の刺激に対する抑制的制御が成熟することも報告されているため，修正36～38週までは児の影響を考慮しストレスを与えない環境調整やアプローチの選択を慎重にしていくことが重要である．

また，児に対する過度のストレスは呼吸や循環に影響を与えるだけでなく，脳血管も未熟であるため脳出血のリスクも忘れてはならない．体位変換時は頭部を固定し頸部を中間位にする．Minimal handlingを基本とし，病態にあわせた最小限のアプローチを考えていくことがNICUにおける理学療法のポイントである．

2. NICUは新生児のICU，CCUである．ICU・CCUの項目を参照しつつ，新生児の特徴を理解することが重要である．

3. 親も子供とともに成長し親になっていくことを理解することで，医療関係者と親との人間関係悪化のリスクを回避できる可能性がある．

横山美佐子

Ⅱ. PT実施場所におけるリスク管理

5. 老人保健施設でのリスク

●● ビューポイント

- ☐ 移動能力と行動パターンの情報を把握しておく．
- ☐ 介助のバトンタッチ，待ち時間など見守りの継続がとぎれる瞬間に注意する．
- ☐ 認知面や情動面の変動を把握し，臨機応変に対応する．

■ エピソード

　新人PTのOさんは老人保健施設（以下，老健施設）に入職して半年たち，数多くの利用者の顔と名前を覚えてきたものの，1人ひとりの疾患や状態の把握・PT内容について，機会があればしっかり確認し直しておかなければと考えていた． 1

　午前9時，入所の方たちがリハビリ室を訪れリハアシスタント2名とともにいつもの集団体操を開始した．Oさんは同時にプラットフォームベッドで利用者AさんのROM-exを実施，ほかにベッド上で順番を待つBさんが臥床していた．先輩PTのMさんは，少し離れたテーブル席でCさんの評価にとりかかっていた．あわただしい午前中のリハビリ室も，まだ静けさがただよっていた．そのうちにベッドで順番待ちをしていたBさんが「トイレに行ってくる」といい車いすに移ろうとした．Bさんは移乗が不安定なためOさんは「今，お手伝いしますのでちょっと待ってください．」といって，Bさんの車いす移乗を介助し，リハアシスタントにトイレ介助をお願いしますと声掛けした．再びAさんのところにもどりROM-exを行っていると 2 ，背後から「危なかったですね！」という声が聞こえた．Oさんが振り返ると，先輩PTのMさんがBさんの姿勢をなおし，フットレストに両足をのせているところだった．Bさんは手と足を使って自分で車いすをこごうとして上半身が前のめりになり，座面から殿部が右半分ずり落ちた状態だった．Mさんはトイレ介助にきたリハアシスタントまでBさんの車いすを押していった． 3 その間もテーブル近くで評価途中のCさんに目を配り，Cさんからあまり離れないように距離を保っていた．

　先輩PTのMさんの落ちついた対応で，Bさんは車いすにしっかり座ったあと，「トイレぐらい自分で行かなくちゃと思ったんだけど，あせっちゃいけないね」と話しながらリハアシスタントとともにトイレに向かった．

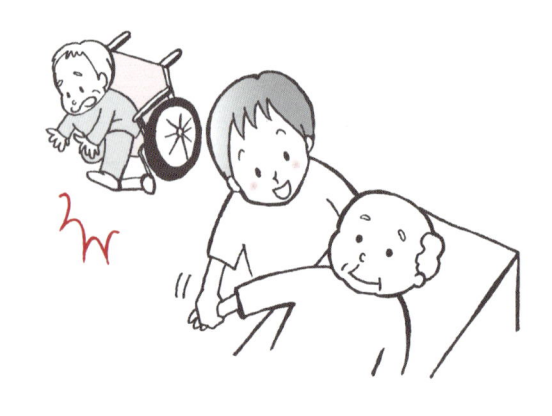

5. 老人保健施設でのリスク

レッド&イエローカード

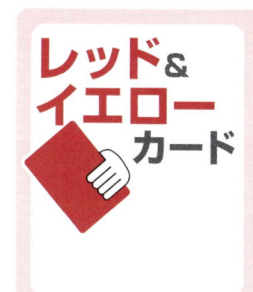

1. レッドカード（禁忌）
- 転倒・転落：車いすの移乗，車いす自走状況，トイレ誘導

2. イエローカード（注意）
- 認知・注意力：指示の記憶，危険動作の自制，状態の変動性
- ADL・IADL内容の把握：移動能力と行動パターン

リーズニング

1 老健施設では入所・デイケアと数多くの利用者を担当することになるため，個々のケースの状態をしっかり把握し記憶しておくことは大変なことではある．病院と違って医学的情報があいまいで不十分なこともよくあるため，PT自身が判断していかなくてはならない状況も多く，経験が大きくものをいう職域ともいえる．また老健施設利用者では認知症のある方も多く，加えて，認知面や情動面に変動があるケースもみられる．これらの症状は生活行動への影響が大きいので，その日によって臨機応変に対応をかえなくてはならないこともある．

今回のケースでは，Bさんは普段はあまり自分で車いすをこごうとしないので，車いすに移乗させ，声掛けをしたので，あとはリハアシスタントに任せたつもりだった．しかしBさんは「トイレに行きたい」という思いがあり，またもしかしたら順番待ちをしていたので早くトイレをすませなければと思ったかもしれない．自分で車いすをなんとかこごうとし，前のめりになってしまった．日々のケースの状態把握はもちろん，行動習慣，行動パターンも意識することが重要である．

2 Oさんはリハアシスタントに声掛けし，再びAさんのところにもどりROM-exを行ったが，AさんのROM-exを行うのに，Bさんに背を向ける格好になってしまい，Bさんがみえない状態であった．Bさんを視野内に入れる位置を工夫してROM-exを実施すれば，今回のことは防ぐことができた．さらにリハアシスタントが到着するまでの間，Bさんに話しかけるなどすれば，トイレより自分に注意を向けさせておくこともできた．

3 今回のケースはほかの職員に介助をバトンタッチする際にBさんがOさんの死角に入ってしまい，見守りの継続がとぎれたことが原因である．先輩PTのMさんはバトンタッチするまでしっかりBさんをフォローし，その際も自分の担当しているCさんの安全確保ができている．複数の利用者の安全確保とカバーの限界をわかっておくことも重要である．また転倒が起きると職員は素早い行動をとらなくてはならず，あわててしまう場合があるが利用者の中にはそのような状況に敏感に反応して動揺し落ち着きをなくする方もいる．他利用者へ不安を与えないことは転倒の連鎖を防ぐ上で重要なことである．

リハビリ室は広いスペースがとってあるため，見守りの死角ができやすい．あらかじめスタッフ間で見守り範囲を話し合っておくことも大切である．

大橋幸子

Ⅱ. PT実施場所におけるリスク管理

6. 重症心身障害児施設でのリスク

ビューポイント

- ポジショニング時には気管切開部や酸素チューブ，胃瘻部，注入チューブの位置に注意する．
- トランスファー時やベッドサイドでの理学療法実施中，一瞬でもベッドから離れる場合はベッド柵をあげる．

エピソード

　子どもが好きなPTのAさんは，ある重症心身障害児施設で働きはじめ，もうすぐ1年がたとうとしていた．入退所がそう頻繁には起こらない重症心身障害児施設ではAさんの担当ケースも1年間ほとんどかわることがなく，また，日常の業務にもなれ，就職当初のような緊張感はなくなっていた．

　Aさんの担当ケースの1人であるBちゃんは5歳の女児で，脳性まひによる重度の四肢麻痺である．経口による食物摂取が困難なため鼻から注入チューブが入っており，かつ呼吸も不安定なため，気管切開後の気管にカニューレが直接装着されている．2年前までは常時酸素も必要としていたが，現在は主に夜間のみ使用している．

　呼名により笑顔を見せるBちゃんは，随意運動がほとんどみられず，四肢の緊張が強く，仰臥位だと全身が反り返りやすい．リラクゼーションが難しいため，医師からの理学療法処方箋では，リラクゼーションおよび四肢体幹の変形予防と指示されている．

　理学療法評価の結果，Bちゃんは側臥位でのスヌーズレン活動中にリラックスできることが明らかになった．実は就職して3ヵ月ほどたった頃，Bちゃんのトランスファーを行おうとベッド柵をおろした直後，近くに本人の座位保持装置がなかったため廊下にとりに出たが，その間に体幹を反り返らせBちゃんが寝返ってしまい，ベッドから落下してしまった．幸い大事には至らなかったが，それからというもの，トランスファー時のベッド柵のあげさげには細心の注意を払ってきたAさんであった．

　今日も注意してトランスファーを行った後，スヌーズレンの準備をすすめていた．Bちゃんに対して側臥位のポジショニングを行うため，クッションの1つをBちゃんが抱え込むような位置におき，背中にもう1つのクッションを，さらに両下肢の間にもおきながら，Aさんは午後の症例検討会での発表のことを考えていた．そこで必要な延長コードがないことに気づき，すぐもどるから大丈夫だろうとそのままその場を離れ，隣の部屋にとりに行った．約30秒後戻ってきたところ，Bちゃんは顔面蒼白，呼吸も停止していた．すぐに医師を呼び蘇生を行った結果，呼吸が再開し，バイタルも正常にもどった．

　原因は側臥位時にカニューレの先端がクッションで塞がれたことによる窒息であった．Bちゃんのポジショニング時には気管切開部や注入チューブに気をつけるよう新人研修時念を押されていたが，なれのためか注意散漫となってしまい大きな事故につながってしまった．

レッド&イエローカード

1. レッドカード（禁忌）

　窒息：ポジショニング時

2. イエローカード（注意）

　落下：トランスファー時

■ リーズニング

① 重症心身障害児は随意運動や発話が困難である場合が多く，生命を維持するのに必要な呼吸循環機能障害を併せ持っていることも多い．そのための気管切開や酸素の使用であるが，ポジショニングを行う際にカニューレや酸素チューブの位置の確認を怠ると生死に直結する事故になりかねない．

この場合は，

① ポジショニングを行う際は，本人に随意運動がほとんどない場合でも，自重によって姿勢が崩れないよう適切な姿勢保持装置またはクッションなどを使用し，姿勢を保持することが大切である．また，ポジショニングの際使用したクッションや，枕やカバーなどがカニューレ先端部分を塞いではいないか，酸素チューブが身体や四肢の下になったままになっていないか，注入チューブが抜けかかっていないかなどをしっかり確認する．

② 随意運動は困難だが，急に体幹が反り返ったり，てんかん発作を起こし，姿勢が変化する場合も多い．そのため，ほんの少しの間なら大丈夫だろうとベッド柵をおろしたまま車いすなどをとりにその場を離れると，ベッドから落下する事故につながる可能性がある．

この場合は，

① トランスファーを開始する前に必要なバギーや車いす，座位保持装置などを側まで持ってくる習慣をつける．それでもやむを得ずその場を離れたり，目を離す場合は，ベッド柵をあげる習慣をつける．

③ 苦しくても「苦しい．」といえず，身体を思うように動かすことができない子どもたちに対してどのような理学療法プログラムを実施するにせよ，最も気をつけなければならないリスクを上にあげた．毎日何気なく行っている理学療法士によるポジショニングであるが，当の本人たちからすれば，姿勢を操作され，その度に怖い思いをしているのかもしれない．言葉で表現することが難しいお子さんとかかわっていく重症心身障害児施設の理学療法士は，常に子どもの表情に神経を集中させなければならない．

　　　　　　　　　倉本アフジャ　亜美

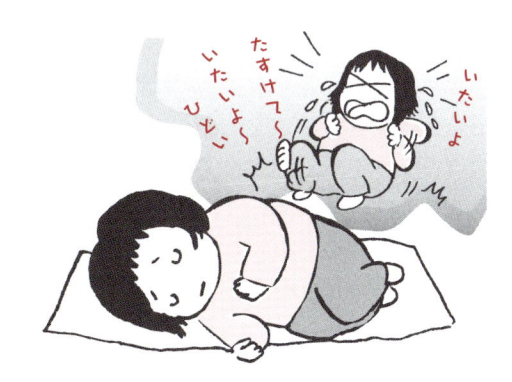

Ⅱ. PT実施場所におけるリスク管理

7. 訪問リハビリテーションでのリスク

ビューポイント

- [ ] 自宅での生活環境を把握し，リハビリを行う上でリスクとなり得るものや状況をしっかりと確認しておく．
- [ ] 基本的には1人で訪問するため，緊急時の連絡先はしっかりと確認しておき，利用者の急変時には落ち着いて対処する．

エピソード

　PTになり3年目のAさん，2年間病院に勤め今年から訪問リハビリの勤務となり，3ヵ月が経つ．新しく訪問リハビリの依頼があり，脳梗塞により左片麻痺を呈したCさんを担当することとなった．Cさんは回復期病院でリハビリを受け自宅退院ができるまで回復した．Cさんは自宅でも病院と同じように動けるかどうかを心配されており，訪問リハビリを希望された．

　Cさんは息子夫婦と3人暮らしだが，息子夫婦は仕事がありCさんは日中独居となってしまう．そのため，Cさんはまず家の中での移動を心配されており，Aさんも移動練習から実施していくこととした．AさんはCさんの入院時の担当PTから申し送りを受けており，屋内歩行は自立ということを確認していた．早速自宅内を歩いていただいたが居間にある椅子へ向かう途中，Cさんは居間に敷いてあったカーペットの縁につまずいてしまった．転倒には至らなかったが危険な場面であった．

　AさんがCさんの担当となり約2ヵ月，Cさんとの信頼関係も構築されつつあり順調に訪問リハビリをすすめていた．とある夏の暑い日，いつものようにCさん宅へ訪問するとCさんがベッド上でぐったりしているのを発見，明らかにいつもと様子が違うためすぐにバイタルサインのチェックを実施，体温の上昇と意識障害があり，緊急連絡先の主治医へ連絡し指示を仰いだ．主治医からすぐに病院へ連れてくるよう指示があり，Aさんは救急車を呼びCさんを病院へ搬送．その後家族の緊急連絡先にも連絡を入れ状況を説明し，搬送先の病院を教えすぐに向かってもらうこととなった．

　発見が比較的はやかったことと，治療が速やかに行えたため大事には至らず，入院加療の結果Cさんは元気に退院され現在も訪問リハビリを頑張っている．

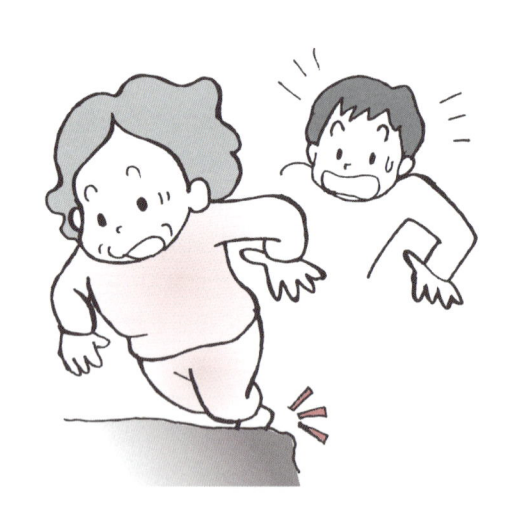

レッド&イエローカード

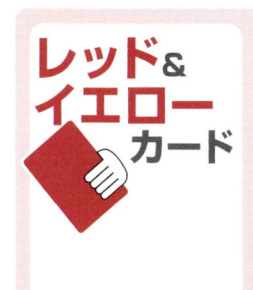

1. レッドカード（禁忌）

- 転倒：カーペットや畳の縁，家具の配置，そのほか病院PT室とは異なった環境
- 緊急連絡先の未確認：パニックに陥り適切な対処困難

2. イエローカード（注意）

- 環境の不整備：暑すぎる・寒すぎる部屋，ペットの放し飼いなど
- 見逃し：体調の変化，バイタルサインの変化

■ リーズニング

1 訪問リハビリテーションの場合，リハビリを提供する場は自宅がほとんどである．生活環境は利用者ごとに違い，さまざまな環境の中でリハビリを提供しなくてはならない．今回のエピソードの中に，入院時担当PTの申し送りでは屋内歩行自立となっていたが，これはあくまでリハビリテーション室という，環境が整備されている場での評価であった．自宅でしっかりと環境が整備されているような部屋はまれであり，ちょっとした段差につまずいたり，部屋が散らかっているだけで転倒してしまう可能性がある．

この場合は，
① リハビリを行う上でリスクとなり得るものや状況（カーペット，家具の配置，ペットの有無など）を確認しておく．
② 利用者本人にも危険な場所や物を教え，注意喚起するよう指導する．
③ 日常生活においても部屋の整理整頓や環境調整（家具の配置，空調の利用など）を心がけるよう利用者，家族に指導する．

ことでリスク管理ができる．

2 訪問リハビリテーションは基本は1人で訪問する．病院のようにすぐ近くに看護師がいたり，よべばすぐに主治医がきてくれる状況下ではない．また，最近では高齢者の独居も増加してきており，今回のエピソードのような状況におかれる可能性も想定しておかなくてはならない．利用者の急変に遭遇し，パニックになってしまうと適切な対処ができず利用者の命にかかわる重大なリスクとなる可能性がある．

この場合は，
① 主治医には必ず緊急時の対応（緊急連絡先など）を確認しておく．
② 家族にも緊急連絡先を確認し，緊急時の対応については本人・家族と事前に打ち合わせをし理解・承諾を得ておく．

ことでリスク管理ができる．

3 訪問リハビリテーション（在宅でのリハビリ）を提供するにあたっては，いかにその利用者の在宅生活を想定することができるか，また利用者のちょっとした変化にいかに気づくことができるかが重要になってくる．リスク管理においても「何か変だな」「少し危ないな」というように気づくことからはじまる．このように少しの変化に気づけるような洞察力を身につけられるよう普段から意識をし，業務に取り組んでいくことでリスク管理に繋がる．

〈佐々木秀明〉

Ⅲ 理学療法治療におけるリスク管理

A 運動療法におけるリスク管理

Ⅲ. 理学療法治療におけるリスク管理　A. 運動療法

1. 関節可動域運動（ROM-ex）

ビューポイント

- 手術記録を必ずPT前に確認し，術式・脱臼肢位をチェックする．
- 人工股関節全置換術（THA）や人工骨頭置換術は脱臼しやすい．特に術後2週間は要注意で，1ヵ月までは慎重に行うべきである．

エピソード；禁忌肢位確認不足

PTになり3年目のBさん，今年からは整形外科の担当になり，3ヵ月が経つ．最近ではようやく少し自信をもって仕事を行うようになってきた．Bさんが勤務しているのは急性期病院で，毎日のように手術後の患者が新たに理学療法処方されている．

術後のリハビリテーションは，クリティカルパスに添って行われ，同じようなプログラムの繰り返しに，Bさんはやや気がゆるんでいた．

数日前，変形性股関節症により右THAの患者Hさんを新たに担当することになった．Hさんは53歳の主婦．10年ほど前から股関節の痛みで通院しており，ここ2～3年で変形がすすみ日常生活にも支障をきたすようになってきた．Hさんの子どもたちも自立し，現在は夫と2人暮らし．ようやく生活が落ち着いたので，以前から悩んでいた股関節の手術を受けることにした．

主治医からのリハビリテーション処方箋では，『術式は後外方アプローチ．クリティカルパスに添ってリハビリを行ってください．』と指示されていた．Bさんはその処方箋をみて，いつものTHA術の処方箋と別段かわったところがなかったので，パスに沿って早速Hさんの理学療法を手術翌日より開始した．ベッドサイドで筋力強化運動を開始して1週間．歩行器での歩行に移行し，関節可動域運動を開始することになった．いつもと同じように，股関節のROM-exから開始した．股関節屈曲・内転・内旋に十分注意し，ゆっくり股関節屈曲，外旋運動を行った．しかし下肢をベッドに戻すとHさんは突然股関節の激しい痛みを訴え，太腿を押さえて苦しみはじめた．Bさんは動揺しながらもどうにか，病棟Nsと主治医に連絡し，ストレッチャーで病棟に搬送し対処した．診断の結果脱臼が認められ，すぐさま整復術が行われたが一度脱臼してしまった股関節は再発のリスクが高くなり，退院も遅れてしまうこととなった．

主治医からはHさんに十分な説明がなされ，Bさんも継続して理学療法の担当をさせてもらうことになった．その日病棟で，脱臼処置記録とともに目に入った手術記録をみて，Bさんは『はっ』と気づき落胆した．しかし後悔先にたたず，起こってしまった事故は取り返しがつかなかった．

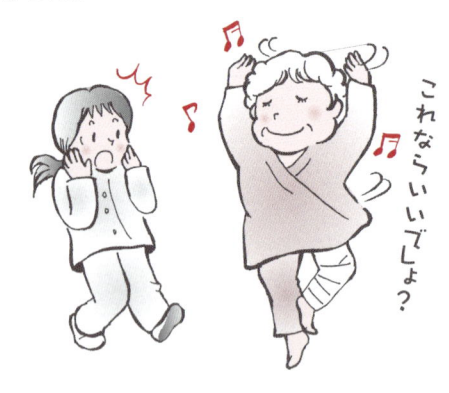

1. 関節可動域運動（ROM-ex）

レッド＆イエローカード

1. レッドカード（禁忌）
- 脱臼：股関節可動域練習時の脱臼

2. イエローカード（注意）
- 転倒：転倒再骨折
- 感染：水治療法で術傷からの感染

リーズニング

① 人工股関節全置換術（THA）の合併症の中で，脱臼は最も注意しなければならない．医師の指示箋でPTを開始するが，多い患者を抱える病院では脱臼肢位の詳細について記載漏れしてしまうこともないとはいえない．今回のエピソードでも，禁忌肢位が処方箋に記載されていなかったことも原因の1つであった．人為的なミスをなくすためには，PTも理学療法を行う前に基本的な情報について最低限確認し，なおかつ必要であれば主治医に相談することが大切である．主治医に直接指示を仰ぐことは，医療事故に遭遇した際の責任において自らを守ることができる．

この場合は，エピソードのBさんは，カルテの手術情報を確認せず，理学療法処方箋の『後外側アプローチ』という記載から，股関節屈曲・内転・内旋が脱臼肢位であると勝手に思い込んでしまった．しかし，実際には骨格形状の個人差もあり禁忌肢位が異なる場合がごくまれにある．今回はまさにその特殊例であった．事故後Bさんが手術記録の中にみたものは『骨盤形状が異なるため，屈曲，回旋動作で脱臼』という記載であった．つまりこの事故も，Bさんが事前に患者カルテの手術記録を注意して確認することで，防ぐことができるものであった．結局主治医からHさんに十分説明・納得してもらい，理学療法を継続することができたが，一度脱臼してしまった関節の事故後は脱臼リスクは高まり，信頼関係を維持することも難しく，理学療法をスムーズにすすめることが困難になってしまったのである．

② THAの場合，手術記録から脱臼に注意することができる情報として人工臼蓋の傾斜角やステムの前捻角などがある．
ROM-exではこのような手術後の脱臼のほか，過負荷による障害，筋断裂などがあげられる．事故を予防するためには，
① リハビリテーション処方箋だけでなく，カルテをよく確認する．
② リスクの高い症例や気になる記載がある場合，直接主治医の指示を仰ぐ．
③ ROMを行う際には，手の感覚や患者の表情に常に注意を払う．

③ 施行する際，感覚を十分に研ぎ澄ませ無理な力をかけすぎないようにする．特に意識障害がある場合や，コミュニケーションに問題がある場合は注意する．また，患者の表情をよく観察し，不安感がある方向への運動を行う場合には注意を払う．例えば肩関節の亜脱臼がある場合では，不安感がある方向に無理に動かすと脱臼が再発することがある．新人の緊張感から解放され，仕事が軌道に乗ってくるとミスを起こしやすい．一度の不注意が患者の信頼を落とし，それ以降の理学療法も左右されてしまうことに注意する．

齋藤里果

Ⅲ. 理学療法治療におけるリスク管理　A. 運動療法

2. 伸張運動（ストレッチ）

●● ビューポイント

- □ 伸張運動（ストレッチ）は，高齢者や関節疾患を有する場合など，特に注意が必要である．
- □ オーバーストレッチに注意する．

■ エピソード

　Ｉさんは老人保健施設に入職して半年．今月からは１人で患者を担当することになり，嬉しさもあったがその責任に気が引締まる思いであった．

　この日もいつものようにベッドサイドリハビリのために病室を訪れた．患者はFさん．90歳のパーキンソン病，ヤールのステージⅣの女性である．２ヵ月前，肺炎で近くのＩ病院へ入院したが，治療期間中の臥床により介助量が増えてしまった．Fさんは自宅へ帰るため，リハビリテーション目的で２週間前から入所している．現在のADLは，起居動作，トイレ動作，食事動作に介助が必要．自宅へ帰るためには，"トイレ動作の介助量軽減と食事動作が見守りでできること"が条件であった．入所当初に比べ介助量は減少してきたが，入院前より両側肘関節の屈曲拘縮が増強したことも，動作を行う際の障害となっていた．

　Ｉさんは，ADLの改善に肘関節の可動域改善が必要と考え，ストレッチングを取り入れたROM-exを行っていた．筋力や全身持久力などの機能には改善がみられているのに対し，関節可動域には思いのほか変化がみられなかった．この状況に，Ｉさんもややあせりを感じており，自分の動かし方やストレッチ時の伸張が不十分なのではないかと心配していた．Ｉさんはいつものように最初に肩甲骨，肩関節を動かし，次に問題の肘関節を動かしはじめた．Fさんの上腕と手関節を把持し，最終域では腱を触診しながら慎重に肘関節を伸展．数秒間伸張した後，ゆっくりもどしていく．屈曲にも制限があったため，続けて屈曲方向にも力を加えていった．前腕を上腕に近づけ，いつもより少し強く伸張してみようと肘を下から支えたときだった．Fさんの「痛い」という訴えと同時に，ふっと今までの抵抗感が抜け，屈曲方向に急に肘が動き出した．Aさんは今までにない感触にびっくりしたが，その後肘関節を動かしてみてもFさんが痛みを訴えなかったため，その場を後にし，先輩のPTに相談した．その話を聞いた先輩は青ざめ，主治医と病棟に連絡，Fさんは緊急の検査をすることになった．

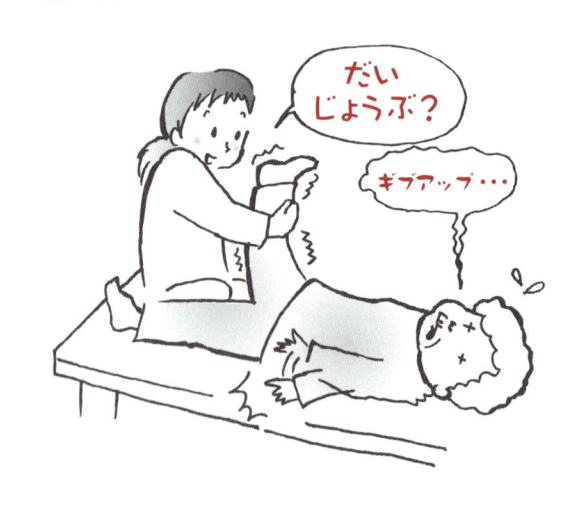

2. 伸張運動（ストレッチ）

レッド&イエローカード

1. レッドカード（禁忌）

- 筋損傷，腱断裂：オーバーストレッチに注意する

2. イエローカード（注意）

- 炎症や痛みの増強：疼痛の出現に注意し，疼痛や炎症がみられる場合は物理療法などを併用する

■ リーズニング

① 今回Fさんは上腕三頭筋の部分断裂という診断を受けた．原因はストレッチングの際の過剰な伸張と，二関節筋を伸張する場合の関節の操作方法と考えられる．

筋・腱・関節包は加齢により弾性組織が減少し，コラーゲン組織が増加するため，柔軟性が低下してくる．また高齢者は痛みに対する閾値が高くなっているため，ストレッチングによる傷害を起こしやすい．筋や腱に微細な損傷が起こるとコラーゲン線維が増加し，柔軟性の低下を増大させるため，損傷を起こさないように十分注意することが必要である．コラーゲン線維を含む組織は，ゆっくりと伸張した後一定の力で保持し，もどす操作を反復することが効果的であるといわれる．このためバリスティック・ストレッチングやダイナミック・ストレッチング以外の基本的なストレッチングの方法は，伸張反射を起こさないようにゆっくりと動かし，伸張したまま数秒間保持した後，ゆっくりもどすことを繰り返す．組織伸び率が3％をこえると損傷を起こす危険性があるといわれるため，抵抗感に注意し過度に行わない．伸張していくと，直線的に抵抗感が増していくが，一定の域まで動かすと抵抗感が急に増大して感じられる．この域まで達したことを感じたらその位置で保持する．

② ストレッチングを行う際は疼痛を伴わないように注意しなければならない．ときに痛みは運動ニューロンの中枢抑制を助長し，効果を損なうことになってしまう．疼痛を訴える場合には，事前に疼痛緩和をはかる必要がある．炎症症状がある場合には寒冷療法を，炎症がなければホットパックや渦流浴など温熱療法を併用する．軽度の運動を行うことも，循環を改善し十分な効果につながる．

③ ストレッチングを行う際，体幹などの近位関節に可動域制限がある場合，遠位関節の代償が大きく，オーバーストレッチを起こすことがある．体幹のストレッチングは四肢の筋緊張を正常化し，ストレッチングの効果を高めるため，ストレッチングは体幹から開始し，近位関節→遠位関節へと行うのがよい．また，今回のように二関節筋を伸張する場合，遠位関節で伸張したまま不意に近位関節を動かすことは，筋や腱に大きな負荷をかけることになるため，二関節筋の伸張運動を行う際は関節の操作に十分注意し，損傷を起こさないようにする．

齋藤里果

Ⅲ. 理学療法治療におけるリスク管理　A. 運動療法

3. 徒手抵抗 ―筋力強化

ビューポイント

- □ 運動療法実施中の不適切な姿勢の影響を考慮する．
- □ 徒手抵抗による運動の広がりを理解する．

エピソード

　新人理学療法士のJさんは，理学療法士国家試験に合格したばかりである．学生時からスポーツリハビリテーションに興味があり，就職先はスポーツ選手が多く来院するA整形外科クリニックに決めた．

　新人理学療法士Jさんは，まだ経験が浅いためスポーツ選手を担当する機会がなく，主に学生時代に担当することが多かった高齢者の腰痛や膝痛を担当することが多い．Jさんは多くの患者さんを担当し，忙しい日々を送っていた．ある日，腰痛が主症状の外来患者Nさんを担当した．

　Nさんは50歳男性で，若い頃から腰痛に悩まされていた．職業は大学教員であり，授業は立位で行うことが多く，研究室では座位姿勢が多い．日常生活活動は自立しているものの，最近腰痛が悪化してきたため，A整形外科クリニックで受診した．主治医からの理学療法指示は，腰部温熱療法と腰椎牽引療法，運動療法であった．

　理学療法士Jさんの理学療法評価では，Nさんは腰痛が主症状であるが，両下肢の筋力低下も腰痛をひき起こす要因と考え，筋力強化練習も導入した．

　Jさんは下肢筋力強化練習方法の1つとして，腸腰筋や大腿四頭筋の筋力を強化するために，仰臥位で下肢伸展位挙上時に徒手抵抗を加えることにした．抵抗部位は足関節とし，Nさんの発揮できる筋力を確認しながら徒手抵抗量を調節していた．抵抗運動は一側下肢ずつ行うこととし，非実施側下肢は伸展位のままベッド上においていた．

　顔色などを確かめながら，徒手抵抗を実施していたが，突然Nさんが腰痛症状の増悪を訴えた．Jさんはただちに筋力強化練習を中止し，Nさんの腰痛が軽減する楽な姿勢にして，しばらく理学療法室で休んでいただいた．

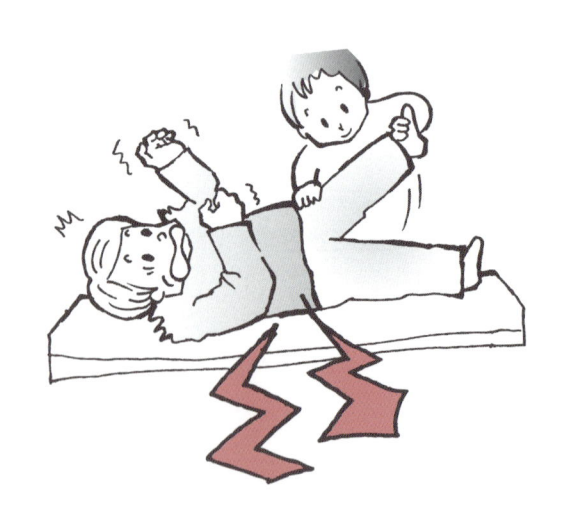

レッド&イエローカード

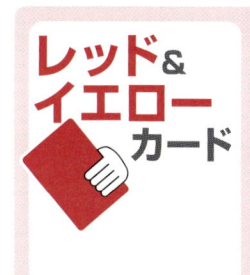

1. レッドカード（禁忌）
腰痛：不適切姿勢での運動による腰痛増強

2. イエローカード（注意）
疼痛：下肢伸展位挙上運動時，足関節への徒手抵抗で膝関節へ過負荷

リーズニング

1 腰痛症は，人類が直立二足歩行を獲得した代償や宿命といわれ，多くの人が腰痛に悩まされている．そのため，腰痛症は理学療法の適応疾患としてかかわることが多い．腰痛症の原因はさまざまであるため，その治療法に画一的方法があるわけではない．また原因疾患が不明であっても，ほかの原因による不適切な姿勢や動作によって，間接的にひき起こされる腰痛症も存在する．したがって，目の前で腰痛を訴えている患者の状態を把握することが重要なことはいうまでもない．

理学療法士Jさんは，患者Nさんの腰痛症は，腰部だけではなく両下肢の筋力低下も影響していると考えた．理学療法プログラムとして，徒手抵抗による両下肢の筋力強化練習を取り入れたことはよい観点である．徒手抵抗による筋力強化の利点は，
①患者を観察しやすいこと
②抵抗量の調節が容易であることがあげられる．

しかし，筋力強化練習中に患者Nさんの腰痛が増悪してしまった．筋力強化実施中の姿勢に問題があった．理学療法士Jさんが実施した運動療法は，患者Nさんを仰臥位にし，下肢伸展位挙上運動である．プログラムとして問題はないが，非実施側下肢への配慮が欠けていたためひき起こされたインシデントである．

2 腰痛患者の場合，腰椎前弯が増強し腰部に負荷がかかる状態が多い．下肢伸展位挙上運動に対して徒手抵抗を施すと，運動の広がりや全身的なバランス反応によって体幹は固定に働き，腰椎前弯が増強することが考えられる．そのため，この場合は，非実施側の股関節と膝関節は屈曲位にすることが望ましい．いわゆる膝を立てる状態であるが，この状態では骨盤の前傾が緩和され，腰椎前弯の増強が減少するため，運動療法施行中の腰痛増悪のリスクが回避できる．

3 このように，腰痛症にかかわらず，
①運動療法実施中の姿勢
②身体1部の運動から他部位への運動の広がり
に配慮することが必要である．とくに徒手抵抗を加えることで，さらに運動は他部位に広がることを念頭におきたい．
①下肢の動きと骨盤の動き
②腰椎の動き（腰椎と骨盤の関係：lumbar-pelvic rhythm）
について理解を深める必要がある．

佐藤　仁

Ⅲ. 理学療法治療におけるリスク管理　A. 運動療法

4. 重錘 ―筋力強化

ビューポイント

- ☐ 重錘ベルトを装着したまま歩きださないかチェックする．
- ☐ 重錘ベルトを自力で外せない高齢者から極力目を離さない．

エピソード

　Mさんは77歳女性．1ヵ月前に外出先で転倒し大腿骨頸部を骨折，手術を受けた．術後の経過がよく，早期から理学療法を開始できたので，歩行器歩行が可能となっていた．担当理学療法士は経験5年目のKさん．今年度から理学療法部門の副責任者になった．

　患者Mさんは術後の両下肢の筋力低下が著明であった．理学療法士Kさんは，Mさんのプログラムに筋力強化練習の時間を徐々に増やした．徒手抵抗による両下肢筋力強化練習のほかに，両足関節に重錘ベルトをつけ，プラットフォームで座りながら，両膝関節の伸展運動も実施した．数日間，重錘ベルトを用いた筋力強化練習を行うと，リハビリに積極的に取り組んでいるMさんは練習内容になれて，自身で練習を行うようになった．

　ある日，Mさんがいつものように，両足関節に重錘ベルトを着けて下肢の筋力強化練習を行っていた．練習開始からだいぶ時間が経過したので，Mさんはその日のリハビリを終わりにしたかった（トイレにも行きたいし）．理学療法士Kさんは，業務が多忙になったため，Mさんと一緒にいる時間が少なくなっていた．Mさんは，なかなかもどってきてくれない理学療法士Kさんを待ちきれなくなり，ほかの理学療法士をよぼうと思ったが，みんな患者と練習中で声をかけられない．Mさんは，自分で何とかしようと，重錘ベルトを自力で外そうと試みた．しかし，プラットフォーム上座位の状態で重錘ベルトを外すことが難しく，仕方なくMさんは，重錘ベルトを足関節に着けたまま歩きだしてしまった．まだ歩行器歩行レベルのMさんは，バランスが上手くとれなかった．理学療法士Kさんが，ようやく重錘ベルトを着けたまま歩きだしたMさんをみつけ，「Mさん，危ないですから，歩かないで…」と声をかけた途端，患者Mさんはバランスを崩して転倒してしまった．

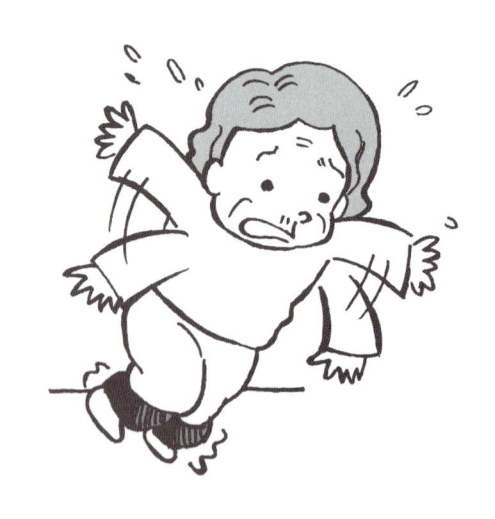

レッド&イエローカード

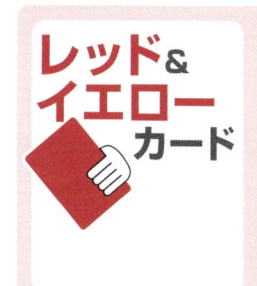

1. レッドカード（禁忌）
- 転倒：重錘ベルト装着したままの歩行による転倒

2. イエローカード（注意）
- 管理体制：手に持った重錘ベルトの落下による打撲や骨折の危険性

■ リーズニング

❶ 理学療法プログラムでは，下肢筋力強化練習の一手段として，重錘ベルトを用いることが多いようである．徒手抵抗とは異なり，方法を患者が習得すれば，自身で筋力強化練習が可能である．

Mさんの担当理学療法士Kさんは，副責任者に抜擢されたため，患者診療のほかにも業務が増えた．Mさんの理学療法は順調にすすんでおり，重錘ベルトを用いた筋力強化練習も理学療法士がベルトを装着すれば，Mさん自身でプログラム遂行が可能な状態であった．理学療法士が多忙で，患者自身でプログラム遂行している場合に，このようなインシデントが起こりやすい．

❷ プラットフォーム上座位で足関節に重錘バンドを装着して，下肢筋力強化練習をしていると，目標回数終了次第，自身で重錘ベルトを片付けようと，ベルト装着のまま歩きだす患者が少なくない．さらに，自身でベルトを外し，手に持って片付けようとする患者も目にする．下肢が筋力低下しているために，重錘ベルトを足関節に装着したまま
① 歩きだす
② 手に持って歩き出す
などで，バランスを崩して転倒する危険性が非常に高い．
このようなインシデントを回避するためには，やはり担当理学療法士が患者の近くにいることと，重錘ベルトの脱着を理学療法士が行うことである．患者自身でプログラム遂行可能だからといって，患者1人だけで行わせないほうがよいであろう．特に高齢者や認知症の疑いがある方は要注意である．

❸ また，環境設定として，「重錘ベルト置場の横で練習させるのも1つである」．座位姿勢のまま重錘ベルトを外し，片付けることが可能となり，立位での活動は減るのでリスクもより低くなる．患者2，3人で一緒に練習することも，お互い注意が可能でリスクは低くなる．

重錘ベルト使用の筋力強化練習は，理学療法で自主トレーニング方法の1つとして用いられることが多い．しかし，患者が足関節にベルト装着のまま歩きだすことも多く，理学療法士が目を離すと転倒・骨折につながることを念頭におきたい．

❹ 重錘ベルト装着での歩行はバランスを崩すとしたが，失調歩行の患者には，バランスを安定させる目的で重錘ベルトを装着して歩行を試みる"おもり負荷法"がある．

佐藤　仁

Ⅲ. 理学療法治療におけるリスク管理　A. 運動療法

5. 機械 —筋力強化

ビューポイント

- 機械を使用した筋力強化練習では，特に高齢者の場合，負荷量に注意しなければならない．
- 特に新しい機械を患者に使用する場合は，患者の傍で見守る必要がある．

エピソード

　理学療法士Wさんが働いている病院は，地域に根ざした総合病院であり，地域の高齢化がすすみ患者層は高齢者が多い．最近パワーリハビリテーションの概念が病院内に導入され，リハビリテーション室に大型の筋力強化機械が数台搬入された．Wさんたち理学療法士は，パワーリハビリテーションの概念を理解することと，新たに搬入された機械の取扱いを理解することに努めた．

　新たなリハビリテーションの試みのため，理学療法士Wさんたちは，多くの勉強時間を割き，低負荷の運動を心掛けることは理解できた．筋力強化機械が搬入されて3日後，リハビリテーションスタッフが機械の取扱いを覚えたため，患者に使用することになった．

　理学療法士Wさんが担当している外来患者のAさんは75歳女性．7年前に両側変形性膝関節症と診断され，現在T字杖使用で歩行し日常生活は何とか自立している．しかし，歩行をしばらく続けると両側の膝関節内側部に疼痛が発生する．

　理学療法士Wさんは，患者Aさんに新しい筋力強化機械の説明と期待できる効果を説明した．患者Aさんはリハビリには積極的に取り組んでいたので，新しい機械の使用を希望した．早速，新しい機械に横たわり，両下肢で"蹴る"運動を開始した．患者Aさんが順調に機械での練習をすすめていたので，理学療法士Wさんはほかの担当患者にも紹介しようと声を掛けに行った．

　数分後，理学療法士Wさんは，ほかの担当患者にパワーリハビリテーションについて説明をしていると，遠くで頑張ってリハビリをしていた患者Aさんが自力で機械からおりようとしていた．理学療法士Wさんは，「Aさん，今行きますから，まだその機械からおりないでください」と声をかけたが，患者Aさんは，そのまま機械上から床に転げてしまった．Wさんは急いで患者Aさんの許へ行くと，両膝に疼痛が発生したため，自己判断で機械での運動を終了したとのこと．大事には至らなかったが，ほかの患者には「危ない機械」の印象を与えてしまった．

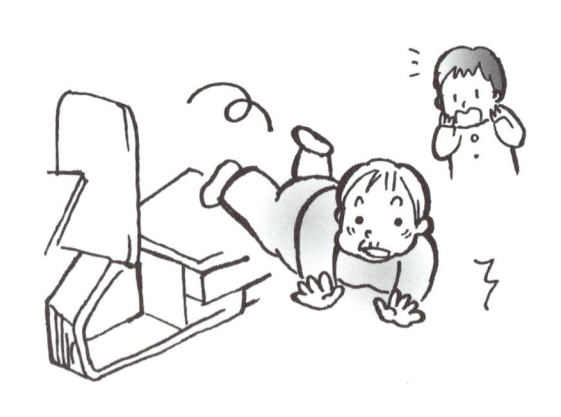

レッド&イエローカード

1. レッドカード（禁忌）

疼痛：下肢への過負荷を避けるために負荷量の調整が必要であり，不良姿勢による他部位の疼痛にも注意が必要である．

2. イエローカード（注意）

転倒：機械を使用した運動であると，特殊な姿勢になることがあり，バランスを崩しやすい．

■ リーズニング

① 機械を使用した高齢者に対するパワーリハビリテーションは，筋力強化というよりは，低負荷運動の継続によって筋活動を向上させ，身体運動の活性化をはかる方法と考えられる．つまり，ここで使われる"パワー"は，アスリートに対する"パワー"とは異なった解釈となる．
低負荷による反復運動の注意点は，過負荷運動による疼痛や疲労である．特に変形性関節症患者や多発性硬化症患者には注意が必要である．また，低負荷による反復運動であっても，身体他部位が固定筋の役割となり，持続的緊張状態におかれることにも注意を要する．持続的緊張状態は局所血流を阻害し，そのため組織の治癒能力が低下することがある．
したがって，高齢者に施行する場合には持続時間の調整が必要であり，実施中の見守りによる体調の変化などの観察は不可欠である．ほかの注意点は，過負荷による運動継続は代償運動をひき起こす可能性も秘めていることである．

② このような機械を使用した（乗ってしまうような状態）筋力強化練習では，姿勢保持から姿勢変換時のバランス状態にも注意が必要である．今回の例では，機械のベッド上に仰臥位で，両股関節と膝関節が90°程度屈曲位から伸展する活動となり，抵抗板を蹴る動作となる．運動終了時は，患者は仰臥位で股関節と膝関節は空間で屈曲位のまま一瞬保持しなければならない．その状態から両下肢を側方におろすと，安定した体幹機能が備わっていないと，両下肢の重みでバランスを崩してしまう．この状況は，治療用ベッドやプラットフォームから転倒するという，理学療法士が遭遇する少なくないインシデントである．また機械を用いた運動療法では，自転車エルゴメータがよく使用される．この場合，片脚立ちになるので注意する．

③ 機械を用いた筋力強化練習では，特に高齢者の場合は，
① セラピストが傍にいること
② 負荷量や体調面の管理
③ 姿勢変換時の注意や介助
などが必要である．

佐藤　仁

Ⅲ. 理学療法治療におけるリスク管理　A. 運動療法

6. 協調性

ビューポイント

- 協調性障害の性質が運動末梢性のものか中枢性の問題なのか，中枢性であれば進行性か否か区別する．
- 対処的な重錘バンドや弾性包帯の使用時はそのメリットとデメリットをよく理解して使用する．
- 毎日の同じ動作こそ，そこに関連する身体機能の評価を怠らず，「転倒は起こる」前提の練習も考慮する．

エピソード

　外来で通う脊髄小脳変性症（SCD）のMさんは，いつも奥さんに見守られてシルバーカー（四輪歩行車）で歩いて来訪する．年度が明けPT2年目のKさんは，今年からMさんを1人で任されて悩んでいた．

　Mさんは歩行時，重錘バンドなど身に付けず，シルバーカーの荷物入れに重錘を入れた方が歩容は安定し，日常生活もその方が効率的であった．自宅内は主に奥さんの手引きか手摺りで歩くが，四つ這いの方が安全なときもあった．悩みとは，最近，週に1回位で，自宅で軽い膝うちや尻もち程度の転倒が増えたとMさんより聞いていたことだった．しかし，状況がまちまちで要因がつかめずにいた．

　Mさんはいつもリハビリテーション室の壁際にある床マットで運動療法を開始する．壁まで歩き，壁に手をつきながら床へ腰掛ける方法をとっている．関節可動域は体幹回旋がやや低下があるものの問題はないと思われた．四つ這いは四肢の失調が強く，骨盤の動揺が増す．

　今回はストレッチング後，重錘バンドを四肢の末梢に取り付け，フレンケル体操を一部応用して行った．運動の成功率は高く，そのまま歩行練習へ移行しようとした．立ち上がる際も壁に手をつくが，今回は状況が異なることもあり殿部だけ軽く介助し，立ち上がってもらった．そのとき，Mさんの手をつく動作にぎこちなさを観察した．歩行練習に切り替えて間もなく，体幹の動揺が目だち，両下肢は前方へ振り出しが弱く，明らかに重錘が重く邪魔して持ち上げにくい印象を受けた．Mさん自身も「歩きにくいし疲れた」といい，やむを得ず重錘バンドは取り外した．

　その後，シルバーカーでの歩行は来訪時と大きく変化なく，同じように奥さんに見守られ歩いて退室された．

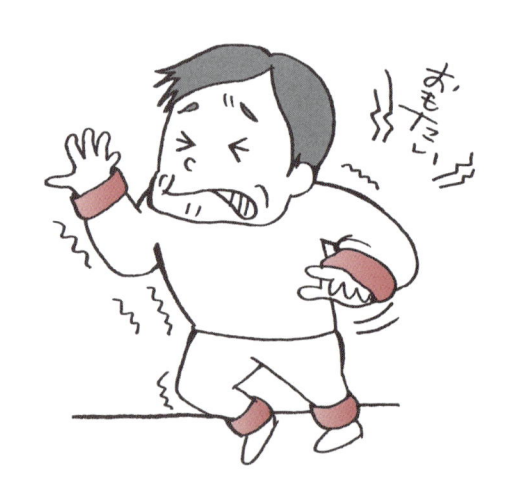

92

レッド&イエローカード

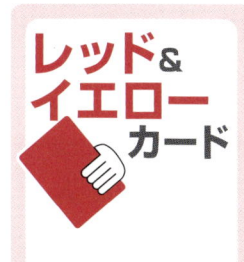

1. レッドカード（禁忌）
- 転倒による骨折：打撲の繰り返しによる裂傷や皮膚からの感染

2. イエローカード（注意）
- 適切な身体機能評価がないままの対処療法の選択
- 筋疲労の蓄積
- 失敗経験の繰り返し

リーズニング

1 小脳などで知覚情報に応じて動員する筋の組合せや出力タイミングなどを適切に制御することを協調性という．反してSCDは，①体幹の共同運動障害，②四肢の距離測定障害と，③反復運動障害を中核に協調性そのものが障害される進行性疾患である．つまり，理学療法効果の多くは，残存する協調性機能を最大にいかして動作を獲得（代償）することである．

2 フレンケル体操や重錘バンドは，本来，筋で制御する協調性を視覚や物理的道具で代償する対処療法である．

フレンケル体操：視覚代償を利用した体操で，脊髄性失調に効果を認めるものの，小脳性失調は四肢のフィードバック機構で視覚代償が難しく，効果は低い．練習した運動は改善しても，ほかの動作に転移しないという指摘もある．

重錘バンド：装着により知覚情報が増加すると確認されているが，患者ごとに適切な位置や負荷量を検討しなければならない．取り外すと効果が持続しないとも指摘される．

ここでは，Mさんが立ち上がることで四肢にかかる重力ベクトルが変化し，重錘バンドはむしろ四肢末梢を強く固定し，体幹との共同運動を阻害している．介助せず離れていたら転倒した可能性もある．

3 協調性障害が目隠しとなり関節可動域や体幹・四肢近位筋力低下を見逃すこともある．シルバーカーなど「重心を前方支持物に委ねて歩くことができる道具」を長く使用すると，体幹や四肢近位筋力をあまり使う必要がなく，可動域も含めて廃用性低下を起こすことも多い．対処療法に移る前に，まず残存機能が疾患由来の低下なのか，回復するものか再評価すべきである．運動療法には，固有受容性神経筋促通法（PNF）や不安定な器具を用いるDYJOC（dynamic joint control exercise）など体幹と四肢の連結性を促通する考え方もある．この場合も，体幹回旋可動域の低下原因や重錘負荷に見合う筋力はあったかと評価していれば，適切な運動療法に繋がり，床上動作以後の過負荷も避けられていた．

4 PTがかかわるのは日々の僅かな時間である．練習で変化をみずとも情報収集や問診で変化を感じたとき，主治医の意見や画像情報と照らし合わせ，症状を判断することも必要なプロセスである．また，進行が緩やかでも，失敗経験や骨折をきっかけに維持できていたADLレベルが急激に低下することもある．Mさんが練習前と変化がなかったことは幸いだが，運動療法を受けるのは，一時的にも効果を得ることを目的としていたはずである．

指方　梢

Ⅲ. 理学療法治療におけるリスク管理　A. 運動療法

7. バランス

ビューポイント

- [ ] バランス能力が低下している原因を正確に評価する．
- [ ] 練習時の環境調整や介助する位置などの安全面への配慮を怠らない．
- [ ] 適切なバランス反応を引き出す．

エピソード

　起床時に左片麻痺と意識レベル低下で発見され，入院してリハビリテーション中のSさん．発症後1週間には意識清明となり，3週間が経った．左側の運動麻痺は回復がみられ，上肢は補助手，下肢も装具使用で歩行可能と予測された．軽度に感覚麻痺があるが，幸い，明確な高次脳機能低下はみられていない．

　PTのDさんは，片麻痺の方の担当がSさんで4人目だった．これまでは麻痺が軽く，早期にPTが終了していた．

　Sさんの左下肢は身体を支持する位の筋力と筋緊張はあると予測されるのだが，立位では骨盤が回旋し，膝折れに至り，介助が離せなかった．Dさんは先輩PTから下部体幹の筋緊張低下が一番の要因でないかと助言を受けて，まず座位バランスから促通することとした．そこで，昇降式のプラットフォームで座面高をあげて足底を離床し，座位でSさんの上前・左右に体幹から傾けないと届かない所にあるボールを右手でリーチする方法をとった．前方には姿勢矯正鏡をおき，姿勢と転倒の回避を意識させた．1週間続け，徐々に遠方へリーチが可能となり体幹の活動があがってきたと思われた．実際，右側に偏りがちだが介助なく1人で立位がとれてきていた．

　しかし，2日後，Sさんが腰痛を訴えてきた．聞けば，右腰が痛く，せっかく1人で起きて，移乗できるようになったのに，今日はあまりに痛くて移乗を介助してもらったということだった．評価すると，神経症状はなく，筋膜性の腰痛と判断された．Drにも報告し，画像などの診断から筋膜性腰痛に間違いないが，1～2日は安静にするよう指示を受けた．

　転倒もなく，入院生活で無茶な動作は特になかった．原因は座位バランス時の過負荷であることにまちがいないが，どう改善すればよいか思いつかなかった．

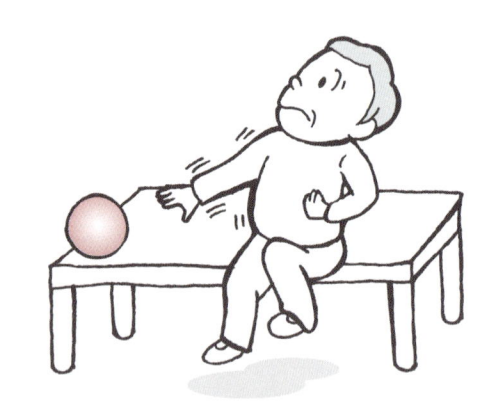

1. レッドカード（禁忌）

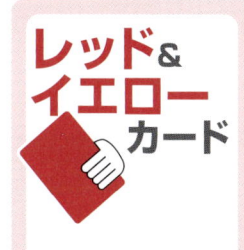

- 二次的障害：過度な努力による腰痛などの発生
- 転倒：練習として不安定な状況設定の中での転倒
- 患者の身体遠位からの介助や牽引

2. イエローカード（注意）

- 偏った筋緊張の誘発
- 視覚による誤認識
- 間違ったバランス能力の獲得

■ リーズニング

1 人は支持面を知覚し，その支持面を基準に定位をとる．しかし，姿勢筋緊張は，精神状態や生活習慣でも変化し，健常者でも個人差は大きい．Klein-Vogelbachはバランスについて①カウンターウェイトの活性化，②カウンターアクティビティ，③カウンタームーブメントと分けている．片麻痺患者などは，外部環境が変化しないよう自分の使いやすい筋の活動で内部環境を変化して動くようになる（カウンターウェイトの活性化）．バランス能力低下の要因が一部の筋緊張低下であるとき，それらの筋は収縮しづらく，一方的に比較的正常な筋緊張を保持した筋ばかりが活動してしまうということである．しかし，この状態は支持面ばかりか姿勢も変化し難く，全身的な姿勢筋緊張も偏りが生じてしまう．

足底に支持面のないダングリングも，筋緊張低下や感覚障害で適切な支持面を理解しづらい麻痺側が使えず，非麻痺側の筋活動がすべてを補おうとする状態に陥ってしまう．麻痺側でも，支持面を理解し，四肢と体幹が結合している状態がわかれば，四肢は解放され自由に動き探索できるようになるものである．

この場合，結合性を理解できるのは非麻痺側の腰背部・体幹のみであり，ここがすべてのテコの支点を担い，努力したバランス練習を行っていた．結果的に負担は大きく，腰痛という形で表面化した．

2 理学療法は，あえて不安定な状況に設定し，動作を獲得させることも多いが，あまりに不安定要素が大きいと筋緊張を異常にするばかりか，転倒回避の介助も患者に不意な牽引や過負荷をかけて非常に危険であるため，どんな状況でも安全に介助が可能と判断できた上で行うべきである．また，現実の環境で状況変化に適応した行動を起こすには，環境の変化を能動的な視覚情報や身体活動で入手する必要がある．自分は座面に垂直か，視界に入る壁の絵や柱と傾きがないかといった情報ならよいが，鏡は視覚情報の変化を自分の反転した姿で時に受動的に与えられるため，注意が必要である．

3 片麻痺患者などのバランス能力低下は，一概に筋緊張異常によるだけでなく，関節可動域の低下や，しばらく臥床が続いたことによる筋力低下が原因ということも多い．可動域や筋力の低下が要因であれば，当然ながらその改善をはかることが第一であり，それを無視して応用動作（バランス練習など）からはじめてしまうと，予測もできない二次的障害をひき起こすことになる．

指方　梢

Ⅲ. 理学療法治療におけるリスク管理　A. 運動療法

8. 全身持久力

ビューポイント

- □ 脳血管障害には，内科的疾患が合併している場合が多く，注意する．
- □ 薬物療法の理学療法に対する影響に注意する．
- □ 申し送りでは，リスク管理に特に注意する．

エピソード

　新人の理学療法士として入職したCさんは，6ヵ月を経過し，午前中は外来の患者を担当していた．今日は，先週退院したばかりのMさんを担当することになった．Mさんは，入院時，理学療法士D先生が担当していたが，D先生がお休みのためかわって担当することになった．

　Mさんについては，D先生より次のように申し送りされていた．「年齢70歳，脳梗塞左片麻痺，ブルンストロームステージ上下肢ともにⅤであり，麻痺の回復もよく，現在独歩で日常生活もほとんど自立しているため入院時の機能を維持向上したい．」歩行練習では，監視しながら行って欲しい．Cさんも，Mさんが入院中の理学療法の様子をたびたびみていて麻痺が軽く，入院での日常生活も自立していることを知っていた．

　そこで，入院時の理学療法に加え，全身持久力の向上を目的にトレッドミル歩行運動をプログラムに取り入れることにした．時速3kmの速度で20分間歩行からのプログラムを組んだ．目標心拍数は，年齢が，70歳なので（予測最大心拍数（220－70）－安静時心拍数（68））×0.6＋安静心拍数（68）を加え，117とし，目標心拍数以上になったら警報アラームがなるように設定を行った．

　歩行をはじめて15分を過ぎて，Mさんが息切れと倦怠感を訴えたのでアラームが鳴らないが，途中で終了することにした．Cさんは，心配して上司のY先生に報告すると，Y先生は，Mさんの胸部を聴診するや焦ったように急いで，主治医に報告した．

　主治医は，Mさんの胸部X線をとり，肺にうっ血があることを連絡してくれた．

　Cさんは，入院時のカルテをみて，慢性心不全（βブロッカー使用）の病名が記載されていることに吃驚した．

レッド&イエローカード

1. レッドカード（禁忌）

過負荷：著しい息切れ・胸部圧迫感・全身倦怠感・発汗・蒼白・意識混濁・Ⅲ音やラ音の出現

2. イエローカード（注意）

運動時前のリスクチェック：気分・息切れ・食欲不振・浮腫の増大・胸部聴診・最近2～3日の体重増加など

リーズニング

1. 脳血管障害では，糖尿病・心疾患・高血圧など内科的疾患が合併していることが多い．申し送り事項については，麻痺の重症度に限らず，リスクに関することは特に，注意することが必要である．また，申し送り事項の内容だけでなく，血圧・心拍数（不整脈も含め）をはじめ患者から直接情報を入手・評価して，治療前のリスクチェックをすることが必要である．

2. 治療プログラムを変更するときは，これまでの経過に対する検討に加え，運動負荷の種類（方法）・強度・時間に注意することが必要である．

3. 高齢化の現在，心不全が増加する傾向にあり，心不全の徴候を知っておく必要がある．心不全の徴候として左心不全徴候では，全身倦怠感・顔面蒼白・血圧低下・肺鬱血・肺水腫・胸部圧迫感・労作時息切れ・チアノーゼが，そして右心不全徴候では，肝鬱血・四肢浮腫・体重増加・夜間頻尿が代表的である．慢性心不全では，慢性的に交感神経が亢進していることが知られている．薬物療法として，β受容体遮断薬が用いられているときは，運動負荷をしても心拍数があまり増えず過負荷にならないように注意しなければならない．運動強度としてHeart Rate Reserve法（Karvonenの式）を用いるときは，β受容体遮断薬使用時予測最大心拍数を用いず，最大心拍数を実測することがすすめられている．また，簡便法として，安静時心拍数＋20/分が知られている．さらに，心不全では，心拍数110回/分以上になると1回心拍出量が減少し，運動中に肺水腫が起こる危険性があり注意が必要である．

4. 心不全の状態を示す指標としてANP（心房性ナトリウム利尿ペプチド）やBNP（脳性ナトリウム利尿ペプチド）が現在利用されている．心不全急性増悪時に血漿BNPは1000倍をこえることもあり重症度を反映する．なお正常値は，ANPで43.0pg/ml以下，BNPで18.4pg/ml以下とされている．

伊藤芳保

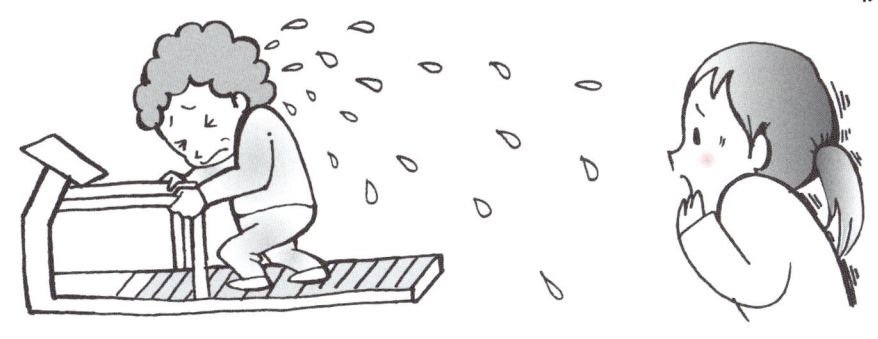

Ⅲ. 理学療法治療におけるリスク管理　A. 運動療法

9. マット運動

ビューポイント

- □ マットの乗降時は，乗り降り方法をわかりやすく説明し，転倒予測方向から必ず介助できるよう見守って実施する．
- □ 膝立ち・膝歩きなどのマット上動作は，疲労が強くバランスも不安定になるため，必ず介助できるよう見守って実施する．
- □ マット上で行う動作やそこに至る過程の動作ができる状態（関節可動域や筋力など）なのか，確認してから実施する．

エピソード

　新人PTのAさんは期待と不安の中，業務に励み約3ヵ月が経ち，いろいろな患者さんとも打ち解け充実した毎日を送っていた．

　そんなある日，AさんはHさんを担当することになった．Hさんは，脳梗塞発症後4ヵ月経過し，左麻痺が残存し，軽度の変形性膝関節症を伴った72歳の女性である．車いすでのADLは自立していたが，歩行はT字杖にて見守りが必要であった．今後の予定として1ヵ月後くらいに自宅に退院され，畳での生活を予定していた．そんなHさんにバランス練習として膝立ちや膝歩き，そして在宅での生活を踏まえた床上動作を取り入れた．

　Hさんはプラットホームに座り，Aさんのマット上動作の説明に耳を傾け，動作の手順や手や膝を着く位置を聞いていた．しかし，AさんはHさんの半信半疑な表情からきちんと説明が伝わっているか不安になり，実際にAさんが動作をデモンストレーションし手順を伝えた．すると，Hさんの表情は明るくなり疑問が晴れたようだった．

　まずマット上におり，膝立ちの練習から開始した．膝立ちになる際，変形性膝関節症による疼痛出現があるのか確認しながら慎重にすすめ

た．Hさんは関節可動域も保たれており，疼痛もなく練習できた．膝立ちや膝歩きのマット上運動になれてきたところで，立位からマットへ座る練習へと移行した．

　実際にマットへ座る動作をはじめると，Hさんははじめての動作でもあり不安が強くなって，手を着く位置がわからなくなってしまった．Aさんは手を着く位置を教えるために麻痺側後方から非麻痺側前方へ移動し指示した．そのときHさんの姿勢は『グラッ』と動揺したが，なんとか手をマットに着きもちこたえた．Aさんはホッと胸をなでおろした．その後は姿勢や介助位置に注意を払い，ゆっくりとマットに座らせた．

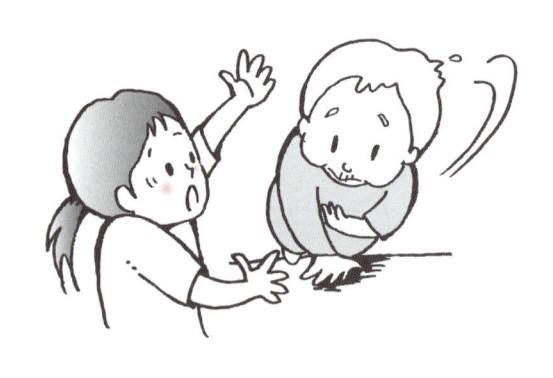

レッド＆イエローカード

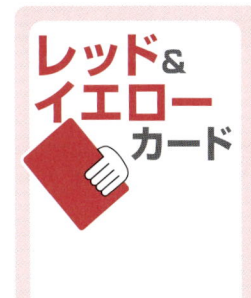

1. レッドカード（禁忌）
転倒：マットの乗降時や立ち上がり練習時は，重心の移動が大きくマットのやわらかさもあり転倒の危険が高い

2. イエローカード（注意）
運動の指示方法：ジェスチャーやデモンストレーション，ハンドリングを織り交ぜる

介助・見守り位置：支持性低下側や運動時の転倒予測方向に位置する

リーズニング

1 高齢者や障害者は新しいことをはじめることに不慣れで，できることができなくなったり，方法や手順が混乱してしまったりすることがある．そんな場合には，

① 手順を1つずつ丁寧に説明する．そのときデモンストレーションを取り入れ視覚的イメージに働きかけることで理解しやすくなる．

② 動作開始時は患者の不安を取り除くため，動作をハンドリングなどにより誘導することも必要である．セラピストも患者に触れていることから不安定な動作の把握や突然の動揺にも対応することができる．

③ また，動作が学習でき安定してきたら，セラピストは運動時の転倒を予測し咄嗟のときすぐに対応できるように，支持性の低下側や運動時の転倒予測方向に位置し見守るようにする．

2 主症状だけでなく既往歴などの情報にも目を向ける．今回の変形性膝関節症は歩行時のみならず，さまざまな動作に影響を及ぼす．正座はもちろん，立ち上がり動作やいざり動作でも関節可動域や疼痛の問題が生じる．膝立ちや膝歩きでも，膝の関節可動域や安定性，疼痛の問題で困難なことが多くみられる．

① あらかじめ目的とする動作をイメージし，膝関節の状態（関節可動域，疼痛，不安定性，靱帯の状態）を調べ，現時点での状態で可能か否かを検討しておく必要がある．

② その上で，動作練習を行い実際の動作でも問題が生じないか注意を払いながら，練習を行う．また，問題があれば別の方法を検討するか，その動作を必要としない環境となるよう調整が必要である．

3 膝立ちや膝歩きは，骨盤周囲の安定性向上に有効で中殿筋や大殿筋を効率的に働かせることができる．しかし，活動量の低下している高齢者や基礎疾患（呼吸・循環器系など）により廃用症候群を呈している場合には，負荷が強くなりすぎる傾向にあり疲労も強くなる．特に運動耐容能の低下している方にはバイタルサイン（表情や血圧，心拍数，脈拍など）や自覚的運動強度を確認しながら実施する必要があり，過負荷に注意すべきである．アンダーソンの運動負荷中止基準などを参考にし，適時休憩をはさみながら練習するよう心がける．

藍原隆史・塚田　勇

Ⅲ. 理学療法治療におけるリスク管理　A. 運動療法

10. 車いす練習

ビューポイント

- ☐ 移乗は機能障害だけでなく，心理状態や環境面を含めて分析し実施する．
- ☐ 高次脳機能障害がある場合は，多様で危険な行動がみられやすいので注意する．

エピソード

　新人理学療法士として一般病院に就職したAさんは，毎日忙しい業務に追われていた．2年目の春，Aさんはリハビリテーションを目的に転院されてきたBさんを担当した．

　Bさんは53歳の会社員．被殻出血後右片麻痺で失語症を伴っていた．MRI画像で劣位半球の萎縮もあり，軽度の注意障害を認めた．歩行はプラスチック装具を使用して四点杖歩行が介助で可能．患側下肢への荷重は不十分でふらつきがあるため，立ち上がりや移乗には監視が必要．院内は介助での車いす移動であった．

　ある日，Bさんのプラットフォームでの治療が終了した後，Aさんは，T字杖歩行練習をはじめることにした．Aさんは，Bさんを監視で車いすに移乗させ，「平行棒の所まで車いすをこいでいってください．」といい，T字杖をとりにいった．杖置き場に着いたAさんは，C先生の「Bさんとまってー．」という大声に驚いて振り返った．Bさんは，患側上肢を車輪に巻き込み，患側下肢を床にすったまま車いすからずり落ちそうになっていた．危うくけがもなく転倒を免れたBさんは，T字杖歩行の練習を実施することができた．

　治療を終え病棟まで車いすで送っていったとき，Bさんは「トイレに行きたい．」と訴えた．Aさんは急いで病棟のトイレまで連れて行ったが，トイレは狭く車いすの左側を便座側に30～40°の角度で接近させる健側接近法が困難であった．そこでAさんは車いすを便座にまっすぐに接近させた直角法で移乗させることにした．普段から監視で可能だったので，Aさんは手順を指導すれば1人で可能と判断した．そこで，車いすの麻痺側にしゃがみこみ，Bさんの顔をみて，「浅く腰掛け，左手で手摺りにつかまって…」と口頭でていねいに説明をしはじめた．すると，BさんはAさんの説明を最後まで聞き終わる前に，すぐに殿部を車いすの前方へずらし，患側の手摺りをつかみ，車いすから立ち上がろうとして患側前方に膝をついて倒れ込んでしまった．

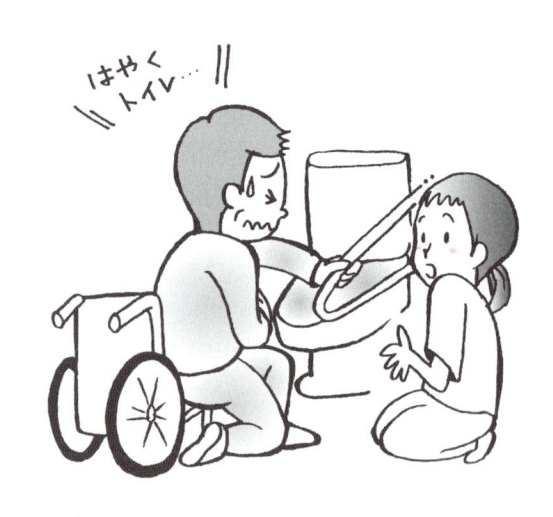

レッド＆イエローカード

1. レッドカード（禁忌）

- 転倒：車いす駆動時や移乗時の転倒
- 外傷：車いすの車輪に患肢を巻き込んだり，フットレストから患肢が落ちて患肢に外傷を負わす

2. イエローカード（注意）

- 座位姿勢　　　：不安定のまま車いすに乗せない
- 適切な介助法：ブレーキ，フットレストの確実な操作，移乗距離を短くし，移乗時の重心が麻痺側にかかりすぎないように介助する

リーズニング

1. 車いすの駆動や操作は健常者にとっても困難であったり，ブレーキ忘れや手順の欠落など危険を伴うものである．車いす練習初期の患者では，手順の欠落などにより危険な状態を招きかねないことを認識しておかなければならない．今回の事例では，車いすに移乗したとき，座面に浅く腰掛けてしまい，患側上肢は車輪の上で，フットレストはあげたままであった．すぐに杖をとってこようと慌てたAさんが，そのままで車いすをこぐように指示してしまったことがリスクを招いた原因である．車いす駆動を練習するときは，座面に深く腰掛けて座位姿勢を安定させ，患肢の安全を確認しなければならない．

2. 移乗を安全に行うためには，①疾病に基づく機能障害，②意欲，心理状態，③環境の3点を考慮しなければならない．今回の事例は右片麻痺であるため，車いすから便座に移乗するときは，回転角度が少なく健側上肢による体幹支持が安定する健側接近法が最も安全である．しかし，トイレが狭いという環境的条件から直角法で行った．Aさんが説明をしはじめると，Bさんは体幹を背もたれから離し大きく前屈させた．そのとき，屈筋共同運動が出現して右膝が曲がり，足部は内反・底屈し車いすの下に潜り込んでしまった．一生懸命にBさんの顔をみて説明していたAさんはまったく気づかず，転倒を招いてしまった．Bさんには機能障害として言語障害と注意障害もあり，さらにはやくトイレを済ませたいという心的欲求もあった．
これらを含めて考えると，今回は安全確保のために，普段よりも介助量を増やし介助で行うべきであったと考えられる．誘導には口頭指示による言語誘導と身体に触り動作を導く身体誘導があるが，言語障害と注意障害を持つBさんに言語誘導だけで行うのは無理がある．この場合は，①ブレーキとフットレストを確実に操作し，②両足底接地を確認し，③移乗中の重心が麻痺側に寄りすぎないように身体を誘導しながら移乗させることでリスク管理ができる．

3. 劣位半球症状として注意障害のほか，半側視空間失認や身体失認，構成障害などが出現した場合には，さらに多様で転倒につながる危険性がある．特に移乗時にみられやすい危険な行動として次のようなことに注意をする．
   ① ブレーキの掛け忘れ
   ② フットレストに足部を乗せたまま立ち上がろうとする．
   ③ 足背外側接地のまま立ち上がる．
   ④ 麻痺側に体重を押しつけ，膝折れがおこる．

加藤真由美

Ⅲ. 理学療法治療におけるリスク管理　A. 運動療法

11. 平行棒，歩行器 ―歩行練習

ビューポイント

- □ 荷重量の指示，認知症の有無など必要な情報を入手し，介助量，監視量の検討を行う．
- □ 対象者の状態の変化をその都度確認し，適切な介助と監視を怠らない．さらに，非常時に対応する方法を考え準備する．
- □ 選択した歩行練習（歩行平行棒，歩行器）を含む周辺環境の準備を行う．

エピソード

　入職して6ヵ月のMさんは，来室したKさんに対し，忙しい時間帯に予定を組み，大丈夫かな？と感じつつも，練習予定時間の組み替えもできないまま，仕事に取り組んでいた．

　Kさんは大腿骨頸部骨折（術後），難聴と軽度の認知症を認める87歳女性で，認知症の進行を防ぐために積極的に歩行訓練を導入し，独歩の獲得で老人保健施設にもどる予定である．今日は理学療法3日目で，これまでは特に問題なく練習を行えていた．

　ほかの患者Aさんの対応に追われ，すぐにKさんの練習に入れないMさんは，1人で立ち上がらないように注意した後，万が一立っても危なくないようにと，空いていた平行棒に車いすを入れ，ブレーキをかけてKさんから離れた．

　近くにいた先生がKさんに声をかけているのに気づき，Kさんをみると，車いすから立ち上がり，平行棒内を1メートルほど歩いたところで立ち止まっていた．車いすにさげた採尿バッグのチューブはピンと張った状態で，これまでの練習時の立位姿勢と比べると屈曲位で，すすむこともももどることもできず，今にもしゃがみ込みそうであった．

　急いでKさんの近くに行き，転倒は防いだが，反対側にも立位練習を行っている方がいて，平行棒の中には入りにくかった．先生が椅子を持ってきてくれたので，その場で腰掛けてもらった．Kさん自身は，なぜこんな大騒ぎになったのか理解していない表情であった．

　Kさんに歩きだした理由を聞いてみると，特に悪気もなく「昨日もここで歩いたから，歩いてよいものだと思っていた」という．そこで改めて，採尿バッグがついていること，歩く際には理学療法士の近位監視が必要なこと，スリッパを靴に履き替えることを説明した．

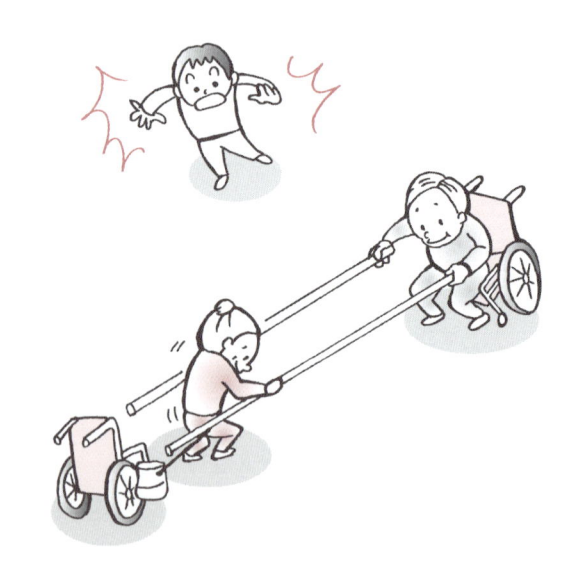

11. 平行棒，歩行器 ―歩行練習

レッド & イエローカード

1. レッドカード（禁忌）

　転倒：介助量の誤り，監視不十分によるもの

2. イエローカード（注意）

　歩行方法・量・監視の誤り：情報収集，患者把握の欠如，練習方法の再検討

　平行棒，歩行器使用上の誤り：使用方法の未指導，使用可能な環境の説明不足

■ リーズニング

1 平行棒・歩行器などの歩行練習は，直接転倒に結びつきやすく危険度が高い．また，転倒の多くは高齢者で，監視の行き届かない時間帯や込み合う時間帯に発生しやすい．
このため，意識障害，認知症，高次脳機能障害，せん妄，病識欠如など，複数の症状が合併した影響も考慮して対応する必要がある．理学療法士は基本的操作を怠ることや単純なミスを見逃した結果として事故が発生することを忘れてはならない．

2 発生前の予防策
① 本人，家族，スタッフらと日頃から良好な関係を保ち，情報収集を行う．そして予測されるリスクについての説明を十分に行う必要がある．
② 受傷機転や受傷前の動作能力，認知症や難聴の程度を確認し，リスク管理の説明を理解し，守っていただけるかに注意する．
③ スリッパ，ゴムの切れたズボン，正しく装着されていないオムツは危険につながるため，運動に適した準備を徹底する．
④ 練習場所の混雑時間帯を把握し，理学療法室全体のバランスも考慮に入れて練習時間のスケジュールを組むことが望ましい．
⑤ 混雑時の待合場所や待ち時間の対応，室内動線など，常に安全な環境づくりを意識する．
⑥ 尿路感染予防の意味から，採尿バッグやチューブは，患者の膀胱の位置より低く，床に触れない高さに調整する．そのためのツールも準備しておく．
⑦ 突然の膝折れや，歩行困難時の対応を考える．

3 発生時の対応
① この場面では，面前のAさんの安全を確保した上で速やかにKさんの助けに向かわなければいけない．あらかじめ理学療法室内でルールをつくっておくことが望ましい．
② 口頭での注意は，Kさんの受け入れについて十分に配慮して行わなければならない．

4 発生後の対策
① 患者と理学療法士の認識の差を埋めるには，わかりやすい説明と，実際の動作を一緒に行うことが大切である．
② Mさんは，経過の分析と今後の予防のために，ヒヤリ・ハット報告書を作成しなければならない．

工藤昌弘

Ⅲ. 理学療法治療におけるリスク管理　A. 運動療法

12. 杖, 独歩 ―歩行練習

ビューポイント

- 歩行では自立レベル移行後に転倒の危険性が高くなるので「歩行自立」と安心せず更なる注意が必要である.
- 患者さんを椅子へ座らせるときは, 床に足部をおく位置によっては強制的な屈曲力が膝関節に加わるので, 膝関節屈曲角度を確認するなど注意が必要である.

エピソード

　新人の理学療法士として急性期病棟に配属になったMさんは入職後3ヵ月が経過した. Mさんは回復期病棟への配属を希望していたので, 急性期の病棟配属に対して不安をもっていた. これまでは先輩の理学療法士について仕事を行い, いろいろな経験をしてきたが, 今回1人で人工膝関節置換術後の患者さんを担当することになり一層不安になっていた.

　担当したSさんは元気がよくおしゃべり好きで, コミュニケーションもよくとれたので安心して治療プログラムをすすめていた. 術後6日で全荷重が許可され, 平行棒内歩行練習からT字杖歩行に移行しているところであった. クリニカルパスに従い歩行練習は順調にすすめられていたが, その反面, Sさんは痛みには非常に過敏で過剰なまでの防御的反応と不安から膝関節の屈曲可動域練習は拒否的であった. 膝関節可動域練習に拒否的なSさんに対して, Mさんは「もう少し術創が落ち着いてくれば関節可動域練習もしてもらえるだろう」と思い練習がすすめられないでいた.

　理学療法室内では, T字杖で歩行できるようになったSさんは見守りも外れ, 順調に歩行練習はすすめられていた. Sさんは, 歩行練習を開始した頃は慎重に行動していたが, 最近は自信がついてきたのか, Mさんの注意に耳を傾けずにだんだんと注意が散漫になってきた. さらに, 歩行練習の量も増え, Mさんが「少し休みましょう」といっても聞き入れず頑張っていた.

　いつものように歩行練習を終了し休憩しようと思い椅子に座ろうとした. いつにも増して頑張ったSさんは, すぐにでも椅子に腰掛けたかった. 疲れていたので近くにあったパイプ椅子に手を伸ばし身体を支えようとしたところ, 椅子が動きバランスを崩しかけたが幸いにも転倒せずに済んだ. 体制を立て直しながら椅子の側に立ちあまりの疲労感から急に体重任せに腰を降ろした. そのとき, グキッという音とともに「痛い!」と叫び声があがった.

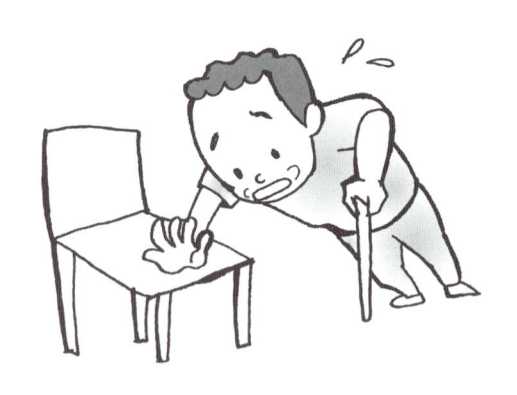

レッド&イエローカード

1. レッドカード（禁忌）

腱断裂や腱損傷：膝関節の関節可動域が目標とされる屈曲角度まで充分に達していなかった場合，椅子に座るときの足をおく位置や急激な方向転換

2. イエローカード（注意）

外部環境の不備：不安定な椅子の使用によりバランスを崩す
行動量に見合った筋力の不足

■ リーズニング

① 人工膝関節置換術後の事故で最も多いのは大腿骨顆上骨折・脛骨骨折・膝蓋骨骨折・大腿四頭筋腱断裂である．原因としては，転倒や，不意による突発的外力によるものが多い．今回のケースは突発的外力による大腿四頭筋腱損傷が考えられる．人工膝関節置換術の場合，目標とされる膝関節の屈曲角度は多くの場合90～100°とされている．今回のように膝関節の屈曲角度が目標角度まで達していない場合，椅子に腰をかけるときなど，床に足部をおく位置によっては強制的な屈曲力が膝関節に加わり，大腿四頭筋腱損傷をもたらすことがある．
また，歩行中の急な方向転換で膝へのストレスを加えないように注意する必要がある．特に，術肢を軸に方向転換することは下腿骨へ軸回旋が加わることになるので危険である．このような事態を避けるためには，方向転換を行うときは「"半円を描くように"ゆっくりと歩行しながら向きをかえてください」と指導していくことが必要である．

② 歩行練習では，見守りレベルから自立レベルへと移行し歩行が安定してきたと感じられる頃が転倒の危険性は高くなる．痛みによって行動が制限されていた患者も，この頃は荷重痛も軽減し，運動量のコントロールも自己管理が可能となる．体格や，その体重を支持するのに見合った筋力・筋持久力が得られないまま歩行や日常生活動作を行うために，動作の途中で支持力を失い転倒することも考えられる．

③ 荷重痛が軽減し行動の制限がなくなってくると，杖を使用せずに歩行する人がみられる．歩行時に膝関節には体重の3倍以上の負荷がかかる．人工膝関節置換術の適応年齢は中高年以上の方が多く肥満傾向のある人が多い．そこで人工関節の摩耗を少なくしていくためにも杖を利用していくことが望ましい．

④ 術前より膝関節痛などのために歩行時には杖を使用している患者は多い．特に荷重時痛が強く下肢のアライメントの崩れのために上肢に体重負荷を依存することも多く，杖先ゴムが摩耗してしまっていることがある．適切な杖の処方だけではなく杖先ゴムのチェックも忘れないようにする．また，サンダルやスリッパは，歩行中のつまずきの原因ともなるので踵をしっかりと覆った靴の着用を指導していくとよい．さらに，日常使用する椅子も，わずかな体重をかけただけで動いてしまうような椅子は用いないようにする．特に高齢者は動作を終了しようとしたとき，どこにでも手を伸ばしつかまろうとすることがよく見受けられる．椅子が動いてしまったために，バランスを崩し"床に膝をついてしまった"というようなことも骨折をもたらす．

本橋みどり

Ⅲ. 理学療法治療におけるリスク管理　A. 運動療法

13. 階段昇降

ビューポイント

- □ 階段昇降練習は転倒・転落に注意し，手すりを使用した指導から開始するなど順序を追って指導する．
- □ 階段や段差の解消方法について検討する．

エピソード

　理学療法士になって3年目のYさんは，整形外来を主に担当していた．

　午前11時半を回って午前診療の終了時刻が近づき，Yさんの担当する外来患者も少なくなってきた．そこへ，患者Mさんに対する両松葉杖歩行と階段昇降の指導依頼が舞い込んだ．

　65歳のMさんは，その日，自宅の庭の木を剪定していたところ，梯子からバランスを崩して転落．右の足関節脱臼骨折と診断され，ギプス固定となった．主治医からは「3週間程は両松葉杖を使用して右足に体重をかけないように」との話があった．Mさんは，自宅の2Fに寝室があることを主治医に伝え，主治医はYさんにリハビリテーションの指示を出した．

　Mさんは不安な表情でリハビリテーション室に来室された．Mさんは松葉杖を使うのは今回がはじめてである．Yさんは，まず両松葉杖歩行から開始した．もともと活発的なMさんは両松葉杖歩行をすんなりと行うことができ，話をしながら練習するようになった．そんな姿からYさんは「両松葉杖歩行は安定している」と判断し，次に階段昇降を練習することにした．はじめに，Yさんが実際の階段でデモンストレーションを行いながら説明し，その後Mさんに実施していただいた．Yさんは転倒・転落に注意しながら慎重にことをすすめた．Mさんは心配そうな表情を浮かべながらも，階段をおりはじめた．中段に差し掛かったとき，両松葉杖を下段に下ろし，次いで左足をおろそうとした瞬間，段鼻に左の踵がひっかかりバランスを崩して後方に転倒，尻もちをついてしまった．1段下方から見守りしていたYさんはハッとしたが手を差し伸べることができなかった．Mさんは殿部を強打したものの，大事には至らなかった．

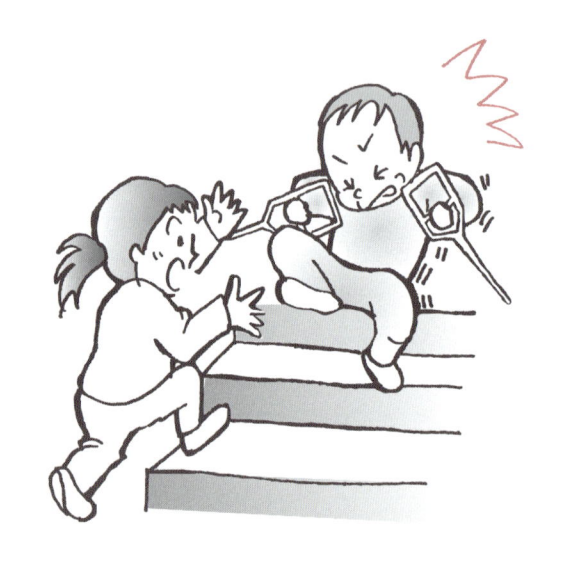

レッド&イエローカード

1. レッドカード（禁忌）

　　転落・転倒：段鼻につまずく，滑る，踏み外す，行動順序を誤るなど

2. イエローカード（注意）

　　階段の環境整備不備：照明が暗い，手すりがない，滑りやすい，傾斜が強いなど
　　階段昇降に必要な身体機能のチェック：筋力低下，関節可動域制限，注意力低下など

■ リーズニング

1 近年，バリアフリーを謳った建築物が増え，段差がない住宅も増えているが，1歩外へ出るとあらゆる場面で階段と遭遇する．そのため，在宅復帰や在宅生活の継続を支援していくセラピストにとって，階段昇降練習を行うことはごくありふれた日常といえる．しかし，階段は家庭内事故の発生が多い場所とされ，危険性が高い練習であることがわかる．

2 今回の事例は防ぐことができなかったのであろうか．両松葉杖だけでなく，種々の障害を考えた階段昇降を自身で体験し，どのように指導したら上手く伝わるかを考えるとよい．

① 両松葉杖を使用した階段昇降では，上肢の力で両足をバランスよく宙に浮かすことができるかがポイントとなる．上肢の力が弱く，足を宙に浮かしたときにふらつくようでは，階段昇降は難しい．

② 練習の順序として，最初は手すりを使用し，安定性を確認してから松葉杖で行う．

③ セラピストは練習中に転落させてしまうことは絶対にあってはならない．そのために，患者に対して階段の下方で介助するが，骨盤ベルトを使用するなど安全な介助の手段を講ずるようにする．

④ 練習中の階段昇降に不安が残る場合や，自宅の階段が急斜面で手すりがないなど環境に問題がある場合は，殿部を使って階段昇降するなど別の方法を指導するとよい．

3 階段における転倒・転落を防ぐために，環境整備は重要である．環境が安全なものであるか確認する必要がある．

① 階段は家屋の中でも暗い場所であることが多い．照明が暗くないか，照明による影が足元に落ちるようなことがないか確認する．足元が暗いときには足元灯を設置するとよい．

② 手すりが設置してあるか（両側か，片側か．連続しているか）確認する．

③ 段鼻に目立つ色で識別しやすくなっているか，または滑り止めがついているか確認する．

④ 床が滑りやすくなっていないか（床材，水の滴り）確認する．

⑤ 階段の形状（直線階段や折曲り階段・回り階段なのか．踏面の奥行きが狭すぎたり広すぎたりしていないか．蹴り込み板があるか．傾斜は強くないか．）を確認する．

⑥ 患者の履物が滑りやすく，つまずきやすいスリッパやサンダルではないか確認する．しっかりとした介助をするためにセラピストの履物にも注意が必要である．

4 事故はホッとしたときに起こる．業務終了間際は特に，気を抜かず注意すべきである．

　　　　　　　　　　　　　　　　　　　　　　　　　　　　　　　　　　　渡部由紀

Ⅲ 理学療法治療におけるリスク管理

B 物理療法におけるリスク管理

Ⅲ. 理学療法治療におけるリスク管理　B. 物理療法

1. 電気療法

◉◉ ビューポイント

☐ 電気治療においては，その出力をはじめ低く設定し，徐々にあげる．
☐ 治療機器の電源を入れるときにはその時点の設定を確認する．

■ エピソード

　臨床経験5年目のTさん．すでに理学療法士の自信もつき，毎日が充実していると感じていた．しかし勤務先病院のリハビリテーション室は3人の理学療法士でやりくりしており，Tさんが一番の経験者であるため，臨床実習生の指導やリハビリテーション室の管理業務など，毎日があわただしい．今も3校から5人の実習生を受け入れ，彼らからも目が離せない．

　特に3年次の評価実習として先週から通っている学生は，患者とのコミュニケーションがとれておらず，先週から数回にわたって患者の前での直接指導を行いながら臨床指導をすすめていた．昨日から初期評価を開始しており，今日の午後2時から立位バランスの評価を中心にすすめる予定で直接指導を行う予定であった．

　とはいっても今日も日常診療は忙しい．あわただしく時間が過ぎ去り，午後2時に外来のYさんがやってきた．Yさんは2ヵ月ほど前に筋膜性腰痛症（いわゆるぎっくり腰）となり，その後も腰痛が長引いたため，3週間前から当院に週2回通院している．リハビリテーションは整形外科医からの処方により，低周波療法と徒手療法を行っている．

　いつもの通り，低周波療法から治療を開始．電極を痛みのある筋につけた後，何気なく周囲を見回すと，1人の臨床実習生が片麻痺患者のトランスファーを行っていたが，そのやり方がとても危なっかしい．この場を離れ臨床実習生の所まで行こうと思ったが，まずは自分が今担当しているYさんが先決と思い，この場にとどまった．しかしそれが後から思えば判断ミス．臨床実習生は片麻痺患者を床に倒してしまう．臨床実習生は完全に気が動転し，固まっている．倒れた患者も自ら立ち上がれず床の上でもがいている．早く駆けつけなければと気が焦り，低周波治療器の電源を急いで入れたところ，Yさんが大きな悲鳴を上げた．何事かと思い低周波治療器の設定を確認したところ，出力が最大になったままで電源を入れてしまったことに気づいた．

　すぐに電源を切った後，倒れた患者を治療台に寝かせ，落ち着いたのを見計らってからYさんの所にもどった．電極を取り除いてみたが特に発赤などはなく，痛みも消失しているとのこと．血圧や脈拍も問題なく，すぐに担当整形外科医にことの経過を報告した．Yさん自身は急に腰部に激痛が走ったため，かなりびっくりしたとのこと．たいしたことはないといっているが，ともかく陳謝するしかなかった．

　その後もYさんは何事もなかったかのように通院しているが，自分が焦っていたためとはいえ，不注意から不快な思いをさせてしまったことに今でも後悔の念が絶えない．

1.レッドカード（禁忌）

- 感電防止：アースの未接続による感電
- ペースメーカー使用患者への注意：ペースメーカー使用患者に対して使用することによる，ペースメーカーの誤作動

2.イエローカード（注意）

- 出力設定の確認：出力設定の強過ぎによる過剰な刺激や火傷

■ リーズニング

1 低周波療法や経皮的電気刺激療法，干渉療法は筋の末梢循環を高めるなどの効果により，腰痛などで用いられる．

しかし電気を人体に用いることから，それによる感電を防ぐためにアースを必ず接続する必要がある．また，ペースメーカーは外部からの電気刺激で誤作動を起こす可能性があるため，電気療法を行う際にはその仕様の有無を前もって確認する必要がある．特にペースメーカーをはさんで電極を装着することがある干渉療法においては注意を要する．

2 今回の事例では，出力が強い状態のまま電源を入れてしまったことによる過剰刺激が問題である．電源を入れる際には，事前に出力がゼロであることを確認する必要がある．

また，電極と皮膚の間の接触が不十分であると火傷の原因となることがあるため，電極を皮膚に密着させること，水で濡らすタイプの電極ではしっかりと湿らせることが大切である．

これ以外にも電極を傷口（解放創）に直接当てないこと．また感覚低下があるときには火傷に十分気をつけることが重要である．

石井博之

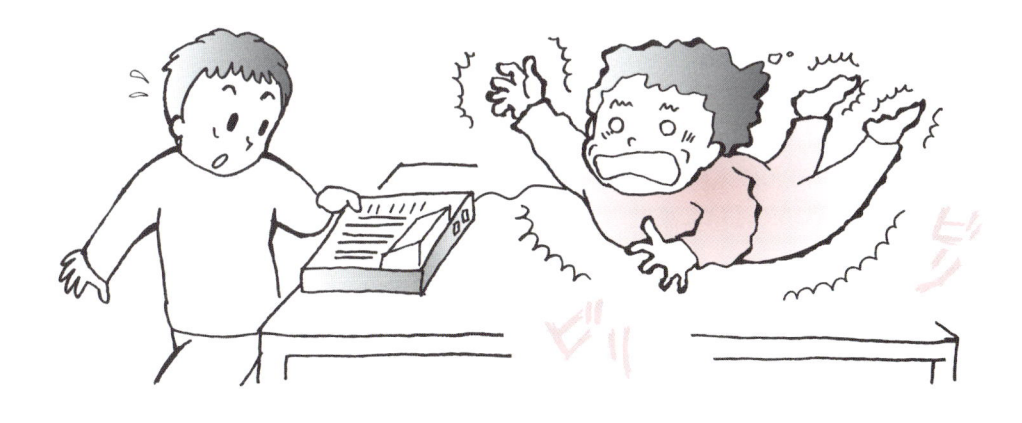

Ⅲ. 理学療法治療におけるリスク管理　B. 物理療法

2. 水治療法

ビューポイント

- □ リスクに関する説明を事前に十分説明し，患者に理解を得る．
- □ 必ず監視できる体制にし，突然の事故に対処できるようにする．

エピソード

　PTになって半年が経つTさん．最近では業務になれ，担当させてもらう患者も多くなってきた．この日もいつものようにあわただしく業務に追われていた．

　午後4時，入院患者のリハビリテーションがあと15分で終わろうとするとき，外来担当患者のSさんが予約時間よりもはやく来室した．Sさんは45歳の男性で，4週間前に草野球の試合でアキレス腱を断裂し，入院した患者であった．受傷翌日に縫合術を行い，2週間前に退院してから後は，外来通院でリハビリを行っていた．せっかちな性格だが，心配性な面もあり患肢のリハビリはやや遅れぎみの状態であった．

　今日は術後4週間が経ち，整形外科外来でギプスを外してもらって来室したのだった．主治医からは追加の処方箋が出され，渦流浴と他動運動が追加された．TさんはSさんがせっかちなのを知っていたため，入院患者のリハビリテーションが終わるまでの間に，渦流浴を行ってもらうことにした．Tさんは入院患者さんが待っていることもあり急いで浴槽に案内した．Sさんに渦流浴を開始すること，治療の方法だけ端的に説明した後，下肢を浴槽に入れてもらい治療を開始した．20分後，Tさんは入院患者のリハビリテーションを終え，渦流浴が終了したSさんのもとにいった．ギプス除去直後の水治療法ではよくあることだが，浴槽は浮き上がった垢で汚れていた．Sさんは汚れた浴槽にややびっくりしたような顔をしながらも，その日リハビリを行って帰った．

　3日後外来に来たSさんの下肢は化膿しはじめ，発赤がみられた．主治医は化膿が治癒するまで水治療法が中止という指示を出したが，治癒後もSさんは抵抗を示し，いくら説明をしても水治療法を行うことはなかった．

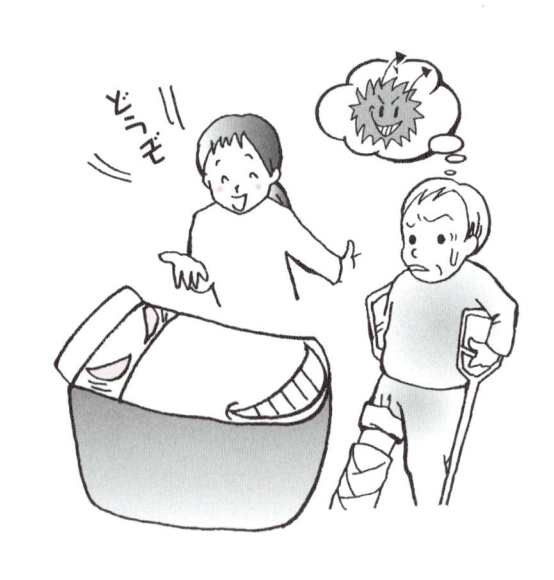

レッド&イエローカード

1. レッドカード（禁忌）

- 感染：浴槽・お湯の消毒
- 脱水：高齢者や小児では治療範囲，水温に注意する

2. イエローカード（注意）

- 治療室での転倒：床の水濡れにより滑りやすいことに注意する

リーズニング

1. 水治療法の中で過流浴は，創傷治療や褥瘡治療としても使用されており，正しく利用すればその用途は大きい．
   水治療法で注意すべきことは，"事前の治療に対する説明""水温の決定や確認""事故への配慮"が十分にされているかということである．特に湯を媒介とし，傷や皮膚に直接触れる治療であるため，感染には十分に注意しなければならない．浴槽は常に清潔にし，水治療法を行う前には必ず皮膚の状態を確認する．傷や浮腫あるいは炎症の有無などをチェックし，傷がある場合には消毒液を入れるなどの対処をすると感染の予防になる．
   水治療法で使用されることの多いヒビテンは，希釈した状態で長時間おくと殺菌作用が減弱する場合がある．このため消毒液は治療の直前に入れるとよい．また血清や膿汁により殺菌作用が低下する性質もあるため，浴槽のお湯は汚れたときにかえるというのでなく，患者ごとに入れかえるとよい．
   Sさんの場合，患部が化膿した原因は水治療法とは断定できない．しかしはじめて水治療法を行うTさんは，あらかじめ湯が入れてある浴槽に足をつけるよう指示され，そのお湯が垢で汚れているのをみたため，原因はその水治療法にあると考えてしまったのであった．エピソードのようにギプス抜去直後に行うような場合には，あらかじめ湯が汚れること，浴槽はきれいな状態で管理していることなどを説明した上で，治療の直前に消毒液を入れることが必要であったと考えられる．

2. 水治療法には部分浴や全身浴あるいは水中運動療法が含まれる．特に全身浴のような場合広範囲身体の負担が大きく，高齢者や小児に使用するときは十分に注意する必要がある．水温や治療時間に留意するだけでなく，患者の気分不調や状態の変化にすぐに対応できるようにブザーの設置やスタッフによる監視体制を整えておくことが必要である．また，水中運動では治療者が一緒に浴槽に入ることができず，かつ浴槽内の水抜きに時間を要するような水中とレッドミルなどの機械を用いる場合，転倒や発作など，事故が起きた場合の対応をあらかじめ施設の中で決めておくことが重要である．

3. 松葉杖利用者や高齢者で杖の必要な患者の場合には十分に注意する必要がある．水治療法室はお湯や蒸気により濡れやすく，スリップによる転倒事故を起こしやすい．公共工事で使用されることの多いロンリウム（ロンシール工業株式会社）などのビニル床シートは，スリップ防止加工がなされていても床面が濡れると杖が非常に滑りやすくなる．このため杖使用者の場合には特に注意することが必要である．

齋藤里果

Ⅲ. 理学療法治療におけるリスク管理　B. 物理療法

3. 温熱療法

ビューポイント

☐ 治療時不適切な体位を選択すると熱傷の危険性がある．
☐ 感覚障害のある場合や高齢者には慎重に行うことが重要である．

エピソード

　PTになったばかりのAさんは，希望通り急性期リハビリテーションを行っている総合病院に就職した．新人教育を受けながら，担当患者人数も少しずつ増えてきている．Aさんの指導を直接担当しているのは臨床経験10年目のベテランのT先生で，実習生の指導も担当しているので，毎日かなり忙しい．それでも，初診特に重症患者を治療する際，T先生はAさんに指導しながら，必ず一緒に初期評価をし，その後Aさんに引き継ぐようにしている．

　ある日，入院中のリハビリ初診患者がくる予定時間に外来患者も来院し重なったため，T先生は外来患者をみるため，はじめてAさんに初診患者を一任した．患者Mさんは80歳男性，8年前に多発性脳梗塞，高血圧既往がある．しかし現在特に明確な運動麻痺などの後遺症がない．長男夫婦と3人暮らし．今回入浴時転倒し，腰痛という診断で入院となった．入院前にADLは自立レベル，かなり元気でゲートボールクラブに所属していた．入院時腰部に激痛があり，今日で入院3日目，疼痛は軽減し，車いすに乗ってリハビリテーション室に来室した．前日T先生と一緒に病棟カルテの確認をしたところ，レントゲン所見では骨折などの異常がなく，バイタルサインも安定している．主治医からの理学療法処方箋では腰痛に対する温熱療法と運動療法が記載されていた．

　早速AさんはMさんに声をかけながら治療台に移動させ，初期評価がはじまった．触診によってL4—5レベルの高さで右側腰部，右殿部に圧痛があり，上殿部，仙骨あたりにしびれがある．右側下肢のSLRテストは陽性であった．寝返りのときに痛みの加重がみられた．歩行器での歩行が可能であるが，腰痛のため，歩行速度の低下，体幹は過剰前屈している姿勢であった．Aさんは初期評価の結果をT先生に報告した．そしてAさんはT先生に「Mさんにホットパック，体幹のストレッチ・下肢筋力増強運動を中心に腰痛体操，歩行を実施してもよろしいでしょうか」と聞いたところ，「痛みのない程度で行うように」とT先生は外来患者を診療しながら返答した．

　Aさんは患者Mさんに「まず，ベッドに寝て頂き，腰を暖めましょうね」と説明し，ホットパックを準備した．そして「うつ伏せになって頂けますか」とAさんはいった．しかし，Mさんは腰痛のため，Aさんの介助があってもなかなかうつ伏せになれない．そのためAさんはホットパックをベッドにひいて，「Mさん，この上に仰向けで寝てください」と指示した．その後，Aさんは大きなクッションを持ってきて，Mさんの膝の下においた．「20分間暖めましょう」とAさんは説明した後，ほかの患者の治療に行った．やっとT先生は外来患者の診療を終えて，Mさんの様子をみにくると，その顔は真顔になっていた．

レッド&イエローカード

1. レッドカード（禁忌）

火傷：不適切な体位による熱傷，骨棘部，感覚障害などのチェック

2. イエローカード（注意）

不良肢位による疼痛：うつ伏せで腰痛など
ハイドロコレータ近辺の水漏れ：スリップによる転倒

■ リーズニング

1 臨床においてホットパックは循環の改善や疼痛の軽減を目的として，温熱療法の中でよく使用されている治療手段である．ホットパックを治療部位の上に設置するのは一般的である．したがって，背腰部の治療するときに腹臥位をとるようにする．
腹臥位をとることができない患者の場合，
ホットパックの上に患者を臥床させない方がよい．患者の体重により皮膚を圧迫し，局所の循環を低下させ，ホットパックの膨隆によって患者に不快感をもたらす．また，圧迫によって熱の過剰伝導を生じ，熱傷の危険性がある．感覚鈍麻や，高齢者の場合，体温調節機能が乏しいし，熱に対して生体反応が鈍いため，過剰加熱の可能性がある．特に最初の治療時に，十分な注意が必要である．

2 今回の事例では，患者の一般状態は良好であるが，高齢かつ早期であるため，過剰過熱になりやすく，症状の悪化，疼痛の増大の可能性がある．また，仰臥位で治療中に皮膚の点検が困難となり，長時間の治療にわたって，熱傷の危険性が高くなる．そのようなとき，患者に側臥位をとってもらい，もたれかけるようにした方がよいと考えられる．また，ホットパックが落下しないため，ときにはベルトなどで固定することもある．
温熱療法を行う場合は，
① 治療時，患者に安楽な体位をとらせ，体位によって熱の伝達が異なることを理解しておく．
② 治療中，皮膚の点検と訴えに注意しながら行う．
③ 骨など突出した部位には注意する．

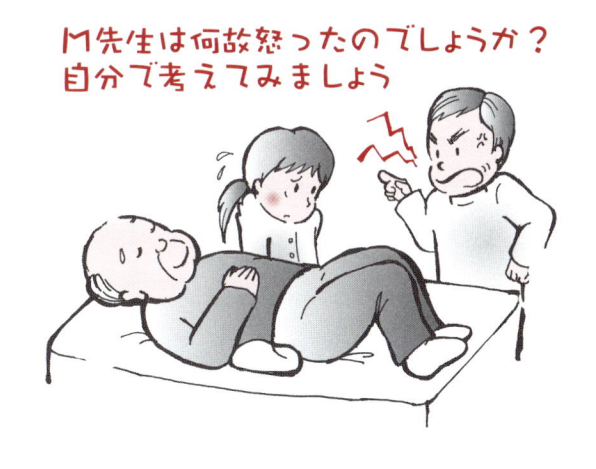

霍 明

Ⅲ. 理学療法治療におけるリスク管理　B. 物理療法

4. 寒冷療法

ビューポイント

- 寒冷療法を行う場合には，その強度，時間に注意する．
- 感覚障害がある場合には，凍傷の危険性があることから特に慎重に行う．

エピソード

　身体障害者療護施設に就職したPTのOさんは今年で2年目になった．少しはなれてきたかなと思ったOさんであったが，職員の人員体制がかわったため，またしても余裕がない日々を送っていた．それでもOさんは笑顔を忘れないように心がけていた．

　入所者Kさんは63歳男性．6年前に脳梗塞のため自宅で倒れ，右片麻痺・重度の失語症が残った．退院後は自宅で妻と一緒に生活していたが，妻も高齢となり2年前当施設に入所となった．普段は車いすに乗車して生活している．失語によりコミュニケーションが非常に困難ではあるが，ADLはほぼ自立しており，歩行もリハビリにおいてT字杖を用いて遠位監視レベルで可能であった．現在は歩行能力向上のため週2回PTを行っている．

　この日もリハビリの時間となったためいつものように居室に迎えに行くと，しきりに右足首を気にするKさんがいた．どうしたのかと思い，右足首をみてみると赤く腫れあがり，熱感も感じられた．施設の看護師に報告したところ，ちょうどその日は主治医の回診日であり，あと30分もすれば先生がみられるだろうとのことであった．どこかに足をぶつけたことによる捻挫が腫れの原因と思われ，それまでアイスパックで冷やして様子をみることとした．右足首は麻痺側であり，以前から失語により麻痺側の正確な感覚障害の評価ができずにいた．それでも普段の様子から感覚は正常でなくとも残存はしていると判断し，注意深くアイスパックを実施することとした．

　アイスパック実施してすぐに，施設の介護士からほかの入所者のことで相談があるといわれた．Oさんは少し考えてから，表情・右足首の様子を確認してほかの入所者の部屋に行ってほかの入所者の問題に対応した．ちょっと時間がかかりそうであり，主治医の回診の時間もせまっていたため，Oさんは焦っていた．そして他入所者の問題を対応し終わり，Kさんの部屋にもどった．ちょうどそのとき看護師から事情を聞いた主治医も，様子をみようとKさんの部屋にきたところであった．Oさんは簡単に経緯を説明してから，Kさんの足につけたアイスパックを外した．そして，Oさんは愕然とした．なんとうっすらと水疱ができはじめていた．どれくらい冷やしていたのかと主治医に聞かれ，長くても30分くらいだろうと思っていたOさんは時計をみてさらに愕然とした．なんとアイスパックをはじめてから50分になろうとしていたのである．主治医から注意を受けOさんはひどく落胆したが，その後Kさんの右足首には特に問題も起きず，腫れも治まってきたため，1週間後にはリハビリを再開することができた．

レッド&イエローカード

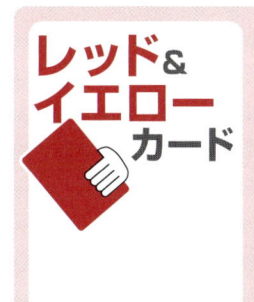

1. レッドカード（禁忌）

- 凍傷：温度の低すぎや長時間の冷やしすぎに注意

2. イエローカード（注意）

- 感覚障害を有する患者には全身，および局所に対する注意を怠らない
- 心臓疾患，呼吸器疾患，および末梢循環障害を有する患者は温度や時間を少なめに設定する

リーズニング

1. 寒冷療法は急性期の捻挫や打撲，靱帯や筋の損傷などによる炎症の軽減を目的として用いられる．
   しかし寒冷療法はその人体を局所的に冷やすという特徴から，凍傷の危険性に対し，常に注意を払う必要がある．
   寒冷療法にはアイスパック，アイスマッサージ，噴射式スプレーなどを用いるが，アイスマッサージや噴射式スプレーは治療者が直接操作を加えるために，患部を常に確認することができる．しかしアイスパックは今回の事例のようにそのまま放置してしまうことも可能であるため，治療中に頻繁に治療部位のチェックをする必要がある．

2. 今回の事例では必要以上の長時間にわたり局所を冷やしたために，凍傷を招いた．凍傷は人体の一部が凍結した場合や，冷えすぎによる血管収縮による血流量減少に伴う細胞破壊が組織の壊死を招くことによりひき起こされる．多くの場合はその前に痛みなどを訴え，凍傷を防ぐことができるが，この事例では感覚障害を有する可能性が高く，凍傷になるまで本人も気づかなかったことが凍傷を招いた．
   このように感覚障害の可能性が疑われる場合，もしくは有することが確認できている場合には，温度や時間の調整には十分に気を配る必要がある．

石井博之

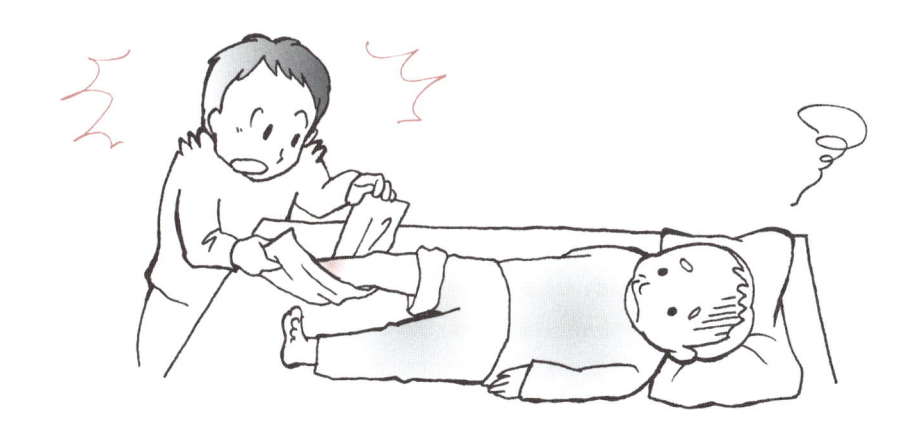

Ⅲ. 理学療法治療におけるリスク管理　B. 物理療法

5. 光線療法

ビューポイント

- 光線療法においては，その出力だけでなく，距離，角度などを正しく設定する．特に感覚障害がある場合には，注意を要する．
- 治療中の患者の状態に，常に気遣う．

エピソード

　学生の頃からの希望であった急性期の病院に就職したPTのAさんは，今年で3年目になった．1～2年目は，先輩から少しでも多くのことを吸収しようと毎日が必死であったが，3年目になり少し余裕が出てきて，少しずつではあるが，自信をもって仕事に取り組むことができていた．また最近では中枢疾患だけでなく整形外科疾患も受け持つようになり，今回はAさんにとって3人目の整形外科疾患の患者さんである．

　この日Aさんはいつも以上に忙しく，次から次へと患者さんがくるような状態であった．そんな中，リハビリにきた患者Eさんは45歳女性．専業主婦であるが，半年前から左肩の痛みに悩まされ，日常生活を送る上でも家事が思うようにできなくなるぐらい支障がでるようになっていた．そのため家族のすすめで，当病院を受診したところ肩関節周囲炎の診断で，リハビリ開始となった．

　主治医からはEさんのプログラムとして，温熱療法と運動療法が処方された．流れとしてはまず赤外線を用いた温熱療法を最初に行い，充分温めた後に運動療法を施行している．この日もEさんはやってきた．せわしく動いていたAさんはいつものようにEさんを物理療法室まで案内し，赤外線治療器をEさんの肩に照射すべく，適切な照射距離（60cm）をはかり，スイッチを押した．「これで大丈夫ですか」と問いかけたところ「はい大丈夫よ」と返事があったため，その場を離れ別の患者さんのリハビリにいった．一方Eさんの方は，ある程度すると肩が温まってきたため，気持ちよくなり，うとうとしてきたため眠ってしまった．

　20分後，別の患者さんの対応をしていたAさんは一段落したため，Eさんの様子をみに行った．するとEさんはその間に熟睡してしまっていたらしく，後ろへ寝そべるような姿勢となり，赤外線ランプとEさんの距離が約15cmに接近していた．そのため直ちにEさんを起こした．すると「肩がいつもより熱くてヒリヒリするのだけど大丈夫ですか」との問いかけがあった．慌てて確認すると，紅斑はあるが水疱などの火傷による症状は認められなかった．「今日はちょっと体調もよくないからこれで終わりにするわ」とEさんが訴えたため，この日のリハビリはこれで終了となった．

　落胆したAさんであったが，その後のEさんの状態に特に変化はなく，人間関係もいつもとかわらず続けることができたのでホッとした．それからはどんなに忙しくても，こまめに様子をみに行ったりして，以前より気を配るように心がけたため，その後同じことが起こることはなかった．

レッド&イエローカード

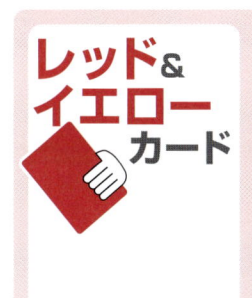

1. レッドカード（禁忌）

- 火傷：過度な強度（照射出力，照射時間，距離）にならないように注意
- 急性期の炎症，循環障害には憎悪の可能性がある

2. イエローカード（注意）

- 感覚障害を有するものには，その強度に注意する

■ リーズニング

① 赤外線の主な作用は温熱が比較的深部に届くことにあり，その温熱効果による痛みや筋スパズムの軽減を目的に用いられる．また光線であることから，水治療法のように身体を濡らすことや，電気療法のような心理的抵抗感がないことから，比較的手軽に用いられている．
しかし使用にあたっては光線の物理的特性を十分に理解する必要がある．
光線の強度は出力量，照射時間，光線の発生源（赤外線ランプなど）からの距離，角度に影響される．
照射時間においては照射時間と人体への影響に比例関係はないが，照射時間が長いほど靱帯に与える影響は大きくなる．光線の発生源からの距離と強度は逆2乗の関係にあり，例えば距離が半分になると強度は4倍になる．また照射角度は対象物（患部）と光線のなす角度が90°（垂直）の時に最大であり，30°のときにその50%となる．
通常は患部に垂直で60〜100cmの距離に赤外線ランプを設置し，心地よいと感じる暖かさの出力量に設定，照射時間は15〜30分である．
赤外線照射により，皮膚には直ちに紅斑が出現する．これは温熱作用が皮膚の毛細血管を拡張させるためであるが，通常は照射後1時間程度で消失する．しかし過度な強度の照射を行なった場合，火傷や大理石斑様の色素沈着が生じる．

② 本事例においては治療開始時の設定は適切であった．しかし長時間その場を離れてしまったことで，患者の姿勢がかわったときに照射距離がかわったことに気づかなかった．幸い火傷など，大事には至らなかったが，治療中は常に患者の状態に気をつける必要がある．原則的には治療者はその場を離れるべきではないが，もしやむを得ず離れる場合はその場にいることのできるほかの治療者に持続的な注意を促すなどの配慮をすべきである．

石井博之

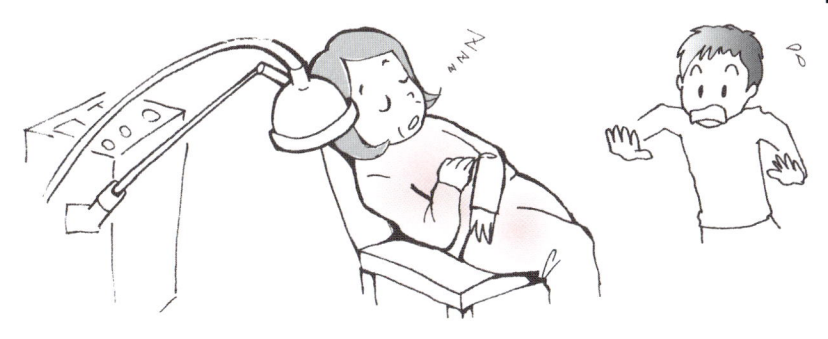

Ⅲ. 理学療法治療におけるリスク管理　B. 物理療法

6. 牽引療法

ビューポイント

- ☐ 牽引するときにはできるだけリラックスするように指導しておくとよい．
- ☐ 対象疾患の特徴とその予測される合併症を十分把握し，また，その対処方法に注意する．
- ☐ 牽引療法における牽引の種類・強度・時間・体位を把握し調整する．

エピソード

　PTになり2年目のAさんは，今まで入院患者を中心に担当し，順調に臨床経験を重ねているところである．今年からはじめて単独で外来患者を担当することになった．元々スポーツが大好きなAさんは，学生時代から運動療法には興味深いが，物理療法はあまり得意ではない．しかし，外来患者の多くは物理療法を処方されることがあるので，Aさんはちょっと心配そうな様子である．

　ある日，リハビリに熱心な整形外科のK先生から処方を受け取った．Iさんは45歳女性，1週間前に追突事故に遭って，診断名は"外傷性頸部症候群"であった．受傷直後に疼痛はなかったが，翌日より頸背部の痛み，頸部の屈曲・伸展運動での痛みの増強，頭痛などがみられた．また，軽度のめまい，不眠症などの症状があらわれた．最近は頸背部の痛みと頭痛が緩和したため，頸部牽引と運動療法を処方された．牽引強度を3kgからスタートするようにと記載されていた．Aさんはまず I さんに問診しながら，リハビリの内容を紹介した．その後，初期評価を実施したうえ，初回の牽引に移った．Aさんは丁寧に説明しながら慎重に吊革のセッティングをし，安全スイッチをIさんに手渡して治療開始ボタンをオンにした．ちょうどこの時間帯にAさんはほかの担当患者がいないので，Iさんの初期治療への心配もあり，牽引台のそばについてあげようとAさんは思った．患者との信頼関係を築く目的でもあり，Aさんは積極的に会話をはじめた．会話内容は事故当日の状況，痛みの具合，雑談などを含め，ずっと会話が続いた．徐々にIさんの顔色に変化があり，会話も少なくなってきた．「あッ，首は前より痛くなってきた」とIさんはいった．

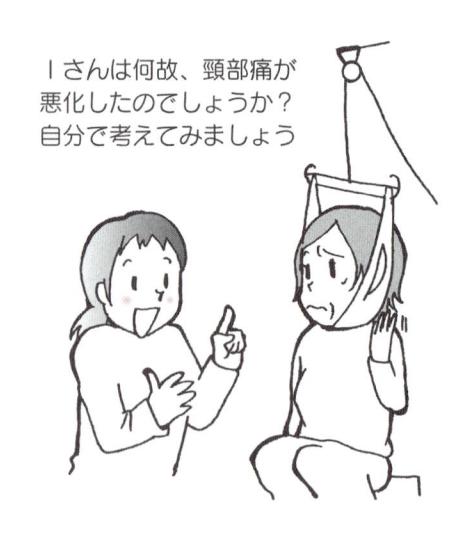

Iさんは何故、頸部痛が悪化したのでしょうか？自分で考えてみましょう

レッド&イエローカード

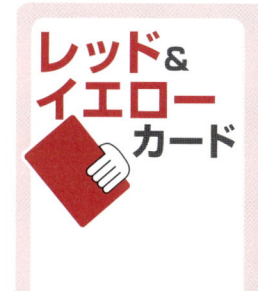

1. レッドカード（禁忌）

🟥 禁止：疼痛や炎症症状の著しい急性期

2. イエローカード（注意）

🟨 実施：適応疾患であるものの，牽引を行うことで症状が増悪するもの
特に頸椎牽引時吊革の装着にずれがあれば，不快感を生じるか頸動脈を圧迫する危険性がある
牽引実施時患者との会話は，なるべく最小限に抑える

■ リーズニング

1 臨床において牽引は頸椎または腰痛の圧迫に起因する症状の軽減を目的として，整形外科の患者によく使用されている治療手段である．牽引を実施する場合にはそれぞれの疾患の症状を十分理解したうえ，牽引の種類・強度・時間・体位（牽引角度を含む）などを決めなければならない．また，頸椎牽引，腰痛牽引はそれぞれの注意事項がある．

① 頸椎牽引の場合では，神経根症状，疼痛のほか，めまい，頭痛，睡眠障害など自律神経系の症状もよく観察される．すなわち，頸椎牽引時バイタルサインの確認，合併症の把握も必要となる．実施にあたり，頸部軽度屈曲位（20°～30°），牽引強度（初回では3-4kg，最大では10kg目安）に特に注意する．また，吊革は必ず下顎部を包み込むように装着する．

② 腰痛牽引の場合では，体幹回旋動作時に疼痛の増悪があり，寝返り，起き上がりの際に介助が必要となることが多い．また，骨盤帯の装着について，ゆるみすぎると外れることがあり，きつめにすると不快感を与え，呼吸困難を招くこともある．また，仰臥位により仙骨など突出した部位に疼痛が生じやすいので，牽引台がかたい場合では，あらかじめタオルなどを敷いておく．

2 今回の事例では，牽引治療を実施しながら会話をすることによって，頭頸部の周囲筋群は緊張している状態であり，リラックスできない．そのため，牽引の治療効果が発揮できない．また，会話動作により無意識に頸部の屈伸運動が起こり，場合によっては症状が悪化する危険性がある．この事例のような状況では，症状が悪化してきたため治療を中止すべきである．牽引のときに患者の状態，顔色などを観察する必要がある．患者の状態を確認把握するため，会話が必要なときには，なるべく簡潔な言葉を用いた方がよい．

霍　明（ホン　ミン）

Ⅳ 疾患における理学療法リスク管理

Ⅳ. 疾患における理学療法リスク管理

1. 脳血管障害 ―急性期

ビューポイント

- □ 脳血管障害急性期の血圧管理は，慎重の上にも慎重に対応する．
- □ 失語症患者とのコミュニケーションは困難である．意思確認は慎重に行うことが重要である．

エピソード

　経験3年目のPTのAさんは多忙な日々を送っていた．ある日，3日前に脳梗塞で即日救急入院してきた患者Tさんを担当することになった．患者Tさんは右上下肢に運動麻痺を呈し運動機能はステージⅡ～Ⅲレベルで感覚障害も認められた．意識は覚醒しているが感覚性失語の症状を呈し言語理解に問題がありコミュニケーションが困難であった．

　リハビリテーション担当医師から，入院翌日よりベッド上運動療法開始，3日目より車いすへの移動の指示が出た．入院翌日のベッド上での運動療法は血圧測定・脈拍測定・コミュニケーションの確認などを行い，両上下肢の他動的関節可動域運動，ベッドギャッジアップ30°・45°を5分ずつ行った．3日目の運動療法は前日同様に順次行い，次いでPTの介助でベッド端座位とし数分間保持した．その後本人の意識を確認し左下肢を軸足として全介助での車いすへの移動を行った．

　ベッドから車いすへの移動を終え再度バイタルチェックを行おうとしたそのとき，患者Tさんは頭部をガクッと前方へ落とし意識を失した．PTのAさんは急変を目の当たりにして驚いたが，直ちに同部屋で作業中の看護師に協力を求め，ベッド上にもどしバイタルチェックをしながら医師への連絡を看護師に依頼した．現場に駆けつけた医師にその旨を伝えて医師の処置の傍で患者の様子を観察した．1分以内で患者Tさんは意識をもどし開眼して顎を上下に振ってのコミュニケーションができ，血圧・脈拍数とも元にもどった．医師の診断では起立性低血圧であった．担当医師との協議で運動療法の指示が変更となり，ベッドギャッジアップとベッド端座位保持時間の延長に重点をおいたプログラムをすすめることになった．

　医師からの再指示後1～2日はベッド端座位保持練習において，背もたれ具を使用し座位保持の安定と患者の負担軽減をはかった．また，端座位保持練習前には下肢に弾性包帯を巻いて起立性低血圧予防の配慮を行った．

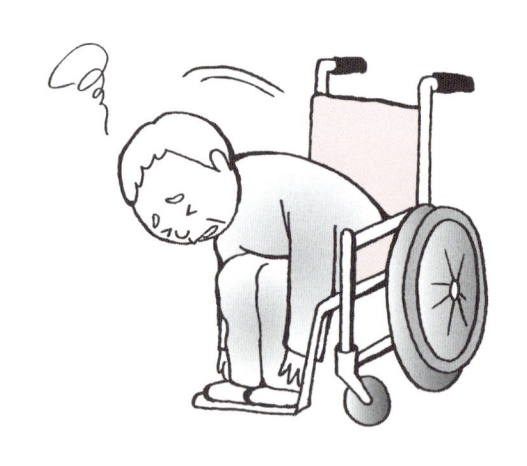

レッド&イエローカード

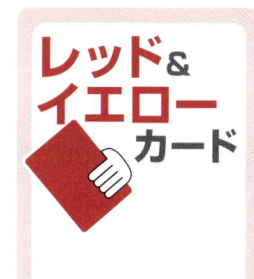

1.レッドカード（禁忌）

- 起立性低血圧：脳血管障害患者の急性期は血圧不安定

2.イエローカード（注意）

- 失語症：失語症患者とのコミュニケーションは困難である．意識レベルの確認と合わせて慎重に行う

リーズニング

1. 脳血管障害患者の急性期には，リスク管理に重点をおく必要がある．早期発見・早期開始が運動療法を実施する上で大切な考え方であるが，同時に慎重な取り組みも大切な考え方である．脳血管障害などの患者が入院すると直ちに医師による問診・視診が行われ，次いで画像診断のMRIや血液検査などの各種臨床検査が必要に応じて実施され，それらの情報を主治医が総合的に判断し診断がくだされる．
主治医による診断の結果，全身状態が安定しリハビリテーションに耐えうることが確認できた上で運動療法は開始されるが，脳血管障害急性期の患者の全身状態は，血圧・心拍・呼吸などにおいて急変の可能性が高い．特に運動療法の実施に当たっては慎重の上にも慎重を心がけ，バイタルチェックには十分な確認作業を必要とする．病棟での患者状態を，病棟カルテなどから把握しておくことは大切である．
リハビリテーション医療はチーム医療である．医師，看護師，作業療法士，言語聴覚士，医療相談員など関連職種との情報の共有を活発に行うべきである．

2. 脳血管障害患者には，失語症などいわゆる高次脳機能障害の症状を呈することが多い．失語症の症状のある患者とのコミュニケーションは困難である．まず意識レベルの確認を行い，指示の入力が可能かどうかを確認する．いわゆる運動性失語と感覚性失語では了解レベルが異なり，コミュニケーションの仕方が異なる．患者本人の意識や意思の確認はリスク管理において大変重要である．

3. 急性期の脳血管障害患者の運動療法実施においては，再発作の予防に努めることが大切である．運動療法実施前後のバイタルチェックは必ず実施する．また運動療法実施中のバイタル変化も見落とさないよう注意する．脳血管障害患者の運動療法実施中に突然意識レベル・運動レベルが低下し，さらに意識消失へと進行してしまうことがある．このような場合，脳血管障害の再発作の可能性がある．全身状態を安静にして直ちに医師の診断を待つようにする．

昇　寛

Ⅳ. 疾患における理学療法リスク管理

2. 脳血管障害 —回復期

ビューポイント

- 脳血管障害患者では運動障害と同時に高次脳機能障害も合併する症例が多く，身体機能の向上とともに転倒のリスクが問題となる．
- 病棟での転倒・転落のリスクを発見したときは，チームのスタッフと対策を協議する．
- 再発，痙攣発作，嚥下障害など生命にかかわるリスクを確認し適切に対処する．

エピソード

新人PTのKさんは回復期リハビリテーション病棟に配属になり2ヵ月を過ぎようとしていた．

今回は先輩PTのOさんの担当患者であるSさんの理学療法を実施することになった．Sさんは3日前に急性期病院から転院してきたばかりである．「右中大脳動脈梗塞による左片麻痺の方で，病棟ではほとんどの動作に介助を要する状態であるが，意欲的で受け答えははっきりしている．PT室の備品装具を借り，病棟廊下での歩行を練習して欲しい」との申し送りであった．Sさんの病室を訪ねると，すでにベッド端座位となり靴履きに苦戦（ ❶ -①）しているところを発見した．受け答えがあいまいであり，口角からよだれが流れ，視線が一定しない様子であった（ ❷ -①）．数分するとはっきりした様子で視線が合い，ガラガラ声ではあるが「トイレに行こうと思って」とのこと．転倒の危険性を説明すると，納得した様子で頷いた．

病棟の手すりを使用して裸足での歩行練習をはじめたところ，足関節背屈不十分と膝関節の過伸展が著明であったので，いったん車いすでの休憩を告げ，借りてきた装具をSさんのベッドサイドまでとりに行った．装具をとって廊下へ戻ると，Sさんは手すりをつかんで立位となり，左足関節は今にも内反捻挫をして転倒しそうな状態を発見した．急いで駆け寄ると，Sさんは「歩く練習をしようと思ってね」という．再度危険性を説明すると，本人は納得した様子であった（ ❶ -②）．

歩行練習後に「喉がカラカラ」とのことで，デイルームに移動し，水分補給をしてもらったところ，激しくむせこんだため，水分補給を中止し，落ち着いたところで病室にもどった（ ❷ -②）．

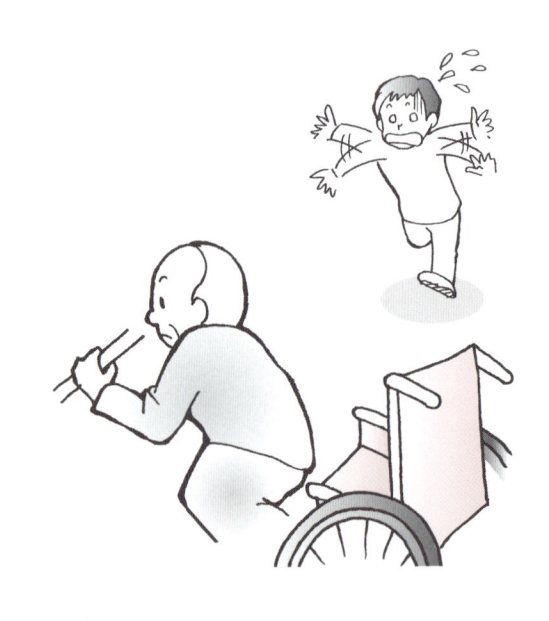

レッド&イエローカード

1. レッドカード（禁忌）
生命に関わるリスク：血圧・脈拍・呼吸，感染症，嚥下機能など生命にかかわるバイタルサインの確認と運動療法中止基準の厳守，再発，痙攣発作時の対処

2. イエローカード（注意）
転倒・転落のリスク：実際の身体能力と高次脳機能障害・過信などによる転倒・転落など安全のリスク管理

リーズニング

1 転倒・転落のリスク

① 事故の可能性がある状況を発見した際に，本人が何故その動作をしたのかを明確にする必要がある．今回は「トイレに行きたい」であった．スタッフ側の一方的な注意だけでは意欲抑制につながる場合もあり，潜在的な能力を阻害せず，主体性の改善による活動範囲の拡大につなげたい．尿意があり，自分で行こうとする発動性はよい面と評価し，安全を確保した上で転倒の可能性が高い動作の再現をするなど，本人の転倒への理解を深めることも重要である．危険動作の発見時はすみやかにチームのスタッフに報告・連絡・相談し，身体能力や高次脳機能障害を考慮し，病棟生活動作の安全性を確保する必要がある．一見受け答えはしっかりしているが，意識障害や注意障害が残存し，動作性急な患者は要注意である．Sさんのように一見納得した様子で，数回の注意喚起でも危険性の理解が困難な場合は，動作能力改善までの期間はセンサーの活用が有効である．マット型（荷重感知），赤外線型（通過感知），タッチ型（触れると感知），離床型（離れると感知）など状況に合わせて選択設定する．

② 理学療法中でも患者の安全確保が必要である．①の後でもあり，離れる際に周囲のスタッフに注意喚起の声をかけることや，事前に必要物品を手元に準備するなどの対策が必要であった．座位での靴着脱時，平行棒・手すりなど把持物が側にある状態での休憩時に患者から離れる際には要注意である．

2 生命にかかわるリスク

① 運動・感覚障害，構音障害・失語，視力障害・半盲，幻暈，意識障害，健忘，尿便失禁など今までは認められなかった症状が出現している場合には一過性脳虚血発作や痙攣発作，再発などの可能性を考える必要がある．バイタルサインや症状の種類と持続時間など医師や看護師にすみやかに報告・連絡・相談する．

② PT後の水分補給は脱水を防ぎ，脳梗塞の再発を予防するために重要である．しかし，嚥下障害がある患者に対してのとろみ付けや体幹と頸部の角度などの条件を無視した水分補給は誤嚥から肺炎につながるため，事前の十分な確認が必要である．今回のSさんはしっかりとむせこむことが可能であったが，むせこむことなく気道から肺に達することでの不顕性誤嚥も重要な肺炎の要因である．よだれやガラガラ声がある患者は要注意である．ほかにも感染症・呼吸・循環，運動制限など生命にかかわるリスク管理を厳守する．

加辺憲人

Ⅳ. 疾患における理学療法リスク管理

3. 脳血管障害 ―維持期

ビューポイント

- ☐ 合併症と服薬内容を確認する．
- ☐ 歩行が自立している対象者であっても，身体状況の変化により転倒の危険性がある．
- ☐ 装具利用時は，装具と足部の適合を裸足で確認する必要がある．

エピソード

　新人PTのⅠさんは，介護老人保健施設における通所リハビリテーションの担当になり，1年が経つ．Ⅰさんは担当するYさんが元気に通所リハビリテーションを利用できていることに安心している．

　Yさんは5年前に右被殻出血と高血圧症を既往した左片麻痺を呈する65歳男性である．医学的な管理は定期的な受診ならびに降圧剤を服薬している．T字杖とプラスチック短下肢装具の装着により，屋内歩行が自立していることから，通所リハビリテーションの利用目的は，歩行能力の維持と他者との交流である．

　Yさんは，2ヵ月前にめまいを訴えてから，自分の席に座っていることが多い日が続いた．受診の結果では血圧が若干，不安定であった ❶ ．日が経つにつれYさんは，自分の席とトイレの間の往復に，時間を要するようになった．Ⅰさんは，Yさんの体調に合わせながら，歩行能力の改善を目標に，運動療法を提供した．その結果，Yさんの歩行能力は次第に改善してきた．

　しかし，ある日，Ⅰさんは，Yさんの歩行距離が低下してきたことに気がついた．体調に問題はなかったため，Ⅰさんは，しばらくYさんの様子をみながら運動療法を継続した．次第に左下肢への体重移動が十分に行えなくなり，歩行時にバランスを崩し，転倒しそうになるこ ❷ と

が増えた．Yさんが，左第5中足骨頭の痛みを訴えたため確認すると，装具により皮膚が圧迫され，赤みを帯びていた ❸ ．Ⅰさんは至急，装具の修理を依頼した．修理により痛みは消失し，歩行時は十分に左下肢への荷重が可能になった．

　現在，Yさんは施設内を自由に歩行し，以前のように明るく周囲の利用者や職員と会話を楽しんでいる．

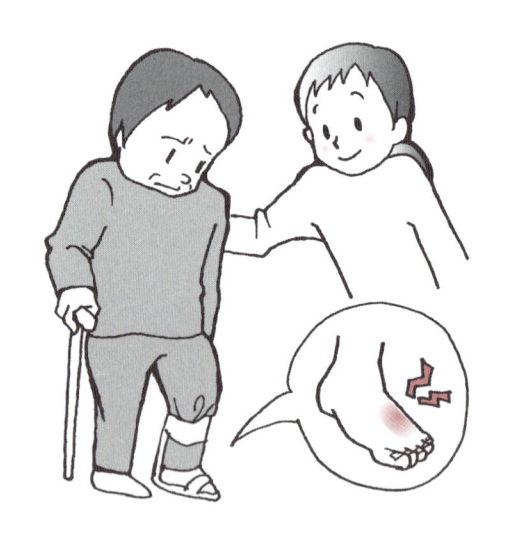

レッド&イエローカード

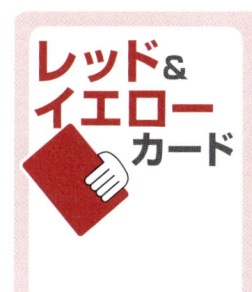

1. レッドカード（禁忌）

- 転倒：移動時に発生しやすい．歩行が自立している対象者であっても油断は禁物
  身体状況の確認や利用している装具や杖の状態確認を怠ってはいけない

2. イエローカード（注意）

- 合併症のチェック：合併症の確認，服薬内容の確認
- 装具の適合のチェック：装具による皮膚圧迫部位の確認

リーズニング

1. 高血圧症により降圧剤を服薬している脳血管疾患維持期の対象者では，適切な降圧が行われないと，脳血流が低下する．脳循環の自動調節能は血圧の変化に対して働き，脳循環が維持される．脳循環不全症状は，めまい，意欲，思考能力の低下があげられる．服薬内容の確認と，血圧管理は欠かすことができない．また，意欲や思考能力の低下が見受けられたときには，脳循環不全症状も要因にあげる必要がある．血圧管理は維持期の対象者においても重要であり，服薬内容の確認と当日の服薬の有無，運動療法実施に伴うリスク管理は欠かすことができない．

2. 転倒による骨折は避けなければならない．片麻痺を呈する対象者では麻痺側に転倒することが多い．とくに，杖歩行が可能になったばかりの対象者や半側空間無視，てんかんや痙攣発作のある対象者では，転倒に注意する必要がある．すでに，杖歩行が安定していても，なんらかの原因で転倒する可能性がある．転倒は対象者の身体的問題から生じるのみならず，日常使用している杖先ゴムや靴底の磨滅により，方向転換時や瞬時の外乱に対応できず転倒することがあり，日々の点検が必要である．転倒による骨折の好発部位は麻痺側に生じやすく，第1位は大腿骨頸部骨折，第2位は上腕骨外科頸骨折，第3位は脊椎圧迫骨折である．大腿骨頸部骨折は，健常人と比較して片麻痺を呈する対象者では2～4倍の割合で骨折が生じやすい．麻痺側の不動性（廃用性）による骨粗鬆症が原因と考えられている．

3. 足部の状態が変化すると，足部と装具の不適合から，装具が足部の皮膚を圧迫し，荷重時に痛みを生じることがある．プラスチック短下肢装具利用時に，皮膚が圧迫を受けやすい部位は，舟状骨，内果，外果，第1中足骨および第5中足骨頭・骨底である．また，筋緊張亢進による内反尖足や，足趾屈曲の増強により，装具内で踵部が浮きやすくなることもある．両側支柱付短下肢装具においても装着部の皮膚に過度の圧迫がないか確認する必要がある．歩行後は足部と皮膚の圧迫を確認するために，裸足で皮膚の赤みや状態の変化を確認することが大切である．特に，感覚障害や高次脳機能障害を有する対象者では，さらなる注意が必要である．圧迫により痛みが生じると，歩様の変化を生じやすいことから，すみやかに修理を検討する．

上村さと美

Ⅳ. 疾患における理学療法リスク管理

4. 頭部外傷

ビューポイント

- [ ] 状況の変化を報告：他職種のスタッフへの情報交換が重要である．
- [ ] 環境変化：離院，離棟などの環境の変化は確認することが大切である．

エピソード

　PTになり3年目のBさんは病院の環境にもなれ，ようやく1人前のPTとして自信を持って仕事ができるようになってきた．Bさんの勤務している病院は，整形外科の患者さんを担当するⅠグループと頭部外傷を担当するⅡグループに分かれている．Bさんはローテーションにより今年からⅡグループを担当することになった．今までとは違ったグループの患者さんを担当することとなり，気分も高まり張り切っていた．

　早速，担当することとなった患者Kさんは18歳の男性で3ヵ月前バイク事故で受傷し，2ヵ月ほど意識がなく，やっとのことで命をとりとめ，ほとんどリハビリを受けたこともなく，本格的なリハビリを受けるために入院された．家族の期待も大きかった．PTのBさんは早速，評価，検査を行った．筋力低下や可動域の低下はADLに支障をきたすほどの低下や制限はないことを確認した．しかし，何となく活気がなく，集中力もなく，指示に対しても反応が鈍く，なかなかリハビリに乗ってこなかった．歩行動作指導を行うも思うように自発的に行うことができず，手引きにより何とかついてきてくれる状態であった．このような状況はほかのリハビリのときも同様の反応であった．Kさんもリハビリ以外はベッドの上で過ごす毎日であった．

　看護上の特別な問題を起こすこともなく1ヵ月が過ぎた頃，担当Drから外泊訓練の指示があり，Kさんは土曜日から日曜日の1泊2日で自宅へ外泊となった．月曜日のリハビリのとき，Kさんに少し活気があり，うまく行ったことをPTのBさんも喜んでいた．「これでいつでも家に帰れますね」とKさんに話した．その夜，Kさんがベッドにいないことがわかったのは夜の看護師の巡回のときであった．すぐに捜索が開始され，無事に自宅に帰っていることが確認されことなきを得た．

　このような事故が起こる背景には頭部外傷の患者さんの症状は多種多様であることを認識して，絶えず変化をみきわめる観察の目が必要であった．特に高次脳機能障害の症状は，どのような機会に変化があらわれるかが想像できないことが多いものである．また患者Kさんは病棟での生活においては特に看護師の手を煩わせることもなく，ベッド上で無気力に毎日の生活を送っていたこともあり，無謀なことはしないだろうという看護師の安心感もあったものと思われる．Kさんに活気があったことに気づいたPTのBさんはその変化をその日のできごととして，看護師に報告，連絡しておけば，その結果として看護師もBさんの行動をもう少し，注意深く観察することになり離棟という結果には至らなかったかも知れない．

レッド&イエローカード

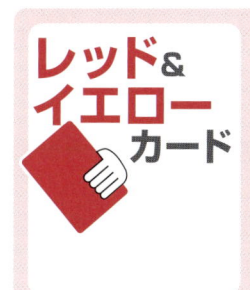

1. レッドカード（禁忌）

- 「いつでも帰れるね」といってしまった
- 変化を発見していたが，看護師に状況報告しなかった

2. イエローカード（注意）

- 注意不足：刺激（環境変化）で活性化されていたことに気づかなかった

リーズニング

1. 頭部外傷の症状は多種多様であり，今回のように身体運動機能的にはほとんど問題を残さないこともしばしば遭遇することである．しかし，高次脳機能障害の症状が出現しており，その症状が環境の変化によって，大きく活性化されていくことも事実である．その変化を的確につかむことが大切である．当事者だけが，つかんでいるだけではなく，その情報をそれぞれの職種に対して情報を共有できるように発信することも，大切なことである．

2. 身体運動機能の障害よりむしろ認知障害，情動失禁，情緒不安定，攻撃性，易激怒性，易興奮性，自閉，鈍重，無関心，無思慮，無遠慮，発動性欠如，抑鬱，対人接触と礼節の困難，性的異常行動，新しい環境への適応障害のような人格変容や行動異常などの神経心理学的障害や社会生活を送る場合の社会適応障害が問題である．

3. 今回のように身体運動機能的に問題が少なく，認知障害が，その患者Kさんが社会復帰する上で最大の問題となる場合は，特に職種をこえたチームアプローチが大切な要素である．日常生活活動を再構築し，生活場面で適応をはかること．リハビリテーションをそれぞれの分野において単独でアプローチするだけでなく，総合的に，チームとし評価，計画，実行へと移されていかなければならない．また患者Kさんだけのことではなく，本人を取り巻く，家族，そのほかの環境も計画の中で考慮されるべきである．

前田淳一

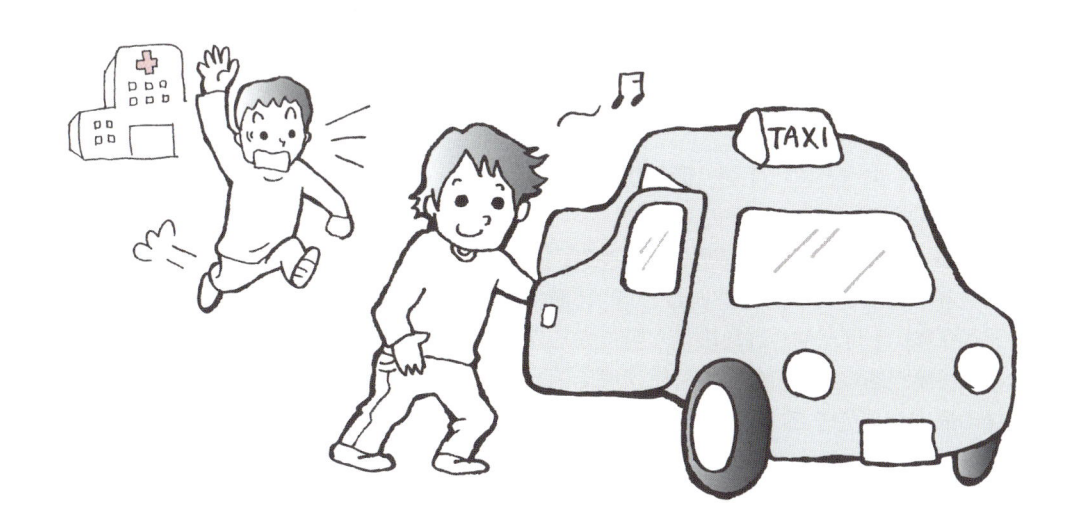

IV. 疾患における理学療法リスク管理

5. 脳性麻痺

ビューポイント

- 脳性麻痺ではてんかんの合併を認めることが多い．てんかん発作によるけがや転倒に注意して理学療法を行う．
- 患児の運動機能に対するプログラムのみを行うのではなく，母親や家族への支援も行う．
- 脳性麻痺の病態を把握して，多角的に捉えたプログラムを行う．

エピソード

新人理学療法士のK子さんは，小児リハビリテーション病院に勤務している．半年間の新人研修を受け，最近1人で患者を担当するようになった．

この日は，脳性麻痺痙直型両麻痺のAちゃんがお母さんと一緒に来院した．Aちゃんは，早期産低出生体重児として生まれ，生後1歳で脳室周囲白質軟化症（PVL）と診断された．2歳になった先月より，自宅近くの通園施設に通いはじめた．Aちゃんの運動機能は座位保持可，立ち上がり，立位保持は不可の状態で，週1回の理学療法では立位や歩行に向けてのプログラムを行っている．Aちゃんのお母さんはAちゃんの将来についての不安が強いため，K子さんは，日頃からお母さんの話をきちんと聞くようにしている．Aちゃんのお母さんは，Aちゃんの障害を理解しようと思う反面，信じたくない思いや不安を募らせている様子である．

この日も，お母さんの話を聞きながら，プログラムをすすめていた．お母さんからは，「最近，元気がない．ぼんやりした表情が目だつし…」という話があったが，体調や睡眠状態に問題はない様子だったので，K子さんは通園施設での活動の疲れであると考え，プログラムを継続した．座位練習の後の立位練習では，K子さんがAちゃんの後方より介助し，股関節や体幹の伸展活動を促していた．お母さんはAちゃんと向き合って一緒にテーブルの上の玩具で遊びながら，K子さんと話をしていた．その時，Aちゃんの身体の力が一瞬，脱力したため，K子さんはAちゃんを抱っこし，声を掛けたが，目をパチパチさせて焦点が定まらない状態だった．Aちゃんは1分ほどで元の状態に戻ったが，K子さんはもしかして…と思い，医師の診察をすすめた．

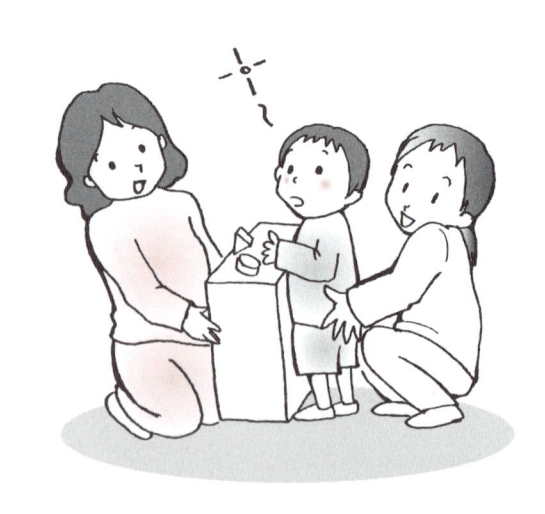

レッド&イエローカード

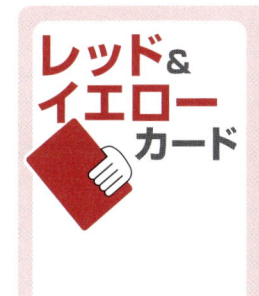

1. レッドカード（禁忌）
- てんかんによる意識の消失：転倒，けが，誤嚥への配慮
- 家族の支援：家族のニーズを聞き，治療プログラムを立案する

2. イエローカード（注意）
- 全身状態の把握：体調管理のチェック
- 身体機能の把握：運動機能だけでなく，認知機能，知的機能も合わせて把握する

■ リーズニング

1 脳性麻痺は，脳の非進行性病変に基づく運動や姿勢の異常であり，てんかんを合併しやすい疾患である．脳性麻痺でみられる大部分は症候性のてんかんで，全般てんかんと局在関連てんかんに分類され，その中にもさまざまな種類があり，1つの発作をみて診断することは難しい．てんかんでは強直発作や脱力発作，欠伸発作がみられ，本症例のように日中ぼんやりすることが多い場合も発作の前兆として気づかれることがある．

てんかん発作によるけがや，発作の重積により，精神運動発達の遅れを助長したり，意識レベルや呼吸などの生命維持にかかわる機能に障害をきたしたりすることがあるため，てんかんを認めたら，早い段階での治療が必要である．

理学療法を実施しているときにも，これらのことには注意をしなければならない．

① ボーっとしている，疲れた表情をしているときには，てんかん発作を疑い，運動中の転倒やけがに注意する．
② てんかん重積が起きたら安全な場所に寝かせ，医師の指示を仰ぐ．
③ 家庭での様子をよく聞き，てんかんが疑われるときには受診や脳波検査をすすめる．
④ てんかんの種類を特定することは治療に繋がるため，理学療法実施中の発作については発作の持続時間，種類，経過を記録する．また，家庭での様子についても記録しておく．
⑤ 治療をしている場合は，児の反応の変化をチェックする．

2 脳室周囲白質軟化症（PVL）による痙直型両麻痺は，早期産低出生体重児で起こりやすい障害である．脳室の後角周辺の白質組織が軟化するもので，この部分は下肢の錐体路が通るため，上肢よりも下肢，体幹に重度な麻痺を生じる．また，PVLでは，視知覚機能も影響を受けることが多く，物体の認知が障害されやすい．

① 運動の中で認知機能を促すプログラムを行う．
② 運動機能（遊ぶときの手の使い方，目の使い方）で左右差がないかチェックする．
③ ②の運動機能の左右差が，姿勢や運動パターンに影響していないかチェックする．

3 脳性麻痺児の母親や家族は，児の障害を受け入れられずに悩むことが多い．特に，母親は自分自身を責めてしまいがちである．そのため，母親や家族の訴えや悩みを受けとめること，また，理学療法プログラムの内容の必要性をきちんと説明し，理解を得ることが重要であり，母親や家族が重荷にならずに理学療法を継続していく鍵になる．

渡邉観世子

Ⅳ. 疾患における理学療法リスク管理

6. 失調症

ビューポイント

- [ ] 患者のバランス機能を考慮して，検査をすすめる．
- [ ] 患者は，バランス障害に対し，視覚的代償で補っていることを忘れない．
- [ ] 家屋環境整備にあたっては，きめ細かく対応する．

エピソード

　新人理学療法士のAさんは，脳幹梗塞による運動失調を呈する70歳の女性Tさんを担当した．
　入院2日後に安静度（活動度）の制限が解除され，20mmHg以上の血圧低下がなければ歩行練習が可能となった．筋力はほぼ左が右に比べ低下していたものの正常域に近く，Mann肢位保持困難，片脚立位時間は左右とも1秒程度，体幹協調機能テストⅡ（軽度失調あり）であった．寝返り・起き上がりは自立，立ち上がりも手すり（支持あるいは把持）にて自立，歩行は軽介助レベルであった．病室のベッドでの起き上がりは自立しており，端座位も安定していたので，血圧を確認した後に監視下にて車いすへ移乗した．
　理学療法室に場所を移し，歩行練習を実施した．練習の途中で血圧を測定するために椅子へ着席，そこで血圧をはかっているとTさんは左側方へ傾き，そのまま床まで転倒してしまった **1** ．幸いこのときは上肢による支持で軽い打撲で済んだが，座位保持の際，病棟では常にベッド柵を把持しており，片手で血圧を測定しても座位を保てたが，理学療法室では肘掛けのない椅子で一側上肢を血圧測定にとられ，把持物もなかったため転倒してしまった．
　その2週後，不安定な立位と体幹がやや前屈しがちなTさんに輪投げ用リングを点滴用スタンドにかける動作を通じて，荷重困難な左側方向への体重移動と体幹伸展運動を引き出す狙いで，左上方へリーチ動作を行わせたところ，今度は後方へ倒れこむように殿部をプラットフォーム上に打ちつける事態に至った **2** ．特に外傷などはなかったものの，Aさんはひやりとさせられた．
　入院1ヵ月で失調症は残存するも運動麻痺自体はほとんど解消され，退院までに介護保険による住宅改修を考えたが，要介護認定までに時間を要し，退院まで間がないため，手すりだけでも自費で対応することにした．業者と打ち合わせの上，玄関の上がり框から寝室，トイレ，浴室など主な動線に沿って1階部分に設置を終えた．しかし退院して5日後，トイレ内で転倒し頭部・顔面を打撲，救急部に運ばれCT検査と処置を受けた **3** ．

アレ，逆じゃないの？

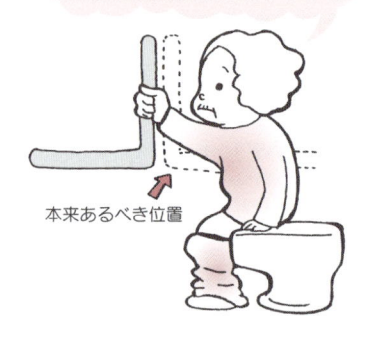

本来あるべき位置

レッド & イエローカード

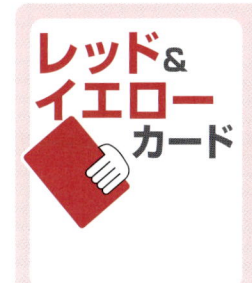

1. レッドカード（禁忌）

- 転倒：移動・移乗時のみならず理学療法実施時や評価中の転倒

2. イエローカード（注意）

- 住宅改修の未確認：計画通り，改修されているかをチェック

■ リーズニング

運動失調症を呈した患者にとって最も留意すべきは転倒リスクである．転倒・転落は対象者の重心の位置や高さ，支持基底面の広狭，静的場面か動的な状況下で発生したかを観察ポイントとして，その要因を探る必要がある．転倒の原因は，＜身体因子：平衡機能障害，注意力や覚醒に影響を与える服薬状況など＞＜環境因子；家屋環境，履物の状態など＞＜社会的因子：介護力などマンパワー不足など＞に大別され，過去に転倒歴を有するケースはそれを繰り返す傾向にあることから，早期に転倒予防プログラムを構築する必要がある．今回理学療法評価中，練習中，それ以外の場面で生じたインシデントを3例取り上げた．

① 病棟では常にベッド柵を把持しており，片手で血圧を測定しても座位を保てたが，理学療法室では肘掛けのない椅子で一側上肢を血圧測定にとられ，把持物もなかったため転倒してしまった．血圧測定に集中しすぎてしまい，体幹失調に伴うバランス障害への配慮不足から起こった事例である．

② 失調症によるバランス能力の低下を視覚的に代償することで身体平衡を保っているケースであった．視線を上方へ向けたことで，空間的な位置情報に関する手がかりを失い平衡を維持できなくなったと考えられる．前屈状態にある体幹に伸展要素を引き出したい場合は床面が視野に入る後側方へのリーチ動作を試みるべきであったと考えられる．

③ 自宅トイレ内での転倒も幸い皮内出血のみで後遺症はなく，翌日自宅復帰を果たしたが，その後自宅訪問してみると，当初の予定とは異なり，トイレに設置されているはずのL字型手すりが逆向き（便座脇に縦手すり，横手すりはドア方向に向かっていた）に取り付けられていた．そのため便座から立ち上がる際，縦手すりにつかまっていたが，下衣を引き上げながら行っていたこともあって手が滑ってしまい転倒したという．また本来あるはずの手すりも1個所未設置になっていた．退院1週後の初回訪問時に改修状況を確認する予定であったが，事後の対応となってしまった．打ち合わせの際，図面まで起して指示せず，口頭での確認にとどまったことや業者も改修に不慣れなことも一因であった．

増本正太郎・高尾敏文

Ⅳ. 疾患における理学療法リスク管理

7. パーキンソン病

ビューポイント

- □ パーキンソン病は転倒を招きやすい疾患であることを認識し，監視・介助の下で理学療法を実施する．
- □ パーキンソン病の病態を広く捉え，患者の状態や服薬の状況を常に把握する．

エピソード

新人理学療法士のMくんは，学生のときに実習をした一般病院に勤務し，6ヵ月が過ぎた．Mくんはなれた環境で張り切って仕事をしており，最近は徐々に受け持ち患者が増えてきているため，ますますやる気が出てきた．

この日は外来にパーキンソン病のTさん（女性，63歳）がご主人と来院した．Tさんは7年前にパーキンソン病を発症し，現在は，Yahrの重症度分類でStageⅢである．ご主人との2人暮らしでTさんは専業主婦であり，自分なりのペースで家事をこなしている．ご主人は昨年定年退職し，現在はTさんに協力して家事を手伝っている．TさんはMくんが入職したときから担当しており，理学療法のプログラムについてはお互いに理解し合えている．また，Tさんやご主人に自宅での様子を伺い，日常生活に応用できるようなプログラムを一緒に考えてきた．

最近Tさんは，姿勢反射障害の影響により，体幹を前傾させ，身体を固めたような歩行が目だつようになってきたので，バランス練習を中心とした理学療法を行っている．今日も臥位・座位でのストレッチやバランス練習の後，平行棒に移動して立位でのバランス練習を行っていた．Tさんは少し疲れた様子であり，その後，応用歩行練習を行う予定だったため，Mくんは「平行棒につかまって待っていてくださいね」と声を掛け，休憩のための椅子をとりにその場を離れた．Mくんが数m先の椅子をとり，振り返ったとたん，「ドスン！」と音がして，Tさんは床に尻もちをついていた…．幸いにも骨折などの外傷はなかったが，Tさんもご主人も，元気をなくしてしまった．MくんもTさんを転倒させ，落ち込ませてしまったことに対して深く反省し，いつもの元気をなくしてしまった…．

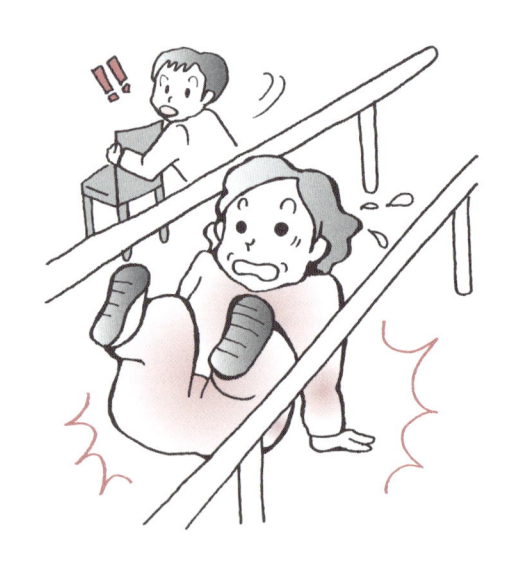

レッド&イエローカード

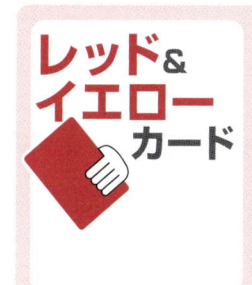

1. レッドカード（禁忌）
- 転倒：転倒による骨折や立位・歩行に対する恐怖
- 服薬のチェック：L-dopaの効果の把握

2. イエローカード（注意）
- 日常生活での転倒：生活環境，ADLの把握

リーズニング

1 パーキンソン病は，黒質の変性に基づく慢性進行性神経疾患である．主症状は，安静時振戦，筋固縮，無動・寡動，姿勢反射障害であるが，これらのほかに自律神経障害，精神機能障害などもみられ，臨床症状は多彩である．40〜70歳代，特に60歳代の発症頻度が高く，わが国の有病率は人口10万人に対して50人である．発症初期の数年の進行が，その後と比べて高いとされている．

2 パーキンソン病は，その特徴的な臨床症状や服薬の影響から，転倒のリスクが高い疾患である．疾患の重症度や姿勢反射障害，うつにより転倒を招く．転倒による骨折をきっかけとした寝たきりや，転倒のショックで廃用症候群を招く可能性があるため，転倒には充分注意しなければならない．今回のケースのように，平行棒の中で休憩のために椅子に座る際にも，その動作に方向転換や後ろ向きといったパーキンソン病の患者には不安定な動作の要素が含まれているため，患者の動きを予測した対応が必要である．
① パーキンソン病は，転倒しやすい疾患であることを認識する．
② プログラムの内容や理学療法の流れをあらかじめ描き，準備をする．
③ 予測していない事態になったら，周りのスタッフの助けを借りる．決して患者を1人にさせない．

3 また，L-dopaの薬効は投与年数に伴って，1回目の投与後から短縮してしまう（これを「wearing-off現象」という）ことについても考慮しなければならない．wearing-off現象では，頻脈，発汗，息切れなどの症状があらわれる．そのほか，服薬や血中濃度に関係なく，突然，状態が変化することがあり，歩行中にも突然歩行が止まってしまうことがある（これを「on-off現象」という）そのため，
① 理学療法の開始前にカルテや患者本人，家族から，現状の薬効や服薬の時間，体調を確認しておく．
② 理学療法の間も患者の細かな状態把握に努める．

4 Yahrの重症度分類StageⅢで，日常生活に大きな支障はなくても，日常の注意点や将来必要とされる福祉用具・制度や家屋環境の調整について患者や家族に説明し，話し合っておく必要がある．

渡邉観世子

Ⅳ. 疾患における理学療法リスク管理

8. 筋ジストロフィー

ビューポイント

- □ 筋線維の壊死・変性が病変である筋ジストロフィーでは，過度な運動をさける．
- □ 呼吸器障害，循環障害についても，早期から視野に入れたプログラムを行う．
- □ 患者や家族の希望から，QOLの向上を目指す．

エピソード

　新人PTのA子さんは，肢体不自由児施設に勤務して半年が経ち，仕事にも徐々になれてきた．今日から，最近入所した9歳のDuchenne型筋ジストロフィー（以下，DMD）のSくんの担当になった．A子さんははじめてDMDの症例を担当するため，あらかじめ，病態についての勉強をし，9歳という年齢から，そろそろ歩行が難しくなる頃だということや，歩行不能となると筋力低下やROM制限が著明なり，さらに，呼吸器や循環器の障害が問題となってくることを把握していた．

　Sくんはとても活発で明るい男の子で，リハビリに対しても積極的であった．運動機能のレベルはA子さんの予想通り，厚生省研究班による機能障害度分類のステージⅢで，体幹を動揺させながら歩行していた．この日は初日ということで，A子さんはSくんの好きなサッカーや野球を通して運動を促した．

　翌日，Sくんの部屋を訪れると，少々疲れた表情をしていたが，A子さんの顔をみると笑顔になり，リハビリ室に張り切って向かった．この日は，筋力低下を予防するために，下肢や体幹の筋力強化を中心に行い，その後，風船を膨らませる呼吸練習を行った．さらに，歩行能力を維持するために屋外を歩行し，40分のリハビリを終えた．

　そして翌日，Sくんの部屋を訪れると，Sくんはベッドに横になって「疲れたから休みたい」といった．A子さんは廃用症候群による筋力低下の進行を恐れて，なんとかSくんをリハビリ室に誘導し，昨日と同様のメニューを行った．

　翌日，Sくんは疲労や手足のだるさを訴えてリハビリを休んでしまった．Sくんの担当看護師から，「とても疲れているみたい」と聞いて，A子さんはリハビリ中のSくんの様子を思い出しながら，プログラムを見直した．

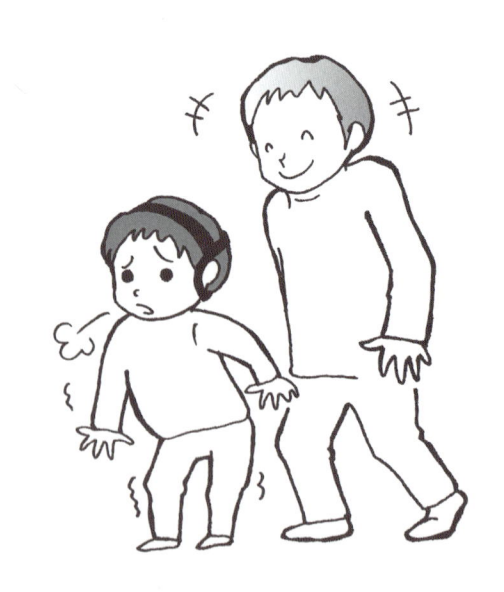

レッド&イエローカード

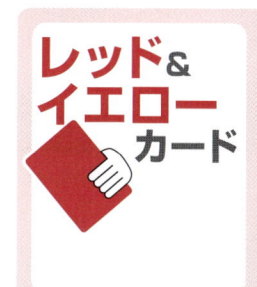

1. レッドカード（禁忌）
- 過負荷：過度な運動による筋のダメージ

2. イエローカード（注意）
- 機能低下のチェック：段階的に起こる可動域制限，筋力低下
- 転倒：不安定な歩行による転倒を防ぐ

■ リーズニング

① 筋ジストロフィー（muscular dystrophy：MD）は，「筋線維の壊死や変性を主病変とし，進行性の筋力低下と筋萎縮を生じる遺伝性疾患」と定義されている．Duchenne型筋ジストロフィー（DMD）はMDの代表的な病型であり，性染色体劣性遺伝で発生率は出生男子の3,500人に1人といわれている．DMDは運動発達の遅れや転びやすい，ジャンプができないといった症状で気づかれることが多い．運動発達は幼児期後期から学童期前期をピークとして以後低下し，10歳頃には歩行不能，車いす生活となる．筋力低下以外の機能障害としては，ROM制限，呼吸障害，循環障害，知覚異常などが起こる．

② A子さんは，DMDの病態を把握し，現状の機能の維持と将来起こりうる機能低下を予測している．この段階から呼吸を意識したプログラムを実施することは重要である．しかし，DMDは筋線維の壊死，変性を招く疾患であるため，過度な運動には気をつけなければならない．プログラム実施中，実施後の筋痛，息切れ，疲労感を把握し，24時間後もこのような症状が残る場合は過度な運動のサインであると捉え，プログラムの見直しを行うべきである．
　① プログラム実施中の状態を把握する．20〜30分以上休憩しても，上記のような症状が改善しない場合は理学療法を中止する．
　② 理学療法を行った日は，終了数時間後に様子をみに行く．
　③ 理学療法をはじめる前に，前日の疲れがないかチェックする．

③ DMDでは，歩行能力や四肢の筋力低下に目を向けやすいが，頸部の筋力低下が初期よりみられ，そのことが基本動作に影響しやすいことも念頭におくべきである．
　① 定期的な筋力，関節可動域，運動機能の評価を行う．

④ DMDでは，筋力低下や呼吸，循環障害による機能低下は避けられないため，日常生活の中で継続してできることや，残存機能を最大限に生かした活動を維持することを意識してQOLの向上を目指していく必要がある．そのため，A子さんが初日に行ったような，本人が楽しめる運動を選択し，継続していくことは大切である．
　① 日常生活，学校生活において必要なことを把握する．
　② 患者や家族と目標の共有をする．

渡邉観世子

Ⅳ. 疾患における理学療法リスク管理

9. 多発性硬化症

ビューポイント

- [ ] 多発性硬化症の主な増悪因子である感染，過労，外傷などへ十分留意する必要がある．
- [ ] 入浴などの温熱刺激は，高体温を招き，脱力を誘発する．
- [ ] 当初痙性対麻痺を呈していた症例でも，四肢麻痺まで進行する可能性を否定しない．

エピソード

　PTになってまだ日が浅いAさんは，神経難病のCさんをはじめて担当した．Cさんは68歳の女性で，62歳時より視神経炎を1年に1度の頻度で繰り返し，多発性硬化症の診断を受け，かかりつけの病院にて治療を行っていた．治療開始時に喪失していた視力は，約1ヵ月程度で回復した．その後，66歳で右眼を失明，左眼は視野狭窄に加え視力が低下していた．

　今回背部痛が強まり，下肢脱力感を訴え入院し，ステロイド大量投与療法を3クール施行したのち，回復期リハビリテーション病棟を持つ病院へ転院，理学療法開始となった．このときも少量のステロイド剤の内服は継続されていた．

　症状は上記視野・視力の障害に加え，Th9以下の不全麻痺（Th8まで残存）であった．筋緊張は亢進，感覚障害は表在・深部感覚ともに中等度鈍麻であった．

　運動能力は，両上肢支持により立位保持・歩行が可能であり，屋内はシルバーカーで移動できた．視野・視力障害があるため，感覚障害を視覚にて代償することができず，上肢支持がない状況では立位・歩行は困難であった．連続歩行は約50m可能であったが，50m以上の歩行で出現する足関節の背屈制限と膝折れにより歩行は不可能となった．しかし十分な休憩後には，筋力は回復し再び歩行可能となった．

　ある日の午後の理学療法場面において，片道5mの平行棒内にて歩行練習を実施した．通常ならば連続して5往復の歩行が自立して可能なため，Aさんが後方の少し離れた所から歩行を観察していると，2往復を過ぎてCさんに突然膝折れが出現し，転倒した．その日は午前中に入浴していたことが判明した❶．

　転倒後もCさんが意欲的なこともあって運動量を漸増，運動課題も平地歩行から階段昇降練習を最後に加えた．そして病棟にもどったところで筋痛を訴え，以後3日間臥床を余儀なくされた．本人は疲労を自覚していたものの早期に家庭復帰を果たしたい気持ちが強く，セラピストからの負担感の問いかけには「大丈夫です」と答えていた❷．

　やがてCさんは上肢にもこわばりを訴え，筋スパズムも強まる傾向にあったため，筋緊張状態の緩和を目的として主治医より抗痙縮剤が増量された．ところがCさんは立位バランス練習時に再び膝折れが生じた．用量の変更を知らずにいたAさんは慌てたものの，以前のこともあって近位監視中だったため体幹を支持することができ事故には至らなかった❸．

レッド&イエローカード

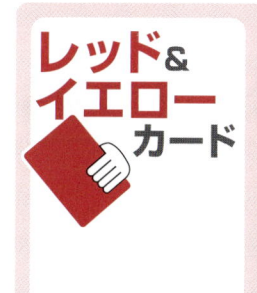

1. レッドカード（禁忌）
- 増悪につながる理学療法実施時の外傷など

2. イエローカード（注意）
- 高体温下の理学療法
- 寛解期中の運動過剰：オーバーユース（overuse）
- 筋弛緩作用をもたらす薬剤に注意：医療者間の情報共有と連携が重要

■ リーズニング

① 慢性的な疲労の蓄積に加え，入浴により体温上昇を招き，筋力低下が普段よりもはやく起こってしまったことに対応できなかった．中枢神経系の脱髄によって膜不活性化が生じ伝導障害をひき起こしている．その上入浴など高温・多湿の環境下では疲労を生じやすいことに留意しなければならない．

② Cさんが答えた「大丈夫」の言葉には「（真に）疲れていない」から「運動を負担と感じ疲労は蓄積しているものの，負荷は我慢できると思う」までが含まれており，不明確でとらえどころがない．そこでセラピスト自らが患者の機能や能力レベルで疲労度を推しはかることに努めるほか，Visual Rating Scaleなど順序尺度で構成された簡易疲労スケールを提示し，今日はどのくらいの疲労度かを自らポイントさせて確認するなどの工夫が必要である．
また運動はある一定期間，定量・定強度を保つステップ状にすべきで，毎日新しい課題を加える傾斜漸増アプローチでは運動過多に陥りやすい．新たな運動課題を加えた場合その翌日以降，前日と同じ運動種目をしばらくは継続し，経過をみるべきであった．

③ 立位バランス練習時の膝折れは化学療法による筋弛緩作用が影響したものと考えられ，抗重力機能が減退，膝折れに結びついたと考えられる．今回の場合，筋緊張低下（脱力）につながりやすい薬剤に関し，医療者間の情報共有と連携が不足していた．適度な痙性は立位時の支持性や移乗・移動動作に有効で，与薬変更には注意が必要である．また当初痙性対麻痺を呈していたケースも，手指にかけてこわばり感を訴え深部腱反射や筋緊張亢進を示す例がある．多発性硬化症は空間的多発性が特徴で，MRI検査にて大脳白質や頸髄から上部胸髄にプラークが及ぶ，即ち四肢麻痺に移行する可能性を排除しないことも重要である．

増本正太郎・高尾敏文

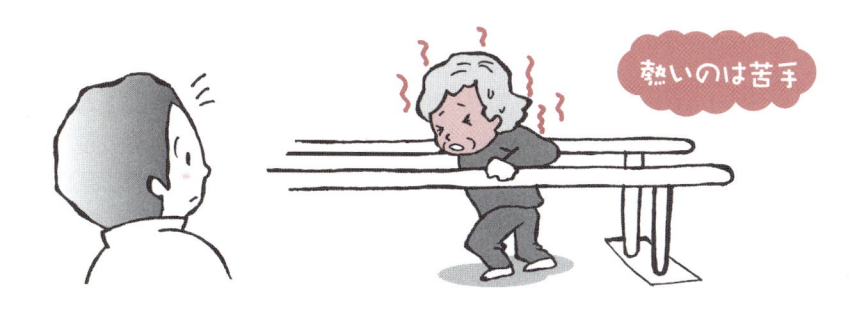

Ⅳ. 疾患における理学療法リスク管理

10. ALS：Amyotrophic Lateral Sclerosis

ビューポイント

- [ ] 病名告知の有無を主治医に確認し，病態認識のあり方に留意する．
- [ ] 呼吸障害や嚥下障害の進行に注意する．

エピソード

　PT3年目のAさんは，50歳男性ALS（筋萎縮性側索硬化症）患者Bさんを担当した．

　Bさんの経過は右手の痙攣感出現の半年後に右肩の脱力感を感じ，その4ヵ月後には右上下肢の筋力低下（MMTで上肢3，下肢4）を認め，歩行は自立していた．入院精査の結果，ALSの診断を受け本人と家族へ診断名と今後の予想される経過について主治医より説明がなされた．Bさんは自宅での加療を希望したため，短期で退院の見通しとなった．PTのAさんは退院前に今後の生活を安全に送るためにも自宅の状況を確認させてもらえないかと相談をしたところ，「今まで生活できていたのだから大丈夫」とBさんは答え，家屋環境などには手を加えずそのまま退院となった．

　退院後は外来で関節可動域練習，軽負荷での筋力維持運動，座位・立位でのバランス練習などの理学療法を実施していた．独立歩行で通院しており，外来中病院内では転倒は認めなかった．

　しばらく経った頃に普段は外来に付き添っていない家族が来院し，「自宅に帰ってからよく家の中で転んでいる．何か対応策はないものか？」との相談を受けた．この相談があった後自宅を訪問してみると，家屋内は部屋と部屋との間に段差が多くみられ，また手すりなどつかまる場所もほとんどなかった．生活の中心は畳の上（床の上）であり，ベッドはなく布団に就寝していた **1**．その後在宅での訪問系医療サービスが中心となるように切り替え，訪問リハビリテーションを導入，自宅での生活が維持できるよう環境面に対し介入を行った．

　その半年後，Aさんが自宅訪問した際，前回よりもBさんが痩せていることに気づいた．球麻痺を認め以前から流涎がありペースト食を座位で長時間かけて摂っていた．全量摂取されていると思われたが食事場面を観察すると唾液とともに食物一部が口唇から溢れ，それを妻がふきとる過程で摂取量が著しく落ちている様子で，脱水と栄養障害が疑われた．主治医と担当看護師にこの件について連絡し，入院加療となった **2**．

　入院中の呼吸機能検査ではVC（vital capacity）は1,810ml，%VCは62%，咳の最大流速PCF（peak cough flow）は310mlであった．経皮的動脈血酸素飽和度をパルスオキシメータでモニターしながら平行棒内歩行を行っていたところ，SpO_2が93～94%となったため，一たん運動を中止し休息をとらせていた．いつもなら3分程度でもどるはずの経皮的酸素飽和度が，その日は低下したままで息切れと疲労感を訴えたため，直ちに病棟に搬送，口腔吸引や鼻腔吸引に加え蘇生バックによる換気補助で正常化した．胸部X線で右下葉に浸潤性陰影が観察され，誤嚥性肺炎が疑われた **3**．

レッド&イエローカード

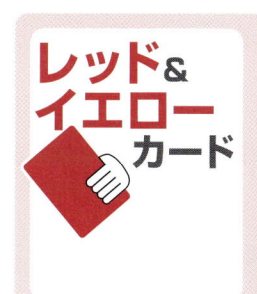

1. レッドカード（禁忌）
転倒予防や呼吸不全への不適切な対応

2. イエローカード（注意）
呼吸障害や嚥下障害の進行に注意する

■ リーズニング

① 家族と相談し公的介護保険の申請と住宅改修に取り掛かった．ベッドを導入，段差は大きく完全には解消できなかったが，要所に手すりを設置，やや尖足傾向だったため簡易プラスチック装具（オルトップ）で対応した．病院内での理学療法場面だけでは普段の生活での状況が十分に把握できていなかった．上肢型ALSの場合，上位運動ニューロン障害による痙縮の影響もあって立位・歩行時の支持性はある程度温存される．しかし筋力低下が進行したり，尖足やバランス障害によって転倒すると上肢による身体保護作用は限定的で頭部外傷につながることもある．補装具や杖・歩行器を適切な時期に導入する必要がある．また今回のケースはALSの病名告知があった直後で，患者は障害やその進行を入院中のみならず，その後も受容されずにいたと考えられる．さらに近年，情動失禁を認めても認知・行動領域には異常はないとされてきたALS患者の一部に理解力や問題解決能力の減退，それに無関心，抑制困難などパーソナリティーや行動面の変容を指摘した報告もある．患者の認知・心理状況を踏まえたアプローチを検討していくことが重要である．

② 栄養障害は病期の進行とともにしばしば起こる問題であり，体重減少を認めたり代償姿勢に問題がないか観察が必要である．本ケースは嚥下造影（VF）検査で鼻咽腔閉鎖不全，喉頭挙上不全を認め，球麻痺を呈していた．最終的に胃瘻造設となり，それに伴う家族指導が行われ自宅退院となった．

③ 誤嚥性肺炎の中でも睡眠時における唾液の不顕性誤嚥は自覚に乏しいこともあって，医療者でも気づかないことがある．嫌気性桿菌などによる肺炎は呼吸障害を伴うALS患者にとって脅威である．また嚥下障害があり水分摂取量が減少し，室内気が乾燥していると喀痰は粘稠に傾きやすく，痰による窒息もリスク要因である．経皮的動脈血酸素飽和度は運動時の換気状態をモニタリングする際に有用であるが，二酸化炭素の貯留（高炭酸ガス血症）までもは反映していない．パルスオキシメータの数値だけで判断せず，呼吸数全身倦怠，チアノーゼ，冷汗など換気不全の指標にも注意を払う必要がある．

増本正太郎・高尾敏文

Ⅳ. 疾患における理学療法リスク管理

11. 大腿骨頸部骨折

ビューポイント

- □ 手術記録を確認するとともに，主治医に脱臼肢位・角度を確認する．
- □ 認知機能に問題はなくとも，高齢者の心理的特徴に注意し，転倒事故に注意する．

エピソード：ベッド端座位からの転落

　新人PTのYさんは入職して6ヵ月が経ち，職場環境にもなれ少しずつ自信を持ちはじめている頃だった．

　午後3時，MさんのベッドサイドPTの時間となる．Mさんは80歳の女性，1週間前に近所を散歩中に歩道の段差につまずいて転倒，左大腿骨頸部骨折で入院し，人工骨頭置換術を受けた症例である．術後のリハビリテーションはクリニカルパスに沿って行われており，2日目である本日からベッド座位，車いす移動を予定していた．Mさんは認知機能には問題がなく意欲的な方で，本日の車いす移動をとても楽しみにしていた．病棟看護師に経過を確認すると，バイタルサインも問題なく尿カテーテル，ドレーンは既に抜去されていた．

　新人PTのYさんは，血圧，脈拍を確認後，下肢の筋力増強運動として，足部背屈運動やSLR（straight leg raising test；下肢伸展挙上テスト）を左右10回ずつ行った．Mさんも軽い痛みを訴えるものの，左下肢のSLRは軽い介助で可能であった．腹式呼吸を行った後にベッド座位の練習をはじめた．股関節に痛みの訴えがあったため，新人PTのYさんは介助をしながら長座位までの姿勢をとらせ，ベッド端座位の姿勢となったが気分不良の訴えもなく，座位姿勢も安定していた．Yさんは車いすが近くにないことに気づき，Mさんに「車いすをとってきますから，座っていてくださいね」と声を掛けた．

Mさんも「大丈夫ですよ」と返事をしたため，Yさんは病室の入り口にあった車いすをとり，振り向いた瞬間「ドン！」といった音が聞こえた．Yさんが振り向くと，Mさんが床に倒れていた．Yさんは動揺しながらも病棟看護師をよび，Mさんをベッドにもどすが，左股関節は内転・内旋位をとり激しい疼痛を訴えていた．すぐに主治医に連絡をとり，X線検査を行ったところ左股関節の脱臼を起こしていた．Mさんは「靴をとろうとして床に手をのばしたんです…」と涙ぐんでいたが，起こしてしまった事故は取り返しがつかなかった．

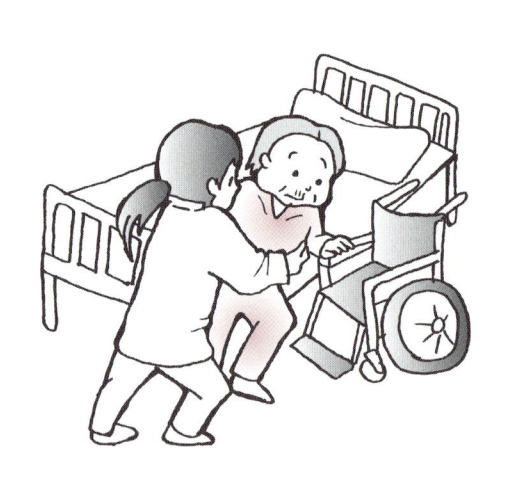

レッド&イエローカード

1. レッドカード（禁忌）
- 転倒による脱臼
- 患者から目を離さない

2. イエローカード（注意）
- 高齢者の心理を把握する
- 股関節周囲筋の回復をはかる

■ リーズニング

1 人工骨頭置換術や人工股関節全置換術の合併症として，脱臼は最も注意しなければならない．このエピソードでは人工骨頭置換術後の患者であるが，術後の経過も順調であり，端座位までは順調に行えていた．人工骨頭置換術には「後方外側アプローチ」が一般的な術式である．その際の禁忌肢位は股関節屈曲・内転・内旋が脱臼肢位である．そのため，理学療法士としては術後にカルテ情報を確認するとともに，主治医から禁忌肢位やその角度を確認することが重要である．新人PTのYさんは，カルテ情報や主治医からの情報は確認しており，起き上がりやトランスファーについても十分に注意を払っていた．

今回のエピソードではYさんは理解に問題はなくベッド端座位までの動作においても問題はなかった．しかし，大腿骨頸部骨折は高齢者に多く発生する外傷であり，認知機能の低下や術後に精神状態が不穏となる患者さんが多い．このような心理面に問題のある症例では，起き上がりや車いすトランスファーなどをはじめて行うときには細心の注意が必要である．しかし，このエピソードのMさんの認知機能は問題なく，新人PTのYさんは油断していたと考える．また，高齢者の心理的特徴として「せっかち」な方が多い．ベッド端座位の姿勢になったときにMさんは靴が気になってしまったようである．車いすへ移動する前に靴を履いておこうと「気を利かせた」かも知れない．このような意欲的な患者さんほど油断は禁物である．いずれにしても，はじめてのADL（activities of daily living；日常生活活動）練習を行った場合には患者さんから目を離すようなことは厳禁である．

2 術後の筋力トレーニングとして，足部の底背屈運動やSLRなどのトレーニングが積極的に行われている．足部の底背屈運動を行う目的として，深部静脈血栓症の予防があげられる．また，SLRは膝伸筋群の強化を目的としており，ベッド上での移動動作や術後の歩行トレーニングを考えた場合その必要性は重要と考える．しかし，術後の股関節の安定性や脱臼予防を考えたとき，股関節伸展筋や外転筋の強化にも注意を払うべきである．そのためには，手術当日から徒手抵抗を利用して等尺性収縮による股関節伸展や外転運動を積極的に行う必要がある．歩行が安定し股関節の支持性が回復するまでは，関節の脱臼に対して細心の注意を払うとともに，股関節周囲筋の筋力回復に積極的に取り組むべきである．

〔藤田博曉〕

Ⅳ. 疾患における理学療法リスク管理

12. 人工関節 ―股関節

ビューポイント

□ 手術記録から術式・カップ設置角度とステム前捻角度，術中の脱臼角度，そのほかに脱臼をきたす可能性のある要因も必ず理学療法開始前に確認する．

エピソード

　急性期病院に就職して半年の新人PTのAさんは，これまでに約15人の片側人工股関節全置換術（THA）患者を担当してきた．この時点でAさんなりには，THA術後の理学療法に少々の自信を持ちはじめていた．

　そんなある日，いつものように片側THA術後の患者Kさんを担当した．主治医からの処方内容としては，「65歳，女性．主婦．診断名は右変形性股関節症．手術名はTHA．進入路は後方アプローチ，THA術後のプロトコールに従いすすめてください．そのほか，術前の立位姿勢では常に骨盤後傾位です」と記されていた．Aさんはこの処方内容を術前に確認し，これまでのTHA患者と別段かわらないと思い，先輩PTに注意点の確認をすることなく，術後の理学療法を開始した．

　術後1週間は，深部静脈血栓症（DVT）予防や愛護的な関節可動域運動（ROM-ex）および股関節屈曲・内転・内旋を禁忌肢位とした生活指導における脱臼予防指導を実施した．また，股関節の安定筋である中殿筋，大殿筋などの筋力増強にも積極的に取り組んでいた．

　術後2週間目には歩行状態も良好であり，これまで指導してきた寝返り動作の確認を行った．そして腹臥位で軽い股関節伸展方向へのストレッチを開始した瞬間，Kさんが股関節の激しい痛みを訴えた．Aさんは，そのとき何が起きたのか理解できず，動揺してその場に佇んでしまった．

　その後Kさんは，ほかのスタッフからの連絡を受けて到着した主治医・看護師とともにストレッチャーで搬送され，主治医によりX線透視下での徒手整復が行われた．その頃，理学療法室のAさんは先輩PTの「前方脱臼について危険因子の把握は？」の質問で我に返り愕然とした．

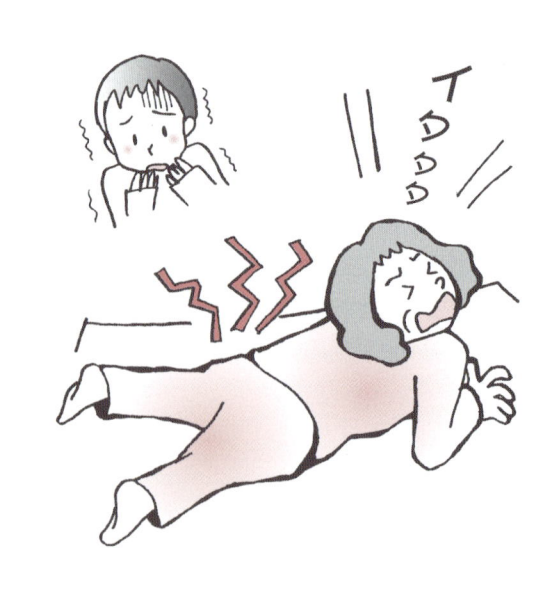

レッド&イエローカード

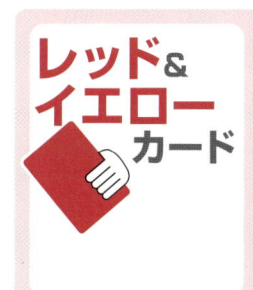

1. レッドカード（禁忌）

脱臼：カップ設置角度とステム前捻角度の関係，股関節周囲筋群などの低緊張，患者がとる不良肢位により脱臼が発生

2. イエローカード（注意）

DVT：麻酔覚醒時から運動療法（足関節自動運動・大腿四頭筋セッティングなど）を開始する

リーズニング

1. 下肢荷重関節障害に対する理学療法を実施する際，まずは対側が支持脚となりうるのかどうかをみることは重要である．

2. THA術後に留意すべき合併症は，DVT・脱臼・感染・神経，血管損傷などがある．これらの中でも脱臼は，理学療法におけるリスク管理として最も注意しなければならない．THAの術後脱臼の原因としては，一般的に以下のようなものがある．
    ① 手術進入路（前外側アプローチ：屈曲・内転・外旋　後方アプローチ：屈曲・内転・内旋）
    ② カップの設置角度とステムの前捻角度の関係（ステムの前捻角を15°と仮定した場合，ソケットの設置角度は外開き角35〜50°，前開き角10〜20°が至適設置角度とされる）
    ③ 脊椎変形による立位時の骨盤後傾（立位時における骨盤後傾の結果，カップの前開き角が至適設置角度よりも増加して前方脱臼を生じる）
    ④ 股関節周囲筋群や軟部組織などの低緊張
    ⑤ 理解力低下などに起因する術後の日常生活動作や理学療法場面での不良肢位
    ⑥ インプラントの種類　　　など

3. 今回のエピソードでは，特にAさんの②・③・④に関する認識不足により脱臼が生じてしまったが，理学療法実施前の情報収集次第では防げることであったと考えられる．このような人為的なミスを起こさないためにも，まずは主治医からの処方内容の確認が必要不可欠となる．具体的には，術前立位姿勢状況，手術進入路別の禁忌肢位や術中のカップ設置角度とステム前捻角度，そのほか，術中の脱臼角度などの情報を確認することが重要である．また，それらの情報が理学療法開始前に不足している場合，適宜，PTは主治医に相談することも忘れてはならない．

4. また，術中の脱臼角度を無視した安易な関節可動域拡大を目的としたROM-exは禁忌である．これによりインピンジメントが生じ，脱臼を助長することになりうることを基礎知識として持つことはいうまでもない．

5. そのほか，短い入院期間の中で確実な脱臼防止姿勢による快適なADL獲得をはかる必要があるため，術前・術直後からの指導は欠くことができない．しかしながら，術直後には手術侵襲による疼痛のために手術療法選択への後悔や脱臼に対する不安から精神的に落ち込む患者も少なくない．このような場合には，早期より精神的フォローを実施し，モチベーション維持・向上をはかることも忘れてはならない．また，逆に目的以上に高いQOLに対しては，主治医の許可を得てから行うように指導することも重要である．

豊田　輝

Ⅳ. 疾患における理学療法リスク管理

13. 人工関節 ―膝関節

ビューポイント

- □ 深部静脈血栓症（DVT）は，下肢人工股関節全置換術（THA）後7～10日に発生することが多いとされている．このことを常に頭に入れておく必要がある．
- □ 術後早期に下腿部の疼痛・浮腫・熱感・表在静脈怒張などを認めた場合，直ちに主治医へ連絡相談し，安易に弾力包帯や間欠的圧迫療法などを行わない．

エピソード

　新人PTのBさんは，整形外科疾患が中心の急性期病院に入職して3ヵ月が経過した．

　そんなある日，79歳女性，Yさんを担当した．処方内容は，変形性膝関節症による左人工膝関節全置換術（TKA）を施行予定．術前情報としては，身長155cm，体重70kg．主訴は左膝関節痛のため自宅内のトイレまでも歩行移動ができず困るとのことであった．また，Needsは主婦業への復帰であった．術前の関節可動域は膝伸展マイナス15°，屈曲75°であり，下肢筋力も徒手筋力テストで3マイナスレベルであった．これらの状況からBさんは，「疼痛がひどくADLも制限が多いが，術後はプロトコールに従いすすめればよいな」と，これまで3ヵ月間に経験した症例を思い出しながら，特にリスク管理について注意することもなく術後の理学療法を開始した．

　術後1日目より，病棟での間欠的圧迫療法とContinuous passive movement（以下，CPM）およびアイシングを開始した．しかし，術直後から感冒症状を訴え発熱しベッド上安静となっていた．

　術後4日目には感冒症状も軽快し理学療法室でのトレーニングを開始したが，この間，足部自動運動などが行なわれることはなかった．そのためか，術側下腿部の著明な浮腫・熱感および疼痛を認めた．これに対しBさんは，DVT予防目的で間欠的圧迫療法を選択し施行した．施行後5分でYさんは，腰背部痛を訴えはじめた．この訴えに対して，Bさんは「大丈夫ですか？」と特に問題視せず間欠的圧迫療法を継続した．その直後，Yさんは胸痛を訴えながら呼吸困難とともに顔面蒼白となり意識レベルが低下しはじめた．Bさんは，そこではじめて重大な状況であることに気づいた．そして慌てながら主治医および病棟看護師へ連絡し，到着した主治医とともにYさんをICUへ緊急搬送した．

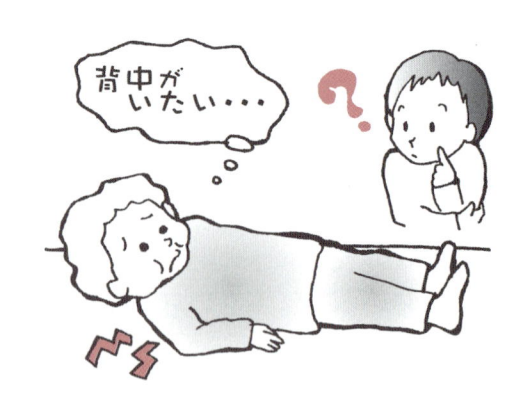

レッド&イエローカード

1. レッドカード（禁忌）

🟥 肺塞栓症：DVTの発生もしくは疑いのある患者には，その予防の観点からも，安易に間欠的圧迫療法を選択するべきではない

2. イエローカード（注意）

🟨 CPM：関節の運動軸と機械の運動軸に大きなずれが生じていないかチェックする必要がある

リーズニング

❶ 下肢荷重関節障害に対する理学療法を実施する際，まずは対側が支持脚となりうるのかどうかをみることは重要である．

❷ TKA・THA術後は，DVTの合併率が高いことが知られている．また，DVTを合併すると肺塞栓症へ進展する危険性があり，これを併発した場合の高い致死率は周知のとおりである．このDVT予防のためには，術後の不必要な安静（不動）臥床時間を少なくすることが重要である．そのため，術後急性期より足底静脈叢の間欠的圧迫刺激による静脈還流の改善を目的としたA-Vインパルス療法が選択されることが多い．また，麻酔の覚醒とともに足部自動運動や大腿四頭筋セッティング，SLRといったベッド上で容易にできる自動運動や早期荷重・歩行開始も予防の観点からは重要なことである．そのほか，DVTの発生には術前の歩行能力低下が影響するともいわれている．術後の運動開始前にDVTを合併している場合，上記した麻酔の覚醒とともに開始する運動で静脈還流が促進され，肺塞栓症を助長する可能性がある．よって，運動療法開始前に主治医より情報として，その合併の有無を確認しておく必要がある．

❸ DVTの臨床所見としては，疼痛・浮腫・熱感および表在静脈怒張などがある．それぞれの評価方法について簡単に述べる．疼痛は圧痛とHommans signがある．浮腫は，周径の左右差や母指の圧迫による圧痕が残るものなどにより判断する．熱感は，手背部で左右差を比較する．表在静脈怒張は，視診にて評価する．

❹ しかしながら，DVT合併により上記すべての臨床所見を認めるわけではない．圧痛は，偽陰性であることも多い．また，Hommans sign陽性は，DVT症状なのか，単なる筋の伸張痛が出現したものか判断が難しい．さらに，手術侵襲による影響も疼痛・熱感評価においては，考慮する必要性がある．つまり，臨床所見はあくまで手がかりであり，それだけで断定・否定することはきわめて困難である．そのため，疑いをもった際には必ず主治医と連絡をとり，確認することが重要である．

❺ TKA術後早期より膝関節可動域改善のために，CPMを病棟で施行することが多い．この際必ずPTは，関節の運動軸と機械の運動軸に大きなずれが生じていないかチェックする必要性がある．体型により大腿長・下腿長やそれぞれの周径が異なるため，軸が合わないまま使用すると逆に疼痛を発生させ，膝周囲筋の緊張を亢進させてしまい，本来の目的に合った可動域の改善効果が期待できないこともある．

豊田　輝

Ⅳ. 疾患における理学療法リスク管理

14. 下腿・足骨の骨折

ビューポイント

- □ 下腿（脛骨・腓骨）骨折では，多くの治療法があるため，担当医師に治療法を確認するとともに，荷重開始時期，荷重割合など慎重に行う．
- □ プレート固定による治療を行った場合，強固な固定により，骨萎縮をきたしやすく，抜釘後の運動には注意を要する．

エピソード

　Kさんは，経験3年目の理学療法士である．Kさんの勤務する病院は，二次救急の指定を受けており，交通外傷の患者が多く搬入される病院であり，骨折の患者さんに対する理学療法には，ある程度自信を持っている．

　Gさんは，53歳の女性で，バイクで通勤途中に車と接触，転倒して受傷．右脛骨下1/3の粉砕骨折との診断で，プレート固定を行った．理学療法は，術後3日目より開始となり，Kさんが担当することになった．術後6週目より1/3部分荷重が許可となり，荷重訓練を開始することになった．Gさんの体重は，63kgであったので，21kgの負荷からはじめようと平行棒内に2台の体重計を用意し，21kgまで右足に体重をかけるよう指示した．Gさんは，右足を体重計に載せ加重しはじめると「痛い」といい足を外した．Kさんは，どこが痛むのか確認すると骨折部位だったので医師に電話で連絡した．医師から，「痛まない程度の荷重から」との指示を受けたので，再度ゆっくり荷重させたところ10kgでは痛みもなく荷重できた．その後は週毎に荷重を増やし，術後3ヵ月で全荷重が可能となり，翌週，杖無し歩行が可能となって退院した．

　9ヵ月後Gさんは，プレートを抜去のため再度入院，今度もKさんが担当した．昨日プレートを抜去し，まだ歩いていないということであった．Kさんは，下腿上部から足部を脛骨・腓骨に沿って軽く叩き痛みがないことを確認した．次に足趾・足関節の自動運動，抵抗運動で痛みがないことを確認し，続いて平行棒で立位になって貰い，体重計を用いて徐々に加重させた．全体重をかけても痛みがなく，独歩も可能であった．「蹴るなどの無理」はしないよう注意した．

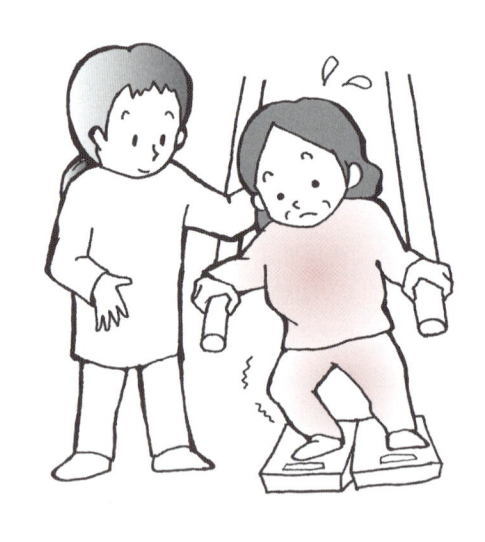

レッド&イエローカード

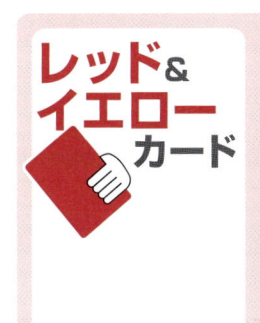

1. レッドカード（禁忌）

再骨折：骨癒合程度の確認不足，不用意な足関節矯正訓練，荷重など

2. イエローカード（注意）

足関節，足部の拘縮：ギプス固定などの保存療法では，早期の関節可動域訓練が行えないため，関節拘縮をきたしやすいので注意する

リーズニング

1. 下肢の骨折では，骨癒合に合わせて荷重が開始される．下腿や足関節部の骨折では，保存療法から手術療法でも多くの治療法がある．プレート固定では，骨片間の強力な固定が得られるため早期から荷重ができる利点があるが，一方マイクロモーションの欠如や骨萎縮をきたすことが知られている．理学療法士として，患者の状態を確認しながら治療をすすめることが最も重要である．Gさんの場合，1/3荷重が許可された段階で，最初から過剰な荷重を行った場合，まだ十分な骨癒合が得られていないために，将来偽関節になってしまうような危険が潜在していた．Kさんの患者の訴えから，医師に連絡して，指示を請う姿勢は大切である．

2. 下腿骨折の患者の理学療法では，両上肢・体幹・健側下肢の廃用を防ぎ，患側（特に足関節）の拘縮予防に努めることも重要である．保存療法の場合には，骨折部の仮骨形成，骨癒合程度などを常に確認し，ギプスシーネ固定している脚を，不用意に骨折近位部だけを保持して挙上する行為や骨折遠位部を持って挙上することは，再骨折をひき起こす可能性があるので，絶対に避けなければならない．シーネを外す場合には，骨折部位に負担がかからないよう，細心の注意が必要である．

3. 下腿骨・足部骨骨折で理学療法が重要なのは，足部関節の拘縮を防ぐことである．足関節，足部の特徴は，
   ① 多くの骨があり，筋が腱として狭い場所を通過していること，
   ② 多くの靱帯が骨を連結するために存在していること，
   ③ 足部の骨格がアーチ構造を持っていること，
   である．

   下腿部や足関節部の骨折では，種類や整復・固定性などの要因で6週から16週の間荷重を制限される．骨折部位に荷重やストレスの影響を与えることのない手技を用いて予防に努めることが要求される．手技については諸家によって意見は異なるが，注意すべきは，骨折部位のガード方法，徒手による固定の場所・方向，動かす手の位置，力の方向，力の量など力学的視点から最良の手技を選択して，注意深く施行する心構えが重要である．

金子　操

Ⅳ. 疾患における理学療法リスク管理

15. 脊椎の骨折

■■ ビューポイント

- □ 脊椎の骨折では，安定型か不安定型かが，重要である．安定型であれば，治療経過の中で進行性の変形や神経障害を起こすことはほとんどない．
- □ 高齢者の場合は，元来骨粗鬆症を有していることが多いため，遅発性の脊柱変形による傍脊柱起立筋の筋長不等，筋痛に注意が必要である．
- □ 体幹装具を装着するときは症状により注意が必要である．

■ エピソード

　Nさんは，地元の総合病院に勤務する新人の理学療法士で，就職してからもうすぐ1年が経とうとしていた．はじめの3ヵ月は神経内科病棟，次の3ヵ月は脳神経外科病棟，次の3ヵ月は循環器病棟，そしてこの1月から整形外科病棟を担当することになった．

　最初に担当したのがFさんであった．Fさんは，70歳の女性で，この冬家族と一緒に温泉旅行に出掛け，雪道で足を滑らせしりもちをついた．そのときは何ともなかったが，帰宅後腰背部の痛みが強くなり，病院を受診したところ第一腰椎の圧迫骨折との診断で，入院となった．安定型の損傷と判断され，保存療法で治療することになった．

　まずは1週間のベッド上安静，その後コルセット装着での立位へとすすめる方針が確認された．理学療法の依頼目的は，安静期間中の廃用症候群の予防，コルセット装着での起立・歩行訓練，ADLの拡大であった．

　Nさんは，早速病室で理学療法評価を行った．Fさんは，ベッド上仰臥位でコルセットを装着しており，表情に苦痛の様子はなかった．両下肢に浮腫はなく，皮膚の色も健康的で循環障害は認められなかった．両足趾の動きから可動域，筋力にも問題ないことを確認でき，片足ずつの膝立も可能で保持することもできた．しかし下肢の挙上はできなかった．また殿部を浮かす，腰部を浮かす，寝返りなどの動きもできなかった．できない理由は，腰背部の疼痛のためであった．コルセットをチェックしてみると装着はしていたが，ゆるめていたことが確認された．コルセットを締め直して動作をチェックし直すと，先ほどよりも痛みが少なく，わずかに動かすことができた．

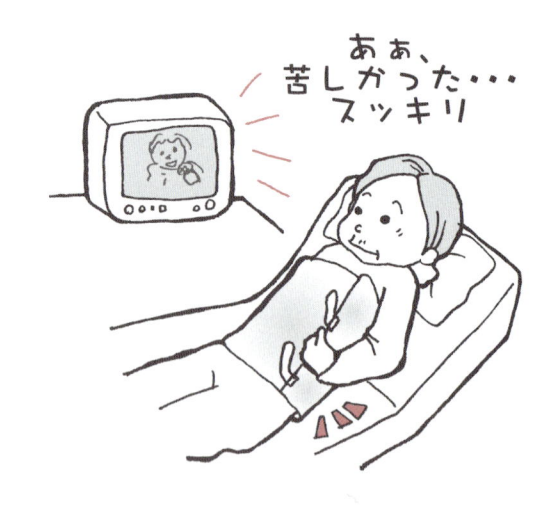

レッド&イエローカード

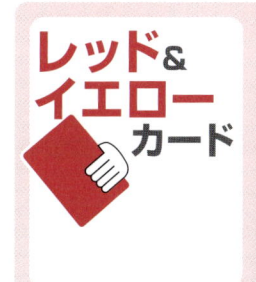

1. レッドカード（禁忌）

横突起骨折・椎間関節亜脱臼：姿勢矯正訓練，マニュアルセラピー

2. イエローカード（注意）

遅発性脊柱変形：体幹装具使用上の注意

リーズニング

1. 腰椎の圧迫骨折は，高齢者の転倒に際して起こりやすい骨折である．元々骨粗鬆症や脊椎の変性をきたしていることが多く，特に骨粗鬆症では，少し腰が痛む程度で，徐々に脊柱の変形をきたすことが少なくない．Fさんの場合，転倒後に痛みが出現したことで，早期に処置ができ，安定型の骨折であったので，コルセット装着・ベッド上安静でことなきを得たが，強度の後弯変形がある場合ギプス固定や矯正位での装具装着が必要になる．理学療法では，廃用症候群を予防するため，早期ベッドサイドから介入することが望ましい．3ヵ月程経過すると，骨折部位も安定しコルセットを外すことも可能になる．長期的，局所的に筋活動や動きが制約されていたために，骨折部位周囲の軟部組織の拘縮をきたし，筋性もしくは軟部組織由来の疼痛が出現する．治療には，マニュアルセラピーや軟部組織モビライゼーションが行われるが，施行にあたっては注意が必要である．

2. ベッド上安静を1週間程経つと局所の疼痛は鎮静化してくる．初期の段階では，痛みのために動けないが，痛みが落ち着いてくると，コルセットを締め忘れて動いてしまう，あるいは，コルセットをしたままベッドを起こしての座位は苦しいので，コルセットを緩めてしまうことがある．3ヵ月を過ぎるまでは，骨折部位が十分に骨化して圧潰に耐えられる訳ではないので，遅発性の後弯変形を未然に防ぐために，次のような注意が必要である．
   ① 仰臥位で安静のときは緩めてもよいが，体を動かすとき座位，立位では必ず締める．
   ② 起きあがる前には必ずコルセットをきつく締め直す．
   ③ 少なくとも3ヵ月は，装着する．

3. 硬性コルセットは，臥位での装着が容易ではないので，できれば，軟性コルセットをすすめるが，硬性コルセットを使用する場合には，装着時に腸骨や腰部に負担を強いるので注意が必要である．

金子　操

Ⅳ. 疾患における理学療法リスク管理

16. 上肢の骨折

ビューポイント

- □ 上腕骨遠位端骨折では，神経障害・循環障害をきたす場合がある．理学療法開始時には，前腕部・手指の知覚障害をチェックしておく．
- □ 肘関節周囲（関節内）の骨折では，整復が解剖学的になされていれば，痛みのない範囲での自動運動訓練で十分な関節可動域が得られる．

エピソード

　Mさんは，K市の整形外科クリニックに勤務する2年目の理学療法士である．このクリニックのスタッフ構成は，経験15年目の理学療法士TさんとMさん，それにマッサージ師の資格を持つGさんとSさんの4人であった．

　Mさんの1年目は，下肢骨折の患者さんを担当することが多く，松葉杖の調整や免荷歩行訓練，器具を用いての筋力トレーニング，他動関節可動域訓練などを主に行っており，下肢の骨折患者の治療には少し自信が持てるようになっていた．

　上司のTさんが，体調を崩し休んでいたときに，上肢骨折患者の理学療法依頼がきた．Mさんにとっては，はじめての上肢骨折の患者である．Mさんは，まず指示箋を確認した．

　患者は8歳の女児で上腕骨顆上骨折，牽引後ギプス固定であった．依頼目的は，拘縮予防，関節可動域訓練という内容であった．まず，患者の状態と病歴の確認について担当医から説明を受けた．患児は，鉄棒から手を滑らせて転落，肘を伸ばしたまま後方に手をつき受傷した．受傷直後は，はれが強く激しい痛みがあった．X線にて転位のある顆上骨折で，知覚障害，運動麻痺は認められなかったため，垂直牽引により整復後，ギプス固定したとのことで，痛みのない範囲での関節可動域訓練からはじめて欲しいとのことであった．

　初期の段階で，関節周囲にはれもなく，知覚障害や循環障害も認めなかったので，肘関節周囲筋群のリラグゼーション，軽い他動運動，軽い筋収縮運動から段階的に自動運動，筋力トレーニングへとすすめ，ほぼ3ヵ月で正常な可動域が得られた．

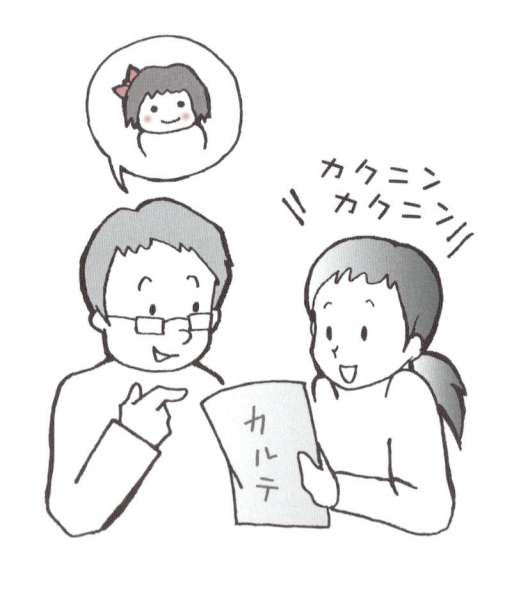

レッド&イエローカード

1. レッドカード（禁忌）
- 化骨性筋炎：無理な他動関節可動域訓練

2. イエローカード（注意）
- 関節拘縮：関節周囲軟部組織の浮腫，硬結
- 偽関節：骨癒合進展の確認不足

■ リーズニング

① 小児の肘関節周辺骨折の約60％が上腕骨顆上骨折で2歳～12歳に多い．転位のある骨折では神経損傷や循環障害を伴うことが多く，患部の腫脹が強く，痛みが強い場合にはVolkmann拘縮が疑われる．もし，初期の段階に循環障害・知覚障害・運動障害などを認め緊急の対応がなされたような場合には，必ずしも良好な結果をもたらしたとは限らない．
Mさんの場合，理学療法を開始する時点で医師に十分確認をとって治療計画を立て，順調に回復させることができた．
理学療法開始にあたっては，受傷機転，受傷直後の状況，治療内容，施行上の注意などをカルテもしくは直接担当医に確認しておくことが大切である．

② 骨折患者の理学療法は，基本的に骨折部位の固定性や骨癒合の状況に合わせてすすめられる．他動関節運動をする場合には，どの程度外力を加えるかは固定性・骨癒合程度によって加減する必要がある．運動開始初期には，ギプス固定のため殆ど関節運動は行っていないために，筋の粘弾性も低下しているし，筋肉内の浮腫をきたして局所的に循環障害を起こしている可能性もある．まずは，関節周囲筋のリラグゼーションをはかり，痛みを誘発するような，組織に損傷を与えるような外力での他動関節可動域訓練は避けるべきである．無理な他動運動は，組織の損傷による動脈出血や疼痛をひき起こし，化骨性筋炎に至らしめることもある．化骨性筋炎がおこると，炎症が沈静化し，化骨が十分硬化してからでないと切除ができない．機能回復に長期間を要し，患者に過度の負担をかけることになってしまうので，拘縮に対して受動的な矯正を行うことは，絶対に避けるべきである．

③ 関節内に及ぶ骨折の場合，観血的に整復固定術が施行される．術後早期から理学療法が開始されるが，骨折部位に起始を持つ筋が多く，損傷による拘縮には注意を要する．また，筋の強力な収縮は，骨折部に開離方向の張力が発生するので固定が不十分な場合に注意を要する．常に担当医師と連携して，治療をすすめるべきである．

金子　操

IV. 疾患における理学療法リスク管理

17. 脊髄損傷

ビューポイント

- □ 脊髄損傷，骨折部位，知覚部位は正確にチェックしておくことが重要である．
- □ 脊髄損傷の場合，知覚障害を伴うことを熟知しておくこと．

エピソード

　新人PTのA君は回復期の患者さんを扱う総合病院に就職し，6ヵ月が経ちそろそろ1人前のPTとして，自立することとなった．今までに整形外科の患者さんや脳神経外科の患者さんを担当してきた．今回脊髄損傷の患者Mさんをはじめて担当することとなった．

　患者Mさんは25才の男性であり，バイク事故で第12胸髄の損傷で手術を受け，プレート固定を行っていた．急生期の病院を退院し本格的なリハビリを展開するために転院して，2週間目のことであった．少しずつ，動作が大きくなりはじめた頃，患者Mさんは担当PTのA君に2, 3日前から背中が痛いことを訴えた．そこでPTのA君は今までの経験からホットパックを背中に当てることにした．腹臥位になってもらい，Tシャツの上から患部を中心に大きめのホットパックを当て，途中患者のMさんに「いかがですか」と声をかけたが，Mさんは「大変気持ちがよい」という返事であった．安心して20分後，ホットパックを取り除いた．

　その後，患部を確認したPTのA君は驚いた．患部を中心として上部と下部に明らかに皮膚の色が違っていた．知覚脱失部分の低温火傷を起こしてしまった．

　今回は，幸いにして低温火傷の場所は発赤程度にとまり，褥瘡までには至らずに終結し，大事には至らなかった．PTのA君は途中患者のMさんに確認の言葉は掛けたものの，Mさんが気持ちいいですと答えたために安心してしまった．途中で実際に皮膚を確認していればこのような事態にはならなかったと思われる．

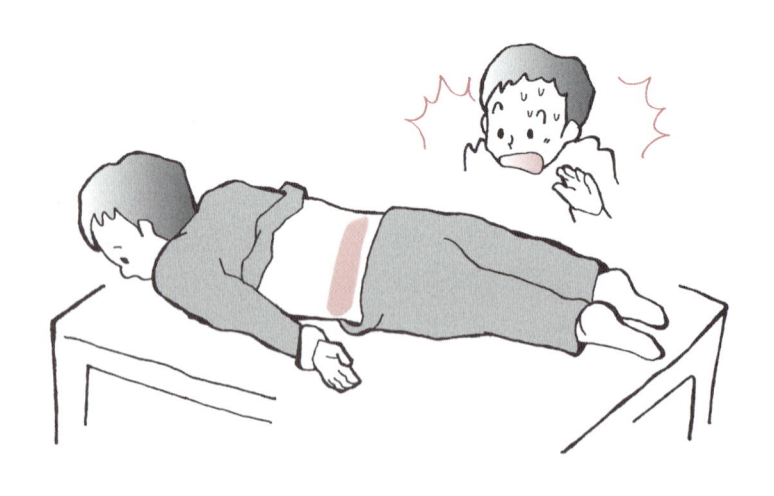

レッド&イエローカード

1. レッドカード（禁忌）
- 医師の指示のもとに理学療法を施行することを忘れてしまう
- 温熱：知覚脱失部にかけて温熱を施行した

2. イエローカード（注意）
- 自分1人の判断で行わない
- 知覚検査を十分に行う
- 途中で言葉だけでなく実際に確認する

リーズニング

1 痛みに対して安易にホットパックを選択し，施行してしまった．Drの許可もなく，同僚に相談することもせず，自分1人の判断で行った．誰かに相談していれば間違った方向には行かなかったであろう．当然結果は直ちに担当Drに報告された．A君は反省し患者Mさんに謝罪した．Mさんの許しを貰うこともできた．しかし，担当のDrは怒ってA君に対して，以後1年間脊髄損傷の患者さんを担当させることを禁止した．

評価に対してもっと注意深く，何のための評価であったのかを再考する必要があった．
評価は機能評価（機能レベル）を正確に知ることが大切である．

① 知覚障害：表在知覚，深部知覚，複合知覚検査を行う．特に脊髄損傷のレベルによって横断的に知覚が分かれている．知覚有りと脱失，ときには運動レベルと知覚レベルの差が起こる場合もある．しかし，知覚脱失の部位には温熱は禁忌であり，行ってはならない．

② 運動機能検査：筋力（運動機能）を評価し損傷レベルを判定する．ADL評価，反射検査（深部反射，表在反射，病的反射，姿勢反射）などである．

ROM評価，痙性の評価，褥瘡の評価，バランスの評価，呼吸・循環器の評価，精神・心理面の評価なども同様である．

2 実際に温熱を使用する場合は知覚の残存を確認し，その部分以外即ち脱失部分にかからないことを注意深く確認して行う．脱失部分にかかるようであれば，脱失部分を完全にバスタオルなどでおおい熱が伝わらないことを確認することが大切である．

今回のように脱失部分の皮膚に損傷（火傷）を与えてしまうと，その部分の自己治癒能力は低下しているために，褥瘡となってしまう可能性がある．褥瘡になってしまった場合，治療を行っても治癒までには相当の長い時間を要してしまうこととなる．

3 今回は何らかの医療問題にも発展せずにことなきを得ず終わることができたが，場合によっては，医療過誤の問題として，訴訟問題にもなりかねないことでもある．このようなことは治療がややもすると積極的ではなくなることになるが，慎重に取り組まなければならないことである．知識を十分発揮し，問題が起きないような治療を展開する必要がある．

前田淳一

IV. 疾患における理学療法リスク管理

18. 切　断

ビューポイント

- 糖尿病などの末梢循環障害による切断の場合，感覚障害を呈することが多く，その病態把握は重要である．
- 使用している義足（特にソケット）の特徴を熟知するとともに，運動療法前・中・後には必ず理学療法士が断端や対側の足部などを視診することを忘れてはならない．

エピソード

　新人PTのTさんは，切断者の理学療法を専門とする病院に就職して半年が経過した．そんなある日，糖尿病性壊疽による左下腿切断術を施行した55歳男性のMさんを担当した．

　術直後の初期評価として，身長175cm，体重60kg．断端長16cm．過去のスポーツ歴として，野球・ゴルフ．主訴は夜間に切断したはずの足が痛む．Needsは，営業職への職場復帰であった．また，感覚検査は両側ともに膝蓋腱中央より10cm遠位より鈍麻～脱失であった．そのほか，筋力・関節可動域検査においては，特記すべき問題はなく起居・移乗動作においても自立レベルであった．術創部も順調に治癒しているため，抜糸後PTB下腿義足を製作し，義足装着歩行練習を開始することとなった．

　義足装着練習開始日より，平行棒内歩行練習を開始した．この際，Tさんは念入りにソケットフィッティングについて問診を行うとともに，断端状態をソケット装着前・中・後で視診しながら評価し，フィッティング良好であると判断した．そこで適宜，問診によるフィッティング評価を繰り返しながら平行棒外での歩行練習を開始させ，同日より廊下歩行練習を実施した．結果，訓練時間の最後には，病室まで見守りでの義足歩行移動が可能な状態となった．これには，Mさんとともに Tさんも大喜びであった．しかし，病室到着直後，Mさんがソケットを外した瞬間，Tさんは断端袋をみて愕然とした．なんと，Mさんの断端末端部の断端袋全体が血液で真っ赤に染まっていた．Tさんは，慌てて主治医と病棟看護師へ連絡を入れ，その後の対処を依頼した．

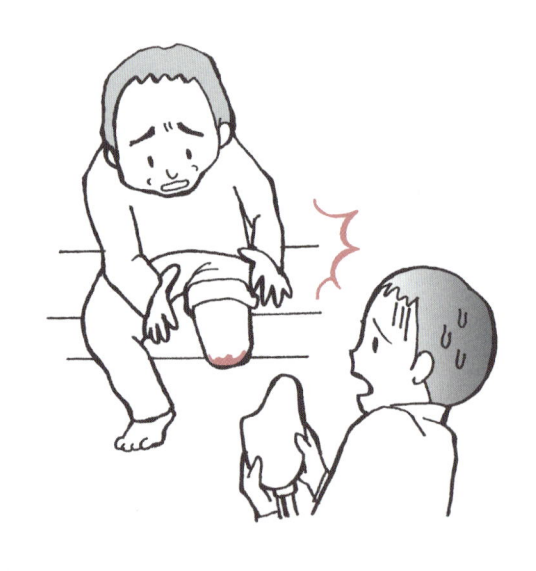

レッド&イエローカード

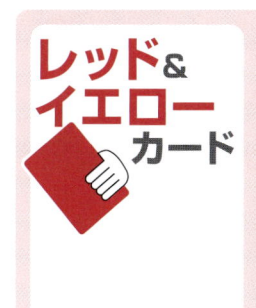

1. レッドカード（禁忌）

- フットケア：特に末梢循環障害による切断の場合，義足装着前・中・後には，必ず断端および非切断肢をチェック

2. イエローカード（注意）

- 転倒：義足歩行練習初期段階，未経験の環境における義足装着での歩行や日常生活動作時など
- 低血糖症状：経口薬，インスリン単位数などの情報確認，運動時間，強度，頻度など

リーズニング

1. 下肢切断の主な切断原因として，外傷・末梢循環障害・悪性腫瘍があげられる．その中でも末梢循環障害による切断は，近年増加傾向にある．特に理学療法において，糖尿病性壊疽による切断の場合，末梢神経障害による感覚障害には注意が必要である．

2. 今回のエピソードでは，平行棒内歩行開始時には断端の状態を注意深く観察した上で理学療法が実施できていた．しかしながら，Mさんの歩行能力の向上にともない，歩行練習場面が平行棒周辺から廊下，病室へと移行する際に，Tさんは断端状態の確認を怠ってしまった．そのためMさんの傷は，発見が遅れてしまい後の義足装着に大きな悪影響を及ぼす結果となった．
理学療法実施にあたってのリスク管理として，感覚障害がある切断者は歩行や日常生活動作時に疼痛などを感じることがない場合が多く，理学療法士が適宜，断端の状態を確認することは必要不可欠である．

3. また，循環障害による切断者の場合，断端の周径変動が大きいことが多い．このような症例については，日内変動や日間変動に応じてソケットの修正や断端袋の調節を行うことが必要となる．この調節がPTによって十分にはかられないと，義足歩行練習や義足装着位での日常生活動作練習時に断端に傷を形成することにつながってしまう．
一度傷を形成すると循環障害のために傷は治りにくいことはいうまでもない．そのため，常にフィッティングを良好な状態に保つことも理学療法リスク管理として重要なことである．

4. そのほか，糖尿病による切断の場合には，症例の病態を理学療法開始前に把握することが必要不可欠である．特に，高血糖，低血糖には注意が必要である．血糖値の把握が不十分であると，理学療法実施中に状態が急変することもありうる．つまり，運動開始前に血糖値の推移やケトン体の有無，経口薬，インスリンの単位数などの情報を確認することが必要である．また，理学療法実施中には口渇，多飲，脱力感，手の震え，あくび，動悸，発汗などの自覚症状や他覚的所見もPTとして見逃してはいけないことである．あわせて，低血糖のリスクがある症例の場合には，主治医や看護師と連携をはかり，低血糖症状出現時の対応についてブドウ糖などを事前に用意しておくこともPTにとって重要なリスク管理である．

豊田　輝

Ⅳ. 疾患における理学療法リスク管理

19. 腰　痛

ビューポイント

- □ 腰痛の急性期は，急激な疼痛増悪の可能性がある．
- □ 腰痛体操は，安静期になってから行う．

エピソード

　新人PTのAさんは，リハビリテーション室のスタッフとして毎日忙しく仕事に追われていた．

　ある日，リハビリテーション室に整形外科外来の医師より椎間板ヘルニアによる腰痛患者Fさんの理学療法の依頼があり，新人PTのAさんが担当することになった．

　これまで患者のFさんは腰痛の既往はなく，はじめて椎間板ヘルニアの診断を受けた．整形外科外来から理学療法室までは独力で歩いてきたが腰をかばうような姿勢でいわゆる"恐る恐る"の歩行であった．理学療法の指示内容は，腰部に対する温熱療法として極超短波の施行と運動療法として可能であればウイリアムス体操の指導であった．

　新人PTのAさんは患者Fさんに対してこれから行う理学療法を説明して，やや前傾での椅子座位の姿勢で極超短波を腰部に施行した．次にウイリアムス体操の実施のためプラットフォームへ患者を誘導しプラットフォーム上に仰向けに寝るよう指示した．患者のFさんは"恐る恐る"仰向けになろうとして片手片膝をプラットフォーム上においた途端，その姿勢で動きがとまってしまった．突然，腰部に激痛が出たという．PTのAさんは，突然の状況の変化に驚いたが，患者のFさんに痛みの状況を聞き"動けない"との訴えがあったので，PTの応援を呼び数人で患者のFさんをゆっくり支えながらプラットフォーム上に側臥位に寝かせた．

　PTのAさんは整形外科外来の医師に連絡をして指示を仰いだ．医師は確認のためリハビリテーション室に来室し患者の様子をみた．その結果，体動が困難であるため入院が指示されストレッチャーにて整形外科病棟へと搬送された．

　患者のFさんはそのまま整形外科病棟に入院となり，2週間ベッド上安静を要した．2週間の安静で腰痛は軽減し，整形外科医師より理学療法の開始の指示が出された．

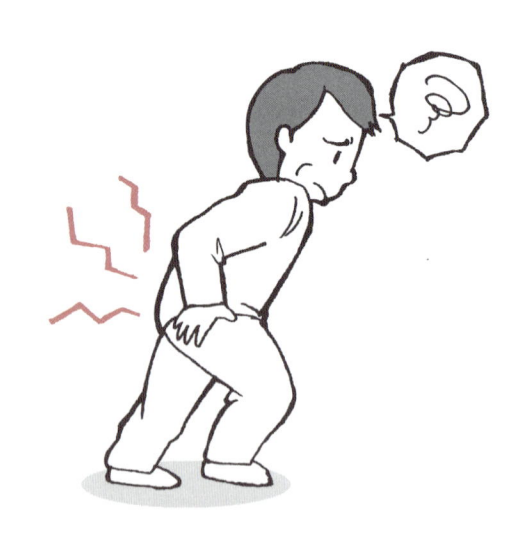

レッド&イエローカード

1. レッドカード（禁忌）

体幹回旋運動：急性期の椎間板ヘルニア患者の体幹捻れ（回旋）運動は禁忌
片手片膝を台におく姿勢は体幹の回旋運動となることがある

2. イエローカード（注意）

温熱療法：急性期の腰痛患者に対する温熱療法は慎重に行う
炎症症状の強いときは温熱療法を避ける

リーズニング

1 椎間板ヘルニアや椎体圧迫骨折などによる腰痛では僅かな体動で疼痛が増悪することがある．
体幹の屈曲・伸展・側屈などの動きが原因となるが，なかでも特に体幹回旋運動（捻れ動作）が急激な疼痛増悪の原因となりやすい．体動は慎重に行うよう指導する必要がある．腰痛の発症期には体幹の動きを極力を控えるよう指導することが大切である．

2 腰椎椎間板ヘルニアなどに対する腰痛体操の適応は，急性期を過ぎてからが適応となる．
急性期にはかえって腰痛体操が腰痛増悪をひき起こす原因となることがある．椎間板ヘルニアなどに対するウイリアムス体操は，
① 腰椎前弯増強の矯正
② 大腿二頭筋のストレッチング
③ 大殿筋のストレッチング
④ 腹筋強化
などが主な目的である．
これらの体操は直接的または間接的に脊椎に刺激や負担をかけることが予想される．腹筋強化は腹腔内圧を高めて脊椎に掛かる荷重を体幹全体に分散させる目的で行うが，その体操の過程において炎症症状の脊椎に悪影響を及ぼす危険性がある．したがって炎症症状のある状態の時期には，ウイリアムス体操は避けるようにする．

3 急性期の疾患は温熱療法を控える方がよい場合がある．
捻挫・打撲などが原因の炎症症状では熱感などが顕著であれば即中止とするが，身体深部の内部状態が確認し難い場合は検討する必要がある．椎間板ヘルニアにおいても同様で患者の状態をよくみてから温熱療法の施行を試みる必要がある．温熱療法の実施の判断は，医師の指示に依るところであるが，理学療法士の判断が要求されることもある．左のエピソードの患者のように歩容や動きの様子から判断を迫られることもある．現場で判断に窮するときには，指示を出した医師に判断を委ねることも必要である．

昇　寛

Ⅳ. 疾患における理学療法リスク管理

20. 関節リウマチ (Rheumatoid Arthritis：RA)

ビューポイント

- □ 手術別のクリティカルパスはあくまでその手術のパスであり，RA患者のパスにあらず．
- □ RAは多関節同時罹患の疾患であることを忘れない．
- □ RAに合併しやすい骨粗鬆症の程度に注意する（⇨骨粗鬆症の項参照）．

エピソード

　新人PTのAさんは，整形外科手術を積極的に行っている急性期病院（平均在院日数14日）に就職した．入職当初は，整形外科疾患でクリティカルパス（以下パス）に従ってPTが実施する術前後症例を中心に，B先輩（経験年数5年）の指導のもと担当していた．入職後4ヵ月を経過し少し障害像が複雑なRAの術後症例を担当した．B先輩からは，Aさんの4ヵ月の経験量から，問題が発生した場合にはすぐに報告するように指示を受けていた．

　患者Mさんは50歳女性で，RA罹病歴15年である．今回両膝関節破壊の進行のため，はじめて右膝関節の人工膝関節全置換術（以下TKA）を受けた．術前の評価では，両股関節に破壊はなく疼痛もない．両膝関節は外反変形がややあるものの可動性は良好（0-130°），膝伸展筋力もMMT4を維持していた．歩行は，右膝の疼痛性跛行を呈していたが，左手杖歩行で院内移動は可能であった．また両足部も外反扁平傾向が認められるものの荷重痛もなく問題なしと判断した．関節リウマチによる関節炎は薬物療法によりコントロール良好であった．

　処方内容はTKAのパスに準じてすすめるとのことであった．Aさんはこの4ヵ月で変形性膝関節症TKAのパスに従ったPTの経験があり，その応用であると理解して取り組んだ．

　術後3日目に平行棒内で立位・歩行練習を行おうとした．しかし患者Mさんから，平行棒を両手でしっかり把持し荷重できないと訴えられた．

　術後2週目後半，退院に向けその必要性から階段昇降練習を行ったが，15cm段差を右足から昇ろうとしたときに膝折れを起こした．幸いAさんは患者Mさんのすぐ後方にいたため転倒をまぬがれた．インシデント報告の結果，1週間退院が延期された（バリアンス）．

　退院前，再度階段昇降練習を行ったときに，左足から降段する場合（2足1段）は横向きにならないと降りられないことが判明した（図）．

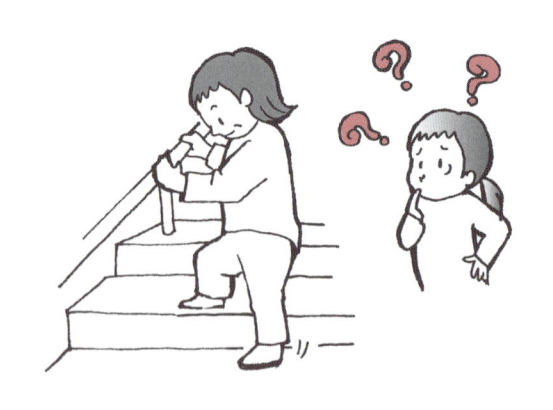

1. レッドカード（禁忌）

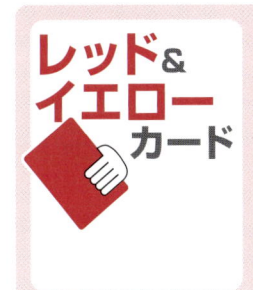

- 転倒：膝伸展筋力がMMT4であっても，段差昇降が可能な筋力とはいえない

2. イエローカード（注意）

- RAは多関節同時罹患の疾患であることを忘れない

■ リーズニング

1. 新人PTのAさんはこれまでのTKAの術後患者の経験から，パスどおり平行棒内での立位・歩行練習を開始したものの，患者Mさんより困難であることを指摘される形となった．
   ① 平行棒歩行はRAの場合困難であることが多い．その理由は両手指の変形や手根骨の破壊，手関節拘縮などのRA固有の障害程度による．
   ② この場合，前腕支持式の歩行器などを利用すると，両上肢での体重支持が可能となる場合がある．
   ③ また，一側下肢の完全免荷が必要な状況では，平行棒内歩行はほぼ不可能である．
   ④ 手術別のクリティカルパスはあくまでその手術のパスであり，RA患者のパスではないということに気づいてほしい．

2. 術後2週目後半，15cm段差の階段昇段時に術側右足から昇ろうとしたときに膝折れ転倒未遂（インシデント）を起こした．
   ① 膝伸展筋力がMMT4であっても，段差昇降が可能な筋力とはいえない．
   ② 股・膝関節の人工関節術後によく起こるインシデントである．
   ③ 腰ベルトなどで安全を確保した上で，もっと低い段差の昇降練習から徐々に開始すべきである．
   もし転倒させた場合のRA固有のリスクとしては，
   ④ 環軸関節前方亜脱臼，頸椎動揺性のある患者では，転倒により軽く後頭部を打撲するだけでも脊髄損傷による突然死があり得る．
   ⑤ RAに合併し易い骨粗鬆症の程度に注意する．通常骨折に至らない弱い外力でも骨折する可能性がある（骨脆弱性，骨粗鬆症の項参照）．

3. 退院前，右膝関節の運動機能は良好となり，再度階段昇降練習を行ったものの，左足から降段する場合は横向きにならないと降りられないことが判明した（図）．考えられる原因としては，
   ① 右大腿四頭筋の遠心性収縮力がまだ不足している．
   ② 右足趾・足関節に背屈制限・強直が存在する．など，RAは多関節同時罹患の疾患であることを忘れないようにしたい．

急性期病院ではクリティカルパスの導入と最小侵襲手術（Minimaly Invasive Surgery：MIS）など最近の整形外科における人工関節手術の進歩も相まって，あまりにも短い入院期間・理学療法実施期間（術後1〜2週間）のため，術部の回復と早期の歩行獲得のみに目を奪われがちになっていることに注意が必要である．

井上　悟

Ⅳ. 疾患における理学療法リスク管理

21. 変形性関節症

●● ビューポイント

- ☐ PT前にはX線像を確認し，変形の進行度合いを確認する．
- ☐ 関節可動域テスト（ROM-T）を実施する際は必ずエンドポイントを確認する．
- ☐ ウェイトコントロールの重要性を説明し，自己管理が大切である．

■ エピソード

　新人PTのAさんは，急性期リハビリテーションを行っていて卒後教育プログラムのしっかりした総合病院への就職を希望していたが，すべての条件が整っている病院には就職できず，5年目のC先輩（PT）とその下にPTが4人，OTが3人，STが1人いる総合病院に就職した．C先輩は主任で患者数も多く，Aさんと一緒に初期評価を実施し，治療方法を手取り足取り指導することが困難であった．そこでC先輩はAさんに，変形性膝関節症で合併症を有しなく，比較的リスクの低い患者を最初に担当してもらうことを決め，Aさんには評価，治療方法をしっかり復習しておくように指示した．2週間後，C先輩はAさんに対し口頭および実技試験を実施し合格点だったので，明日から患者を担当してもらうことをAさんに告げた．また，わからないことや疑問に感じたこと，問題が発生した場合はすぐに報告するように指示した．

　外来患者Mさんの処方内容は温熱療法と関節可動域練習，筋力トレーニングおよびホームエクササイズ指導で，通院頻度は2週に1回，予定期間は2ヵ月の指示であった．患者Mさんは50歳女性で会社社長，何ごとにも積極的に取り組む性格であった．Body Mass Index：BMI 27で体重65kg．問診によると「階段昇降時と歩きはじめに痛みが出るが，しばらくすると痛みは消失する．また，夕方ごろから歩行時にも痛みがでる」とのこと．しかしAさんは緊張していたのと，次の検査の手順を考えていたので半分うわのそらだった．膝関節の可動域は伸展ー5°，屈曲135°で正座はできなかった．とりあえず処方通りの治療を実施したところ，歩行開始時の痛みはなくなりMさんも喜んでいたが，関節可動域の変化はなかった．そこでホームエクササイズは浴槽の中で正座の姿勢をとる関節可動域練習とチューブを用いた膝伸展挙上練習および減量目的に散歩を指導し，本日の理学療法は終了した．Aさんはいろいろたくさん実施した検査結果と，特に問題がなかったことをC主任に報告した．

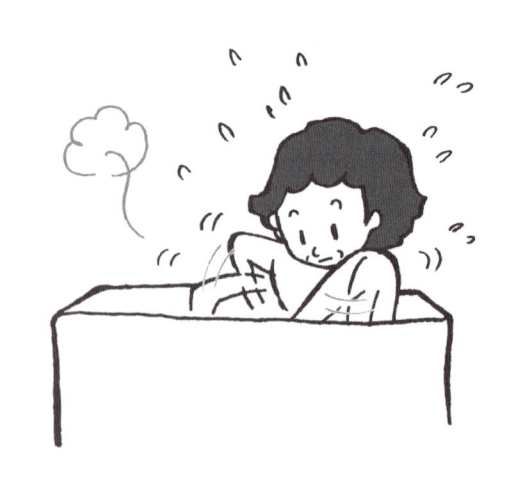

レッド&イエローカード

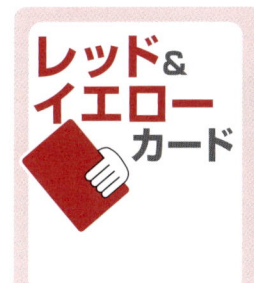

1. レッドカード（禁忌）
🤚 過用：ホームエクササイズの回数と頻度および歩行距離や時間など

2. イエローカード（注意）
🤚 姿勢観察：腰痛の出現率が高いので立位，歩行時の姿勢観察を忘れない

■ リーズニング

① 変形性関節症は全身の関節で起こりうるが，体重負荷がかかる膝関節と股関節に起こりやすい．そのため体重が増えると関節への負担も増えるのでウェイトコントロールは重要となる．
  ① PT開始前に毎回体重を計測し主治医に報告する．
  ② 家でも毎日時間を決めて計測する習慣を指導する．

② 変形性関節症は加齢とともに緩徐に進行するので，X線像で変形の進行度合いを確認することは大事である．今回，関節可動域に変化がなかった原因を追求するには，
  ① X線像を確認し，変形による構造上の制限を確かめる．
  ② ROM-T実施時に二関節筋の影響を確認する．
  ③ ROM-T実施時にエンドポイント（最終域での抵抗感や痛み）を確認する．
関節可動域の制限因子を追求しないで可動域の拡大を求めると，関節破壊を助長する危険性がある．

③ 変形性の膝および股関節症患者は荷重時の疼痛を回避するために反対側への荷重量を増やす傾向があり，腰痛の出現率が高くなりやすい．そのため姿勢観察は大事である．必要であれば，
  ① 下肢のみでなく骨盤周囲筋と体幹筋のストレッチングを実施する．
  ② 下肢のみでなく骨盤周囲筋と体幹筋の筋力トレーニングを実施する．

④ 問診および職業から，患者Mさんの活動性は高く歩行の過用でも痛みが増強していることが推察され，このような場合は減量目的に安易な散歩の指導は不適切である．また，Aさんは緊張していて関節可動域練習時の注意点を説明することを忘れてしまった．ホームエクササイズを指導する際は，口頭やその場だけの実技指導では，患者自身も注意点を忘れて効果が低いことや危険を伴うことがある．例えば指導内容が多いと項目自体を忘れ，ついついやる気が失せてしまう．反対にやり過ぎて症状が憎悪することもある．安全かつ効果的なホームエクササイズを指導するには，
  ① 患者個人に合った内容を，必要かつ最小限に指導する．
  ② 必ずマニュアルをみせ，実際に行いながら説明し，マニュアルをお渡しする．
  ③ マニュアルには回数，強度および注意事項を項目ごとに記載する．
  ④ マニュアルには項目ごとに写真を掲載する．
  ⑤ 継続の重要性を説明するが，マニュアルには痛みがある場合には，中止または痛みが誘発されない範囲での回数や強度で実施する旨の記載が必要である．

野谷　優

Ⅳ. 疾患における理学療法リスク管理

22. スポーツ外傷 ―膝靭帯損傷

ビューポイント

- [ ] 手術所見や医師の情報から関節内の状態と禁忌事項を把握し，再建靭帯へのストレスを避ける．
- [ ] 許可された範囲内では積極的な負荷を加えて筋力・柔軟性・協調性の早期改善をはかる．
- [ ] PT場面だけではなく，日常生活場面での自己管理を徹底する．

エピソード

PTのAさんは，学生時代からスポーツ選手にかかわる仕事がしたいと希望し，スポーツ整形外科のある総合病院に就職した．2年目の最近になって，靭帯再建術後の患者を担当する機会が増え，スポーツ整形外科の医師と積極的にコミュニケーションをとっているB先輩にアドバイスをもらいながら術後の理学療法を行っていた．

患者のCさんは高校生の男性で，部活のサッカーで膝前十字靭帯を損傷したために再建術を受け，術後2日から理学療法が開始となり，今日で4回目になる．スポーツ復帰までの約半年，Cさんをしっかりとサポートしていこうとんはやる気に満ちあふれていた．

Aさんの勤務する病院では前十字靭帯再建術後のリハビリテーションはクリティカルパスに従ってすすめられている．術後1週までの間は，股関節周囲筋などの患部外トレーニングと大腿四頭筋セッティング，膝蓋大腿関節のモビライゼーション，下肢後面筋のストレッチングなどを中心に理学療法を施行し，膝軽度屈曲位に保持した装具を装着している．

Aさんは下腿の前方引き出しが，再建した前十字靭帯にストレスを加えることを理解しており，装具を装着した状態でのSLRトレーニングでは大腿遠位部に重錘を負荷するなど，リスクを配慮した運動療法を実施していた．

Cさんは装具を開いて自己にて行う膝蓋大腿関節のモビライゼーションを最後にその日の理学療法を終え，装具を元通りに装着して病棟へもどっていった．ほかの患者の治療を行っていたAさんは，Cさんの膝装具がずれているのに気づかなかった．隣で治療をしていたB先輩はそれに気づき，A先生にすぐに対応するよう指示をした．

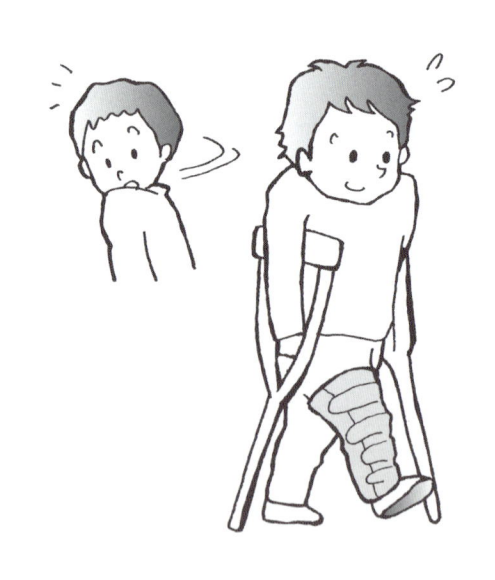

レッド&イエローカード

1. レッドカード（禁忌）
理学療法施行時に再建靱帯にストレスをかける

2. イエローカード（注意）
理学療法場面外での自己管理の不足，転倒

■ リーズニング

1 靱帯再建術後の理学療法では，再建靱帯にストレスをかけないような配慮が重要である．また，合併損傷（再建靱帯以外の靱帯，半月板，軟骨など）がある場合は，固定期間や免荷期間の延長や可動域トレーニングの制限など通常のスケジュールに若干の変更が加わる場合がある．
① 手術記録だけではなく直接医師に話を聞いて，関節内の状態を把握する．
② 理学療法をすすめる上で配慮すべき点を確認する．
前十字靱帯の再建術後では下腿の前方引き出し，後十字靱帯の再建術後は下腿の後方落ち込みが再建靱帯に剪断力を加えることとなる．重力や圧迫などの要因のほかに，筋収縮もそれらの剪断力の原因となることを忘れてはならない．大腿四頭筋の収縮は脛骨を前方に，ハムストリングスの収縮は後方に牽引する力を生じるため，抵抗を負荷する部位に十分留意して筋力強化トレーニングを実施する．

2 靱帯再建術後などのスポーツ傷害の患者は，トレーニングを自己で行う場面が多い．
1回の指導あとは患者任せではなく，こまめなチェックが必要である．
① 指導したトレーニングが正しく行われているか：正しい運動方向で代償動作を抑制して実施できているかをチェックする．
② 適切な負荷が加わっているか：患部外については特に制限がないことが多いので，積極的な負荷を加える．局所についても筋力の改善に合わせて負荷を漸増していく．

3 患者に対しての説明や教育が重要となる
① 禁忌事項を説明する．
やってはいけないことを具体的な例をあげて説明する．その際に，機能解剖をわかりやすく交えながらなぜそれが危険なのかを説明することが大切である．
② 日常生活でも注意すべき点があることに注意する．
今回の例のように軽度屈曲位の膝固定装具が下にずれていた場合，装具の膝窩部（頂点）が下腿近位を前方に押し出してしまうため前十字靱帯にはストレスが加わる．腹臥位をとる際には重力で下腿が前方に落ち込むことがあるため，脛骨近位に枕などをおいて支持するなどの配慮が必要である．また，後十字靱帯再建術後ではベッド上で膝屈曲位をとるだけでも重力で下腿が後方へ落ち込むため，膝関節には後方剪断力が生じ後十字靱帯へのストレスとなる．

佐藤睦美

Ⅳ. 疾患における理学療法リスク管理

23. 骨粗鬆症

ビューポイント

- □ 高齢者では骨粗鬆症の原因として一次性だけでなく，二次性の要因を抱えていることが多い．
- □ 平地歩行や階段昇降では転倒に注意し，バランスが崩れたときには身体全体を支えられる場所に位置して介助を行う．

エピソード；階段昇降練習時の介助方法

　老人保健施設に勤務するSさんは，PTになって3年目となる．介護保険施設での業務にもなれ，最近では少しずつ自信を持って仕事を行うようになっていた．

　本日の午後も在宅から通所サービスを利用しているIさんの理学療法を担当する．Iさんは82歳の女性で，脳卒中による左片麻痺の方である．左上肢に随意性はみられないものの下肢の運動麻痺は軽く，T字杖を使って室内の歩行は自立している方である．Iさんは若い頃に胃切除術を受けた既往があり，身長145cmに対して体重は38kgと痩せた方であり，体力の低下が問題となっていた．

　医師からは，認知機能や高血圧には問題はなく，骨粗鬆症があるため転倒に注意してリハビリテーションをすすめるように指示されていた．Sさんが立案した理学療法計画は，マット上の関節可動域運動の後，立ち上がり運動や立位でのボール投げを行い，応用歩行練習として階段昇降を行っている．Iさんの体力維持のためには，平地だけでなく階段昇降を行うことで，体力の維持・向上を目標にしていた．

　マット運動が終了して階段昇降練習に向かう．いつものように施設の廊下にある階段までの平地歩行を行い，一呼吸入れてから階段昇降の練習を開始する．2足1段で階段昇降できるIさんに対して，PTのSさんはIさんの左後方に自分の位置をとり，Iさんの腰に手を当てて介助を行っていた．10段ほどの昇り動作を終了して方向変換し，数段降りかけたときに施設長が通りかかる．「頑張っていますね」と声を掛けられ，「はい，頑張ります！」といった瞬間，Iさんがバランスを崩した．PTのSさんはとっさに左腕をつかんでIさんを支えてしまった．転倒は防げたものの，Iさんは左腕に激しい痛みを訴えてしまった．

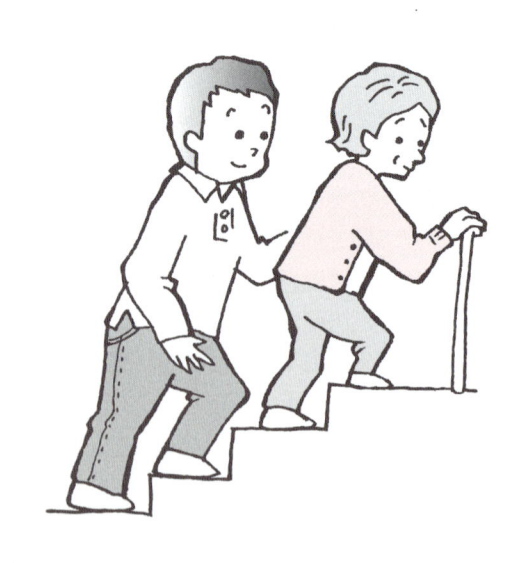

レッド&イエローカード

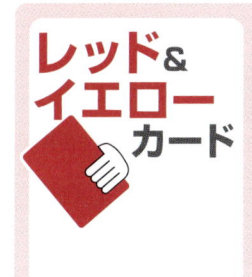

1. レッドカード（禁忌）
- 転倒：歩行練習，階段昇降，トランスファーのときなど

2. イエローカード（注意）
- 介助方法：歩行，階段昇降時には患者の身体を支えられる場所に位置する

リーズニング

1. 骨粗鬆症は高齢者に多く発生し，原発性（一次性）が80％，続発性（二次性）に起こるものが20％といわれている．原発性のものでは女性の閉経に伴うものと，加齢に伴うものの2つのタイプに分けられる．今回のエピソードのIさんは82歳の女性であることから一次性の骨粗鬆の要因がある．加えて，脳卒中片麻痺の麻痺側上下肢では，筋活動の低下からの骨萎縮が発生しているといわれている．また，胃切除後は脂肪の吸収低下により，脂溶性ビタミンであるビタミンDの吸収が低下し，カルシウム摂取量の低下とあいまってカルシウム不足になるといわれている．そのため，今回のエピソードのIさんの骨粗鬆症では，後期高齢者であることから一次性の骨粗鬆症，脳卒中片麻痺，胃切除後による二次性の骨粗鬆症といった3つの重篤なリスクファクターが重なった方と考える．なお，そのほかの二次性骨粗鬆症の要因として，糖尿病，ステロイド剤の服用，腎透析などがあげられている．

2. 骨粗鬆症の高齢者に対する運動療法として，骨の長軸方向に負荷をかけることが重要であるといわれている．しかし，最も重要なことは転倒による骨折を防ぐことである．今回のIさんの理学療法として体力維持・向上を目標とし，立ち上がり運動や階段昇降を取り入れることは問題ないと考える．しかし，骨粗鬆症のリスクが非常に高いことを考えると，階段昇降については手すりを利用するなど，より安全な条件下で行うことが必要であったと考える．また，筋収縮による負荷や骨に体重をかけることも有効であるといわれている．歩行や階段昇降だけではなく，立位で壁を押す運動や，チューブを用いたトレーニングなども検討すべきであった．

3. 今回のエピソードの大きな問題として，Iさんがバランスを崩したときに，Sさんは慌てて腕を持って支えてしまったことがあげられる．階段昇降を行うときには常に利用者の1段下に位置し，バランスを崩した際に患者の身体を支えられるようにすべきである．転倒を防ぐことはできたものの，まわりに気をとられてしまったため，PTのSさんはIさんの左腕を支えてしまった．骨粗鬆症の方では些細な外力で上腕骨外科頸骨折や腰椎圧迫骨折などをひき起こしやすい．転倒だけでなく介助方法にも十分な注意を払うことが必要である．今回のようなケースでは腰ベルトなどを利用することも必要と考える．

藤田博曉

Ⅳ. 疾患における理学療法リスク管理

24. 急性期心筋梗塞 ―心疾患

ビューポイント

- [ ] 30分以上，継続する胸部症状は，急性心筋梗塞の可能性がある．
- [ ] 急性心筋梗塞の発作時は，ニトログリセリンを服用しても胸部症状が改善しない．
- [ ] 胸部症状は，胸痛だけではない．

エピソード

就職してから2年経ち，神経系，骨・関節系，内部障害の各分野の患者を担当するようになった理学療法士のBさんは，最近，大学院への進学も考えている将来有望な理学療法士である．養成校での内部障害の授業は，自分の興味が呼吸器リハだったため，循環器疾患の理学療法はあまり理解できずに就職し，現在に至っている．

ある日，糖尿病の既往がある患者さんで肩関節周囲炎に対する理学療法を担当することになったBさんは，肩関節のROM-exを開始した．Bさんは，この患者さんから，最近，寒い日に，ときどき胸がチクチクするときがあるけど，5分くらいで症状が収まっているということを聞いていた．ROM-exをはじめて数分後，いつもとは違う，胸部不快感を訴えて，患者さんは，いつものことだからといって少し休ませてくださいとリクエストしてきた．

Bさんは，患者さんをそのまま，待合室の椅子で休ませていたが，30分以上安静にしていても胸部の不快感は継続し，冷汗を伴い，横になりたいと自己申告してきたため，直ちに，ERへ連絡し，その患者さんは，担架で搬送され，救命救急医により心電図と血液検査から急性心筋梗塞と診断され，緊急心臓血管造影検査を受け，完全閉塞していた冠動脈にステント治療されて，一命を取り留めることができた．

その後，この患者さんの急性心筋梗塞の心臓リハビリテーションを行うことになり，その際，発症前のことを聞いてみると，肩の痛みも運動により増強し，顎から歯にかけての放散痛もあり，主治医からはニトログリセリンの錠剤を処方されていて，ときどき，使用していたとのこと．そして，今回のいつもとは違う胸部不快感のときも椅子に座ってニトログリセリンを服用したが，まったく効果がなく，胸部症状は楽にならなかったといっていた．

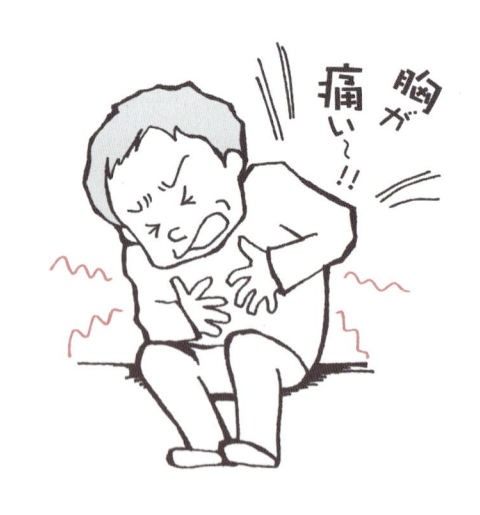

レッド&イエローカード

1. レッドカード（禁忌）

ニトログリセリン服用下にて無効な胸痛あるいは30分以上続く胸痛（胸部不快感など）：急性心筋梗塞を疑う

2. イエローカード（注意）

胸部症状≠胸痛：胸痛は内臓関連痛であり，胸の痛みとして，典型的な症状として出現しないことがある
非典型的な胸部症状：喉や顎，歯への放散痛，左肩関節痛などがある

リーズニング

① 虚血性心疾患（狭心症・心筋梗塞）において，病態上の大きな違いは，心筋の生存性にある．狭心症は，冠動脈から血液の供給不足により，心筋酸素需要を賄えなくなり，心筋の代謝異常から自律神経を介して胸部症状が出現するが，急性心筋梗塞は，冠動脈閉塞により，心筋壊死に陥った状態での胸部症状である．急性心筋梗塞の発作時は，冠動脈閉塞に陥っているため，当然，ニトログリセリンによる冠動脈血流改善効果は期待できず，そのまま放置すればするほど心筋壊死量は大きくなり，特に発症から48時間以内は，致死的不整脈も発生しやすくなるため，早急かつ迅速な緊急対応が必要な病態である．

② Bさんは，この患者さんが胸部症状を生じていることは，事前に承知していたが，いつものことだからという患者さんの言葉に油断をしたと思われる．患者さんの中には，医療従事者に対して自覚症状を軽症に訴えることもあり，症状からの重症度判定が非常に難しいところでもある．後日，心臓リハビリテーション中に，運動により増強する肩関節痛があることや，ときどきニトログリセリンを使用していることを知ったのだが，肩関節周囲炎の患者という観点で理学療法を行っており，併存疾患である虚血性心疾患のリスク管理として，病態把握を疎かにしていたのと思われる．

特に，糖尿病を合併する場合，罹病期間が長くなると，自律神経障害を合併していることが多くなり，内臓関連痛である胸痛は，自律神経を介して痛みを感じるため，典型的な胸部症状としてあらわれにくく，星状神経節を介して，喉や顎，歯，左肩周囲への放散痛などの非典型的な自覚症状となることがある．実際に，整形外科や歯科から転科してくる心筋梗塞の患者も決して少なくない．また，糖尿病患者の中にはまったく胸痛を自覚しない，無痛性の急性心筋梗塞や狭心症がかなりの割合で存在することも知っておきたい．この場合は，自覚症状をまったく生じないため，心電図などの他覚的検査による判断のみで可能となるため，理学療法士としては対応に大変苦慮するところである．

③ 急性心筋梗塞には，前駆症状とされる症状はあまりなく，冠動脈に高度狭窄が存在しなくても，突発的に発症するとされているため，予測は不可能であり，いつ何時，患者さんが急性心筋梗塞を発症するかは，事前に把握しえないので，咄嗟の状況判断能力や緊急対応能力はぜひ身につけておきたい．

田畑　稔

Ⅳ. 疾患における理学療法リスク管理

25. 心不全 ―心疾患

ビューポイント

- [ ] 体重の日内変動が2kg以上ある場合は，心不全の急性増悪の可能性がある．
- [ ] 心不全状態は，仰臥位の姿勢にすると増悪する．

エピソード

　臨床経験も3年以上になり，最近，臨床実習指導者を任命され，学生指導を張りきっている理学療法士のAさんは，中枢系疾患や骨・関節系疾患や高齢者への理学療法の経験も豊富になり，学会への発表も行うとても向上心を持った理学療法士で，さらなる飛躍を期待されている．しかし，養成校では，循環器理学療法が非常勤講師による集中講義だったため，国家試験以来，あまり循環器疾患に接する機会もなく，ここまで過ごしてしまった．

　ある日，発作性心房細動からの脳血栓による片麻痺を有する高齢者の理学療法を担当することになった．まずは，バイタルサインを確認し，脈拍が不整ではあったが，脈拍数は80ほどだったので，理学療法計画を立案するべく，身体機能評価を行おうとして，マットプラットフォーム上で仰臥位をとり，関節可動域を測定しようとしたら，四肢，体幹ともやや浮腫ぎみで，息遣いが多少あらく，ハアハアしながら会話をしていた．患者さんの状況を電話で病棟へ報告し，患者さんには，最近太り気味ですか？と声をかけて，やや肥満傾向の患者さんと思いそのまま，理学療法評価を続けていたら，主治医から今日の理学療法は中止してくださいと緊急連絡が入り，その患者さんは，慌てた看護師が車いすに乗せて病室に帰ってしまった．

　その後，病棟で患者さんの情報収集をしてみると，薬の飲み忘れや塩分制限が守れず，入院中でも病室で隠れて海苔の佃煮や塩せんべい，漬物を家族が差し入れしており，それを患者さんが食べていた．心電図モニター上の心拍数は130～160の心房細動リズムで，この数日間，尿量が減少しており，さらに体重もここ2日間で，なんと5kgも増加していた．

　胸部レントゲン写真上肺うっ血と心拡大を認め，心不全急性増悪の診断により，結局その患者さんは，集中治療室にて急性心不全の管理を受けることとなり，理学療法は，暫く中止になってしまった．

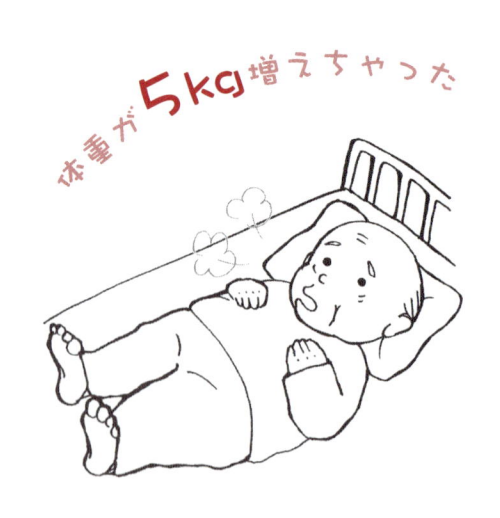

体重が5kg増えちゃった

レッド&イエローカード

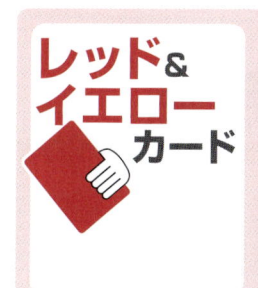

1. レッドカード（禁忌）

心不全急性増悪時：運動（循環動態）負荷は禁忌

2. イエローカード（注意）

心房細動のとき：脈拍数≠心拍数＝心音を数える
体重：数日内急上昇≒循環血液量増加

リーズニング

❶ 心不全とは，心臓からの拍出量が，全身の組織が必要とする分の循環血液量を保てなくなったことを指し，体内の酸素や二酸化炭素，栄養の運搬が滞っている状態である．したがって，その循環動態を増加させる行為（運動や活動など）は，当然禁忌となる．しかし，心不全状態は，当初，代償機序（循環血液量≒体重を増加させて心拍出量を増加）が働くために，ボーダーラインが把握しにくく，自覚症状から心不全を推定することが，とても困難な病態である．心不全は，虚血性心疾患や心臓弁膜症，心筋症，心房細動などによる不整脈によるものなど，器質的疾患をベースに増悪因子として，治療の中断（塩分制限の解除や服薬の中止），貧血，感染，腎機能低下，過労，飲酒，甲状腺機能亢進などが加わり，代償機序が破綻して心不全の病態が成立する．

❷ Aさんは，あとから患者さんが塩分制限を守っていないことや，心房細動のリズムで心拍数が130～160もあること，体重が急に増えていることを知った．リスク管理としては，バイタルサインを確認して理学療法を行ったのだが，疾患管理に欠けていたようである．心不全を含む内部障害疾患は，疾患管理をした上での運動や理学療法が前提であり，病態把握も立派な理学療法業務の1つである．

❸ 特に，高齢者は心房細動の合併率が高くなるほか，加齢による心筋障害も存在し，容易に心不全状態に陥る．そして心房細動は，脈拍が不整で欠滞するばかりではなく，心拍数の制御も不整になり150拍以上の頻拍や40～50程度に低下し，心拍出量に大きな影響を及ぼす．心房細動を有するときは，リスク管理としてバイタルサインを確認する際に，脈拍と心拍数＝1分間の心音数を確かめること．また，心不全患者の水分管理は，塩分摂取量と飲水量と尿量の把握に努め，体重の日内変動で1～2kg程度の増加が起こったときは，心臓の代償機序が作動している可能性が示唆されるので，心不全増悪傾向に至っていないか留意する．水分量を把握できない場合は，体重の変化に細心の注意をするように心掛ける．

❹ 心不全傾向を把握する方法として，座位，臥位による息切れなどの自覚症状を確認してみる．臥位から座位にすることで，下肢に血液が貯留するため，血液循環量の約1/5程度を実質上減少させることができ，肺うっ血を軽減する．座位では息切れしていないのに，臥位になったらハアハアしているときは，心不全の可能性を疑ってみよう．

田畑　稔

Ⅳ. 疾患における理学療法リスク管理

26. 閉塞性肺疾患 —呼吸器疾患

ビューポイント

- 息切れの状態を把握する．
- 患者の微細な変化を見逃さないためには，日頃のフィジカルアセスメントが大切である．
- 低酸素状態を未然に防ぐためのリスク管理が重要である．

エピソード

　新人理学療法士のTさんは，就職して半年がたち，今回，初めてCOPD（慢性閉塞性肺疾患）の外来患者Sさんを担当することになった．呼吸器疾患は学生時代から「難しい」という印象があり，臨床実習でも見学程度しか経験がなかったため，非常に緊張していた．

　早速，診療記録より情報収集を開始した．76歳，女性，主婦，身長156cm，体重42kg，BMI 17.3%であった．15年前より息切れを自覚していたSさんは，自宅近くの内科医院で喘息と診断され，気管支拡張剤を処方されていたがなかなか息切れが改善せず，むしろ増悪傾向にあった．

　知人の紹介によりTさんの病院の呼吸器科を受診し，胸部X線，CT撮影，肺機能検査，動脈血液ガス分析などの検査を行い，COPDと診断され，内服薬も変更となった．肺機能検査の結果は，1秒率，53.6%であり，COPD病期分類StageⅡであった．CT所見については，両側肺野に中等度の気腫性変化を認め，長径2.5cmまでのブラを伴っていた．

　予約時間にSさんが来室され，問診を開始した．喫煙歴は約30年間，1日20本程度の喫煙を続けていたが，12年前に卒煙していた．ただし，夫がヘビースモーカーであり，現在も1日に30本程度喫煙をしており，受動喫煙の可能性が考えられた．病気については，「動くと苦しいから，薬を飲んで安静にしなければならない」と認識しており，なるべく歩かないようにし，買い物は宅配を利用していた．階段は困難なので，エスカレータを使用していた．視診，触診，聴診，打診などのフィジカルアセスメントおよび，四肢筋力テスト，6分間歩行テスト，ADLテストなどを行い，理学療法を開始した．

　ある日，SさんはSpO₂モニタを装着しながら自転車エルゴメータを行っていた．いつもより表情が険しくなっていたが，我慢強い性格の患者Sさんは，「大丈夫です」といいながら運動を継続しており，SpO₂の値が95%だったのでTさんも安心していた．その直後，SpO₂は82%まで低下し，さらに左膝の痛みも訴えた．

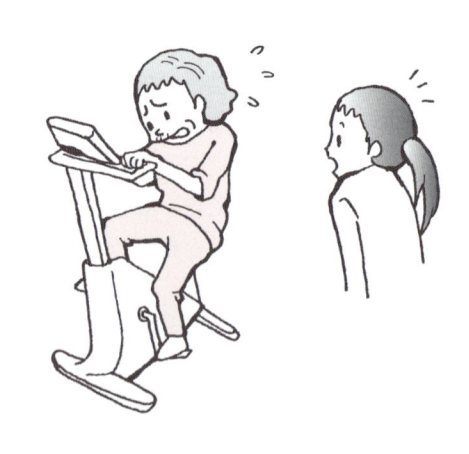

26. 閉塞性肺疾患 ─呼吸器疾患

レッド&イエローカード

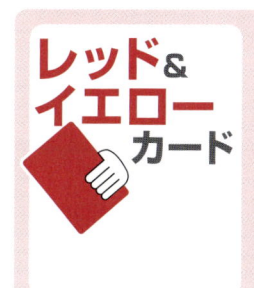

1. レッドカード（禁忌）

低酸素状態：SpO₂モニタの連続観察，フィジカルアセスメントによる判断，運動の種類，負荷量

2. イエローカード（注意）

既往歴の確認：記録，X線などの情報収集が不十分

リーズニング

1 患者の微細な変化も見逃さないためには，日頃からフィジカルアセスメントをしっかりとる必要がある．この場合，患者はがんばって運動を継続しようとしたが，
① 息切れは個人差があり，訴え方も千差万別である．普段から患者の訴えをよく聞く．たとえばボルグスケールなどを使って，運動時の息切れの状態をなるべく客観的に評価する．
② 患者の表情，呼吸数，呼吸パターン，胸郭の動きなどの変化を見逃さない．
③ SpO₂モニタの連続監視はもちろんだが，必要に応じて心拍数，血圧などをモニタリングする．

2 低酸素状態に陥らず安全に運動を行うためには，
① まず安静時に呼気を意識した呼吸パターンを獲得する．
② 次のステップとして，運動時にも口すぼめ呼吸のような呼気を延長した呼吸方法を練習する．運動と呼吸を同調させた呼吸パターンを獲得することが重要である．
③ 主治医と相談しながら，運動中のSpO₂の下限の値（たとえばSpO₂90％以上で運動するなど）を設定し，リスク管理をする．
④ もし低酸素状態になったときの対応として，運動を中止して深呼吸を促す．この際，呼吸介助手技を併用すると，患者が楽に深呼吸することができる．ただし頻呼吸傾向や，呼吸パターンが不定である場合は，十分に注意して施行する．
⑤ 酸素投与の有無については，事前に主治医と相談しておく．

3 「この病気は苦しいから安静にしなければならない」という認識があったため，なるべく歩かないようにしていたことが，全身の体力，筋力の低下につながったことは否めないが，そのために既往にあった左変形性膝関節症の痛みは沈静化していた可能性もある．最近になって理学療法が開始され，急に歩くように心がけたり，自転車エルゴメータを開始したことで，痛みが再発したと考えられる．X線像などを確認するのは当然だが，生活様式についての情報収集は丁寧に行い，運動プログラムを立てる必要がある．この場合は下肢機能の評価を十分に行った上で，プログラムを立案する必要があった．

4 患者自身の喫煙歴は，当然，病因として考えられるが，夫の喫煙がまだ続いていることによって受動喫煙の害も考えられる．患者だけでなく家族の喫煙も重要な危険因子であり，家族の理解と協力が不可欠である．

佐野裕子

Ⅳ. 疾患における理学療法リスク管理

27. 術直後 ―呼吸管理

ビューポイント

- ☐ 術後管理は術前からはじまっているという意識をもつ．
- ☐ 術後疼痛のコントロールは痛みを我慢させないアプローチが重要である．

エピソード

　急性期の病院に就職したSさんは，理学療法士になって1年が経過し，やりがいを感じつつ，日々の臨床にあたっていた．

　今回，肺癌のIさんを術前から担当することになり，早速，情報収集にとりかかった．68歳，男性，会社役員，身長167cm，体重57kg，BMI 20.4％，会社の健康診断にて胸部異常陰影を指摘され，Sさんの病院の呼吸器科を受診した．ファイバー気管支鏡検査にてclassⅣと診断され，手術目的にて入院となった．

　1日60本の喫煙歴40年以上の現ヘビースモーカーであり，まだ禁煙に至っていない．「ゴルフプレー中に同年代のプレーヤーより登りの歩行速度が遅い」などの自覚症状はあったが，特に日常生活で息切れを感じることはなかったので喫煙を続けていた．

　術前呼吸機能は，VC（％VC）3.66ℓ（110％）・FEV1.0（FEV1.0％）2.14ℓ（65％）であった．画像所見は右上葉（S1）にφ2.5cmの腫瘍陰影を認めた．術前血液ガスは，pH 7.425，PaO_2 74.9，$PaCO_2$ 35.9であった．呼吸状態の評価としては，呼吸数20/min，呼吸パターンは胸腹式呼吸（吸気時に軽度斜角筋収縮あり），胸郭拡張性および柔軟性良好，深呼吸良好，排痰能力は，coughing，huffingともに良好で自己喀出可能であった．漿液痰を少量であるが，毎起床時に認めた．呼吸音は正常．6分間歩行テストは450m，ADLはすべて自立，四肢筋力，ROMともに特に問題はなかった．

　術前評価および術前オリエンテーションが終了し，術後のための呼吸法の指導を行い，手術を迎えた．右肺上葉切除・リンパ節郭清術（後側方切開，第5肋間開胸）が施行され，術後翌日から集中治療室にて術後理学療法が開始された．

　Iさんは理解力もあり，モチベーションも十分であったため，術後の呼吸状態は特に問題がないだろうと考えていたSさんは，安心してICUに向かったのだが，そこには頻呼吸で喀痰を自己排痰できずに苦しむIさんの姿があった．なんとか深呼吸，喀痰の自己喀出も可能となり，術後4日目，硬膜外麻酔および胸腔ドレーンが抜去された．しかしその後，創部痛が出現し，それまでできていた深呼吸，咳嗽が困難になり，歩行距離も短縮していた．

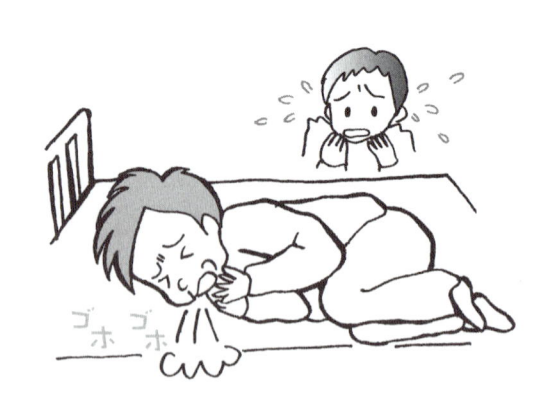

レッド&イエローカード

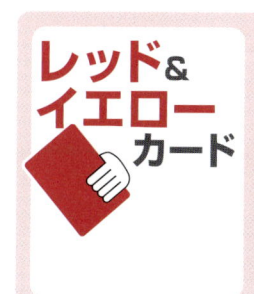

1. レッドカード（禁忌）

術後疼痛：疼痛のコントロールをした上で理学療法を施行する
痛みを我慢させる理学療法はNG！

2. イエローカード（注意）

術前オリエンテーション：術式にあった術前オリエンテーションの徹底．説明だけでなく体験させる

リーズニング

① 術前の評価は，呼吸パターンや呼吸数，胸郭の拡張性などのフィジカルアセスメントはもちろんであるが，肺切除術後は手術の特性上，開胸側肩関節（特に屈曲・外転方向）に痛みを伴う可動域制限が出現するので，肩甲帯，脊椎の可動域と筋力のチェックなど，術式に応じた術前の評価が重要である．

② 術前の重要なポイントは，オリエンテーションを十分に行い，呼吸法・排痰法指導，呼吸介助手技などの呼吸理学療法を術前に体験することである．術後に起こりうる合併症，その回避のための呼吸理学療法の内容，早期離床の重要性など，できるだけ詳細にオリエンテーションを行なう．十分な術前オリエンテーションによって，術直後からの理学療法の介入がスムーズとなる．

③ ヘビースモーカーであったIさんは，術後，喀痰排出が困難になることは十分予想されたはずである．また術後疼痛は自力での喀痰排出を困難にするため，自己排痰の方法について，痛みを起こさず効果的に排痰するために，術前から術式を考慮して練習する．たとえば，枕を抱きかかえて開胸創を保護しながらcoughing，huffingなどの練習や，体位ドレナージ，口腔ケアの重要性なども説明する．

④ 患者Iさんは，理解力，モチベーションともに十分であったため，術後の呼吸方法もうまくできるだろうとSさんは考えていたが，Iさんは浅くてはやい胸式優位な呼吸パターンになっていた．術後の特異的な状況下，すぐにスムーズな呼吸ができるとは限らない．胸式呼吸は開胸創の痛みを助長し，さらなる換気量の低下を招く．術前より，ゆっくりとした深い腹式呼吸の練習を行い，術後，可及的早期からの理学療法の開始が肝要である．

⑤ 術後の評価は，意識レベル，バイタルサイン（心拍数，血圧，心電図，SpO_2）を確認しながら，フィジカルアセスメントを施行する．さらに胸部X線所見，血液ガス，air leakや皮下気腫の有無，胸腔ドレーンからの排液（量・性状）などの情報から，全身状態を把握する．肺切除術では肺実質を切除するため，術後の呼吸機能の低下は避けられず，運動耐容能も低下することは明らかである．理学所見を毎日注意深く観察する必要がある．

⑥ 術後理学療法の阻害因子として疼痛は大きな問題である．術直後は持続硬膜外麻酔により，痛みを訴える症例は少ないが，持続硬膜外麻酔除去後は創部痛や胸腔ドレーン挿入部の痛みが強く，むしろ咳嗽や深呼吸が困難になる場合がある．鎮痛については主治医と相談しながら，疼痛コントロールのなされている状態で理学療法をすすめていくことが望ましい．疼痛の少ない時間帯を選んだり，心理的サポートも行いながら慎重に離床をすすめる．

佐野裕子

Ⅳ. 疾患における理学療法リスク管理

28. 糖尿病 ―代謝疾患

ビューポイント

- □ 血糖値を把握する（血糖値変動の有無，低血糖状態の有無，高血糖状態の有無）．
- □ 薬物療法（インスリンの有無と作用時間）を検討する．
- □ 運動療法の相対的もしくは絶対的禁忌の有無を確認する．
- □ 運動療法における運動の種類・強度・時間・頻度を把握し調整する．

エピソード

　新人理学療法士A子さんは，就職して半年が経ち，はじめて糖尿病の対象者を担当することになった．この半年で脳血管障害，整形外科と順調に臨床経験を重ねているところである．処方を受け取ったとき，糖尿病に対する運動療法であったので，どうしてよいかわからず，ややパニック状態に陥った．学生時代に代謝系理学療法学の講義を受けたが，S講師はいつも元気がなく小さい声で話すため，よくわからない授業の1つであった．また，酸素消費量，代謝当量（MET），エネルギー消費など面倒くさい計算をさせられたことしか覚えておらず，苦手意識がある．

　翌日，対象者の診療記録を調査した．対象者は，女性，会社員，35歳，身長160cm，BMI 30％，インスリン療法（＋）であった．診療記録から以前に，糖尿病の指摘を受けたが放置，昏睡状態で緊急入院したことがある．その午後，対象者と面接および評価の上，運動療法プログラムを作成した．プログラム作成に際して，運動時評価としてトレッドミルを用い，修正ブルース法で運動負荷を行い，各ステージにおける生理的運動強度をはかるため心拍数，血圧，Borgスケールを確認した．評価から4METsの運動強度20分からプログラムを開始，1週間を経て5METsで運動時間30分のトレッドミル歩行を施行し，順調に経過した．2週目の月曜日，歩行中に心拍数がいつもより高く，また冷や汗をかいていた．A子さんはすぐに，病棟の診療記録で血糖値をチェックすると徐々に低下傾向になっていた．主治医に確認したところ，血糖値の検査が行われ低血糖状態であることがわかった．インスリン量の調整が行われた．A子さんは，食事量，運動量，インスリン調整が重要であることを認識した．

　症例は，経過の中で順調にインスリン量が減少できた．さらに薬物療法と運動量の調整が行われた．社会復帰に向けて運動療法を継続するためトレッドミルから病院外での運動療法としての屋外歩行を実施した．低血糖のため倒れたときに備えて連絡先，症状を書いた大きめのものを首にかけて開始した．A子さんは特にリスクはなく順調に経過していると考えていたが，対象者からある日，昨日の夜に気を失っていたということを聞いた．

　昼間，血糖値は問題ないが，昼間の運動療法の影響で，夜間に低血糖発作が考えられた．主治医に報告，インスリン量と運動量を調節して，以後夜間の低血糖を防ぐことができた．

1. レッドカード（禁忌）

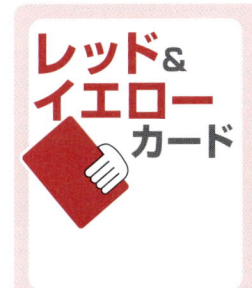

低血糖発作：低血糖症状のチェック，インスリンの種類，効果時間

2. イエローカード（注意）

合併症のチェック：視力障害による転倒および傷害，感覚障害による火傷，循環障害による壊疽（足指）

■ リーズニング

① 糖尿病を持つ方に対して理学療法，運動療法を施行する場合には高血糖，低血糖に対して注意して施行する必要がある．高血糖の状態では，グルコースを取り込めない状態であるので，いままで蓄積していた脂肪を利用しエネルギーとして消費するようになる．そのような状態では脂肪代謝産物であるケトン体が尿中に存在するようなる．

運動療法の開始に当たっては，診療記録の調査を行い血糖値の推移，ケトン体の有無を確認する必要がある．ケトン体があれば運動療法は原則適応外であり，高血糖性昏睡に繋がる危険性が高い．血糖値250mg/dl以上では運動療法の中止基準となる．血糖値をさげるため経口薬，インスリン注射を施行している症例では，血糖値がコントロールされていることが運動療法の条件になる．また逆にインスリンの副作用として血糖値がさがり過ぎると低血糖発作に繋がる．軽度から中等度の運動を行うと，通常血糖値の取り込みが促進されるため，インスリンの効果との相乗による低血糖状態を常に注意しなければならない．

食事療法を含めた薬物療法，運動強度，運動時間，運動頻度を調整する必要がある．A子さんは運動療法を実施する中で，運動強度と運動時間を漸次増大し，順調と思いこみ血糖値の確認を忘れていた．

② 通常，運動療法の適応は生活習慣によるものが多いとされるⅡ型糖尿病が主となるが，Ⅰ型糖尿病に対しても運動療法を実施する場合がある．また，片麻痺障害者，高齢者の理学療法を担当する場合には，インスリン療法を受けている対象者が今後ますます増加すると考えられる．障害治療とともに血糖値のチェックと運動強度，運動時間，運動頻度を考慮する必要がある．進行した症例では三大合併症といわれるように末梢神経の障害により足底感覚の鈍麻もしくは脱失状態になっている場合がある．運動療法として歩行を行う場合にはフットケアとして，脚の皮膚の状態，靴のなかに小石などがないかどうか目で確認するよう指導する．また，白色の靴下を用いると歩行後の出血の有無の確認が容易になる．

秋山純和

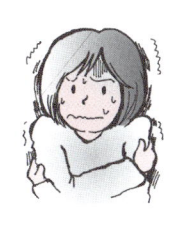

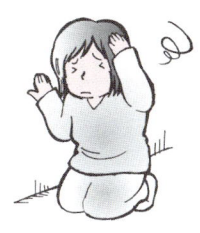

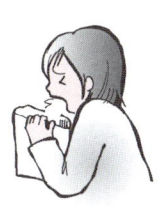

欧文索引

A
ALS（筋萎縮性側索硬化症） 142
AMI 40
Andersonの基準 51

B
BNP（脳性ナトリウム利尿ペプチド） 97
β受容体遮断薬 97

C
COPD 174
CPK 42
CRP 42

D
DESIGN 28
Duchenne型筋ジストロフィー 138
DVT 148

E
ERGOCHECK 29

G
GOT（AST） 42
GPT（ALT） 42

L
LDH 42
lumbar-pelvic rhythm 87

M
MIS（Minimaly lnvasive Surgery） 163

N
NICU 72

O
overuse 141

P
PCF（peak cough flow） 142
PEG（Percutaneous Endoscopic Gastrostomy） 61, 143
PVL 132

R
RA 42

S
SCD 92
Standard precautions 20

T
THA 82, 83, 146, 148
TKA 162
TUG（Timed up and go） 66

V
%VC 142
VC（vital capacity） 142
Volkmann拘縮 155

Y
Yahrの重症度分類 136

和文索引

あ
アイスパック　116
圧縮応力　26
圧迫力とずれ力　32

い
息切れ　174
意識消失　125
移乗　100, 101
移乗動作練習　68
1回換気量　56, 57
医療事故　10
胃瘻（PEG）　61, 143
インシデント　4, 162
インスリン　178

う
ウイリアムス体操　160
ウイルス感染　22
ウエイトコントロール　165
運動強度　179
運動負荷　66, 97

え
栄養障害　143
遠位関節　85
嚥下造影（VF）検査　143

お
オーバーストレッチ　84
オーバーユース（overuse）　141
温熱療法　114, 118, 161

か
疥癬　22
階段昇降　106, 107, 168
回復期　126
鏡　95
喀痰　143
化骨性筋炎　155
下肢伸展位挙上　86
荷重割合　150

か（続き）
稼動域練習　104
カヌラ　61
渦流浴　112
過労　140
感覚障害　116
感覚性失語　124
換気不全　143
環境設定　89
環境調整　79
間欠的圧迫療法　148
冠血流　53
環軸関節前方亜脱臼　163
監視不十分　103
肝障害　38
感染　3
感染症管理　71
感電　3
寒冷療法　116, 117

き
偽関節　155
気管内吸引：サクションチューブ　62
危険の予測　3
義足装着　159
急性期　161
急性心筋梗塞（AMI）　40, 171
急変　79
球麻痺　143
協調性　92
胸痛　171
起立性低血圧　124
近位関節　85
筋萎縮性側索硬化症　142
禁忌肢位　83
緊急連絡先　78
筋力回復　145
筋力強化練習　88

く
空気予防策　21
屈筋共同運動　101
クリティカル器材　18
車いすの駆動　101

181

け

携帯用酸素飽和度測定装置　58
頸椎牽引　121
経皮的動脈血酸素飽和度　142
血圧　52
血圧測定　134
血液系障害　34
結核　22
血小板数　41
血清酵素値　40
血清蛋白総量　42
血糖値　42
ケトン体　179
牽引　120
健側接近法　100

こ

抗痙縮剤　140
高血圧症　128, 129
高血糖　179
高次脳機能障害　125
後十字靱帯　167
厚生省研究班による機能障害度分類　138
高体温　140
後方外側アプローチ　145
誤嚥性肺炎　142
呼吸器系障害　38
腰ベルト　169
骨粗鬆症　152, 163
骨癒合　151
コミュニケーション　124
コルセット　152

さ

再建靱帯　167
最小侵襲手術（MIS）　163
殺菌作用　113
三角枕　68
酸素解離曲線　58
酸素摂取量　56
酸素飽和度　56, 57, 58
酸素ボンベ　62

し

自己管理　105
支持基底面　135

姿勢筋緊張　95
姿勢反射障害　136
失語症　125
膝前十字靱帯　166
自転車エルゴメータ　66
重錘バンド　92
重錘ベルト　88
重心　135
住宅改修　134
術後疼痛　177
術前オリエンテーション　176
除圧　29
消火器系障害　36
照射距離　118
小脳性失調　93
静脈内点滴注射　59
上腕骨遠位端骨折　154
上腕骨顆上骨折　154
褥瘡　157
褥瘡危険要因　27
褥瘡の重症度分類　28
処方内容の確認　147
自律神経活動　49
心筋梗塞　171
神経系障害　38
人工股関節全置換術（THA）　82, 83, 146, 148
人工膝関節全置換術（TKA）　162
人工膝関節置換術後　104
腎障害　38
心臓血管系障害　34
心臓迷走神経　49
靱帯再建術後　166
心電図　43, 47
心電図モニタ　43
心拍数　49
心拍出量　52
深部静脈血栓症（DVT）　148
心不全　172, 173
心房細動　172, 173

す

水治療法　112
スタンダードプリコーション　71, 73
ストレッチング　85

せ

清潔操作　71

性染色体劣性遺伝　139
整復　154
生命にかかわるリスク　126, 127
生理的運動強度　178
赤外線治療器　118
脊髄小脳変性症（SCD）　92
脊髄性失調　93
脊髄損傷　156
咳の最大流速PCF（peak cough flow）　142
赤血球数　40
接触予防策　21
説明不足　103
セミクリティカル器材　18
センサーの活用　127
前十字靭帯　167
全身持久力　96
全身浴　113
剪断応力　26

そ

装具　129
総コレストロール　42
創傷治癒　31
足関節矯正訓練　149
足趾・足関節　150
速乾性アルコール手指消毒薬　19

た

体圧分散マットレス　27
体幹装具　152
代償機序　173
大腿骨頸部骨折　68
多関節同時罹患　163
脱臼　83, 146, 147
脱臼肢位　67
多発性硬化症　91, 140
ダングリング　95
単純なミス　103

ち

チームアプローチ　131
知覚障害　156, 157
知覚の残存　157
遅発性脊柱変形　153
中心静脈栄養法　60
直角法　101

つ

椎間板ヘルニア　160
椎体圧迫骨折　161

て

低血糖　178
低酸素状態　175
低周波療法　110
手すり　134, 143
デモンストレーション　98
てんかん　133
電極　110
転倒　107, 129, 134, 140, 143, 168, 169
転倒・転落のリスク　126, 127
転倒の連鎖　75
転落　106, 107

と

等尺性運動　52
等張性運動　52
頭部外傷　130, 131
動脈血酸素飽和度測定装置　58
突発的外力　105
トランスファー　76
トリグリセライド　42
ドレナージ　61

に

二重積　52
尿素窒素　41
認知症　75

ね

熱感　116

の

脳幹梗塞　134
脳血管障害　126
脳室周囲白質軟化症（PVL）　132
脳性ナトリウム利尿ペプチド　97
脳性麻痺　76
脳性麻痺痙直型両麻痺　132
ノンクリティカル器材　18

は

パーキンソン病　136

肺癌　176
バイタルサイン　2, 43
バイタルチェック　125
廃用症候群　3
白血球数　41
バランス　94
バランス反応　94
バリアンス　162
バルーンカテーテル　68
パルスオキシメータ　142
パワーリハビリテーション　90
ハンドリング　99

ひ
ビオー呼吸　57
引張応力　26
皮膚・粘膜障害　34
皮膚の生理的機能　29
飛沫予防策　21
ヒヤリ・ハット　2, 4
ヒューマンエラー　10, 12, 15
標準予防策（Standard precautions）　20
微量注入器（シリンジポンプ）　63
疲労　140, 141
頻脈　45, 46, 56

ふ
副作用　34
不顕性誤嚥　143
不整脈　43, 44, 45, 47, 56, 58
不整脈の出現　43
フットケア　159
物理療法　31
部分浴　113
プレート固定　150
フレンケル体操　92

へ
平衡機能障害　135
平地歩行　168
ヘモグロビン値　41
変形性膝関節症　90, 164
変動　75

ほ
報告書　10, 14
訪問リハビリテーション　78, 79, 142
ホームエクササイズ　164, 165
歩行練習　104
ポジショニング　76
補装具　143
ホットパック　115

ま
マーゲンチューブ（経鼻胃管）　60
マイクロモーション　151
マスク　61
末梢神経障害　159
マニュアルセラピー　153
慢性心不全　96
慢性閉塞性肺疾患（COPD）　174

も
モニタリング　71
モビライゼーション　153

や
火傷　3, 115

ゆ
輸液ポンプ　62
床上動作　98

よ
腰椎圧迫骨折　67
腰痛　110
腰痛牽引　121
腰痛症　87

り
リスク　40
両松葉杖歩行　106

れ
劣位半球症状　101

検印省略

理学療法リスク管理・ビューポイント
定価(本体 3,800 円＋税)

2007 年 12 月 22 日　第 1 版第 1 刷発行

編集	丸山　仁司
発行者	浅井　宏祐
発行所	株式会社 文光堂

〒113-0033 東京都文京区本郷7-2-7
電話　(03)3813-5478(営業)
(03)3813-9591(編集)

©丸山仁司, 2007　　　　　　　　広研印刷
Printed in Japan

乱丁・落丁の際はお取り替えいたします．

ISBN978-4-8306-4341-5

・本書の複製権・上映権・譲渡権・公衆送信権(送信可能化権を含む)は株式会社文光堂が保有します．
・JCLS ＜㈱日本著作出版権管理システム委託出版物＞
本書の無断複写は著作権法上での例外を除き禁じられています．複写される場合は，そのつど事前に，㈱日本著作出版権管理システム(電話 03-3817-5670, FAX 03-3815-8199, e-mail: info@jcls.co.jp)の許諾を得てください．